Wegweiser Psychopharmaka

ZENIT VERLAG

Carola Burkhardt-Neumann

Wegweiser Psychopharmaka

Wirkstoffe für die Seele

ZENIT Verlag

Originalausgabe – 1. Auflage 2005

Lektorat: Rudolf Winzen
Umschlaggestaltung: Design Studio Würfel, München
Druck: Offsetdruckerei Pohland, Augsburg

Der ZENIT Verlag im Internet: www.zenit-verlag.de

Die Deutsche Bibliothek – CIP-Einheitsaufnahme:
Ein Titeldatensatz für diese Publikation ist bei der Deutschen Bibliothek erhältlich.

ISBN 3-928316-23-0

Wichtige Hinweise

Dieses Buch informiert in *allgemeiner* Form über Psychiatrie und die dort eingesetzten Medikamente. Die Angaben wurden zwar mit größter Sorgfalt erstellt, im Interesse der Lesbarkeit wurde jedoch keine Vollständigkeit angestrebt. Auch sind Fehler naturgemäß nie ganz auszuschließen. Autorin und Verlag können daher keine Gewähr für die Richtigkeit der Angaben übernehmen.

Maßgebend und verbindlich sind immer die jeweiligen Angaben im Beipackzettel eines Medikaments.

Inhalt

Was Sie in diesem Buch erwartet

Psychopharmaka, also Wirkstoffe, die über den Gehirnstoffwechsel seelische Zustände verändern, sind vielen Leuten immer noch unheimlich. Im Anhang werden einige dieser Bedenken genauer erörtert. Ein ungutes oder unheimliches Gefühl ist allerdings das letzte, was Sie brauchen können, wenn Sie sich für einige Monate oder länger mit der Einnahme eines derartigen Medikamentes anfreunden sollen. Dieser Wegweiser wird Sie dazu befähigen, die medikamentösen Möglichkeiten von heute selbstbewusst und kritisch zu nutzen.

Psychopharmaka sind keine geheimnisvolle „Chemie für die Seele". Es sind biologisch aktive Wirkstoffe. Wie alle Medikamente verteilen sie sich im ganzen Körper. Ihre angestrebte Wirkung entfalten sie im Gehirn. Deshalb werden sie auch als ZNS-wirksame Substanzen bezeichnet. ZNS steht für Zentrales Nerven-System, damit ist das Gehirn gemeint. Als Patient möchten Sie sicher verstehen, warum Ihr Arzt sich zur Verordnung eines bestimmten Medikaments entschieden hat. Dazu brauchen Sie ein Bild von den Vorgängen im Gehirn. Besonders von der Rolle einiger körpereigener Wirkstoffe, die bei jeder Art von Nerventätigkeit beteiligt sind. ZNS-Wirkstoffe setzen hier an und verstärken oder bremsen deren Effekte. Davon haben Sie vermutlich bereits etwas gehört, falls Sie derartige Medikamente nehmen. Nach dem gleichen Prinzip wirken auch alle sonstigen natürlichen oder chemisch hergestellten Substanzen, die das seelische Befinden verändern und die deshalb auch als psychoaktive Substanzen bezeichnet werden. Mit der psychoaktiven Wirkung von Koffein oder Alkohol hat fast jeder Erwachsene gewisse Erfahrungen gemacht.

Die fachgerechte Verordnung eines psychoaktiven Medikaments ist Aufgabe des Arztes, doch das ist nur der erste Schritt. Zu einer erfolgreichen Behandlung gehören mindestens zwei, Arzt und Patient. Wenn Sie das Medikament einnehmen und eine Wirkung spüren, beginnt Ihre Aufgabe. Nur Sie können beurteilen, ob es Ihnen wirklich gut tut. Der einzige Maßstab für den Behandlungserfolg ist Ihr körperliches, seelisches und soziales Wohlbefinden. Deshalb brauchen Sie auch eine Vorstellung vom gesunden seelischen Gleichgewicht. Worauf beruht es?

Wie stellt es sich von selbst ein und was lässt sich durch bewusstes Zutun dazu beitragen?

Jeder ist einmalig auf seine Art, und die unendliche Vielfalt der menschlichen Wesenszüge macht das Zusammenleben oft nicht einfach. Doch jeder hat natürliche Begabungen, die allen Menschen gemeinsam sind. Wir lösen Aufgaben, die kein heutiger Computer bewältigen kann. Wir sind darauf programmiert, mit anderen gut auszukommen, denn wir sind aufeinander angewiesen. Wir entwickeln aber auch eigene Ziele und beherrschen verschiedene Methoden, um uns durchzusetzen. Aus dem Wissen über Gehirn und menschliches Verhalten ergeben sich einige praktische Empfehlungen, wie Sie Ihr Wohlbefinden steigern und unnötige Belastungen vermeiden können.

Nutzen Sie darüber hinaus auch das wichtigste und natürlichste Heilmittel bei jeder Art von Krankheit! Es ist die Unterstützung des Patienten durch „seine Leute“, also durch Partner, Familie, Freunde, Arbeitskollegen. In anderen Bereichen der Medizin ist das selbstverständlich und daher kaum der Rede wert. Die Unterstützung von Kranken wird praktiziert, seit es Menschen gibt. Bei neurologischen und psychiatrischen Erkrankungen war es lange Zeit anders. Abergläubische Vorstellungen und die ärztliche Hilflosigkeit verstärkten sich gegenseitig. Die Kranken und ihre Familien schämten sich wegen eines vermeintlichen Versagens. Das ändert sich jetzt immer schneller. Es wächst das Verständnis für die Besonderheiten bei diesen Krankheitsbildern. Oft ist es nur eine kleine Besonderheit der Gehirnfunktionen, die sich zu großen seelischen und sozialen Belastungen auswachsen kann.

Seelische Krankheiten sind Erkrankungen des ganzen Menschen. Doch besonders schwerwiegend ist die Tatsache, dass dadurch die sozialen Fähigkeiten beeinträchtigt werden. Wenn die Fähigkeit zum Dabeisein, zur Verständigung und zur Abstimmung mit anderen leidet, trifft dieser Verlust nicht allein die Kranken und ihre Nächsten, sondern die Gesellschaft als Ganzes. In den letzten dreißig Jahren wurden bereits große Schritte unternommen, um die Psychiatrie zu einem ganz normalen Bereich der Medizin werden zu lassen. Eine sachlich informierte Öffentlichkeit wird die Betroffenen künftig noch besser unterstützen können und auch selbst dadurch gewinnen.

Der Wegweiser Psychopharmaka führt Sie nicht geradewegs zum Medikamentenschrank, um Ihnen die einzelnen Wirkstoffe zu erklären. Diese Fragen beantwortet erst der letzte Abschnitt. Auf dem Weg dorthin machen Sie sich zunächst ein Bild von den Leistungen Ihres erstaunlichen Menschengehirns. Hier lernen Sie die wichtigsten körpereigenen Wirkstoffe kennen, die bei allen seelisch-geistigen Vorgängen im Spiel sind.

Nachts sorgen Schlaf und Träume selbsttätig für die körperliche und seelische Gesundheit. Dieses Tagesdrittel verdient daher besondere Aufmerksamkeit.

Anschließend geht es um die Herausforderung durch alltäglichen Stress. Wenn Sie ein Bild davon haben, was dabei körperlich vor sich geht, können Sie durch geschickten Umgang damit geistig fit bleiben.

Auf der nächsten Wegstrecke lernen Sie die kleinen Besonderheiten der Gehirnfunktionen kennen, die sich zeitweise als große Belastungen auswirken. Wenn Sie ein Buch wie dieses mit Interesse in die Hand genommen und bis hierher gelesen haben, verdanken Sie dies Ihrem funktionsfähigen Gehirn. Falls Sie sich dennoch mit einem schlimmen Zustand plagen, so beruht er offensichtlich auf einer dieser kleinen, aber folgenschweren Besonderheiten. Wer den Mut hat, es damit aufzunehmen, hat schon halb gewonnen.

Bei den hier beschriebenen Krankheitsbildern ist eine genau darauf zugeschnittene Psychotherapie von großem Nutzen und oft sogar allein ausreichend. An vielen Stellen des Buches wird darauf hingewiesen. Ausführliche Darstellungen, was in einer Psychotherapie vor sich geht, finden Sie jedoch nicht hier, sondern in speziellen Ratgebern.

Im Hauptteil geht es um psychoaktive Wirkstoffe, die zum Vergnügen oder zu Heilzwecken eingesetzt werden. Ein Medikament soll Ihnen dazu dienen, mit einer kleinen persönlichen Besonderheit genauso gut zu leben wie jene, die das unverdiente Glück haben, von Natur aus gesünder zu sein. Lernen Sie Ihren Wirkstoff kennen mit seinen allgemein bekannten Stärken und Schwächen. Was er für Sie tun kann, zeigt sich erst nach einer gewissen Dauer der Bekanntschaft. Seien Sie anfangs geduldig, aber nicht endlos kompromissbereit. Für Ihr individuelles Wohlbefinden sind Sie der maßgebliche Experte. Nutzen Sie außerdem die Beobachtungen von vertrauenswürdigen Mitmenschen und das Fachwissen Ihres Arztes und lassen Sie sich sonst von niemandem dreinreden! Ihnen soll es gut gehen.

Die Inhaltsübersicht in Kürze:

A **Allgemein Menschliches:** Allgemeinwissen über Seele, Verhalten und Gehirn. Wissenswertes über Schlaf und Stress.

B **Besonderheiten von Seele und Gehirn:** Eine Einführung in die Besonderheiten bei psychiatrischen Leiden. Ähnlichkeiten mit den Erfahrungen von Gesunden und die Merkmale für Behandlungsbedarf.

C **Wirkstoffe für die Seele:** Gebräuchliche psychoaktive Genussgifte und ihre Risiken. Wie Medikamente entstehen und was bei jeder medikamentösen Behandlung zu beachten ist. Die heute angewendeten Schlafmittel. Psychopharmaka geordnet nach dem wesentlichen Anwendungszweck.

Die Autorin hat eine persönliche Bewertung der beschriebenen Medikamente vermieden. Dargestellt werden jedoch nur diejenigen Wirkprinzipien, mit denen sie über ausreichende eigene praktische Erfahrung verfügt. Mittel gegen Überaktivität und Aufmerksamkeitsstörungen konnten aus diesem Grund leider nicht berücksichtigt werden. Gleiches gilt für die Medikamente zur Verlangsamung des Altersabbaus.

Anhang: Hier finden Sie einen Katalog der häufigsten Fragen und Bedenken, die im Zusammenhang mit Psychopharmaka gestellt werden. Auch wird die Bedeutung von alternativen Behandlungsweisen beschrieben, wobei die Autorin über eigene Erfahrung mit der Klassischen Homöopathie verfügt.

A

Allgemein Menschliches

Zur Einstimmung eine kleine Fabel aus einem alten Schulbuch.

Die Diener des Menschen

Alle Körperteile dienen dem Menschen. Eines Tages gerieten Hirn, Herz, Bauch und die Glieder in Streit, wer der wichtigste und höchste unter ihnen sei.

Das Gehirn fing an: „Ich bin der höchste, keine Frage. Ich throne hoch über euch allen und lenke alles, was ihr tut. Mir verdankt der Mensch außerdem das, was ihm am kostbarsten ist, seine Träume, seine Seele und seinen Geist."

Das Herz widersprach heftig. „Du, der Wichtigste? Dass ich nicht lache. Ohne mich hast du schon nach wenigen Minuten nichts mehr zu melden, aber das Leben geht weiter. Deshalb liebt mich der Mensch am meisten und spürt seine Seele da, wo ich sitze."

Jetzt fing der Bauch an zu brummen: „Ihr haltet euch zu Unrecht für so hoch bedeutend. Auf mich kommt es an. Wo hast du denn die Kraft her, Herz, um tagein, tagaus zu schlagen? Aus der Nahrung, die ich verarbeite. Deshalb bin ich dem Menschen am wichtigsten. Auf mein Wohlergehen ist er stets bedacht und mich streichelt er oft."

Jetzt schwiegen die drei, aber sie waren sich wenigstens einig, dass die Gliedmaßen weit unter ihnen stünden. Besonders der Bauch ließ Arme und Beine seinen Hochmut spüren. Doch die meldeten sich selbstbewusst zu Wort. „Gerade du, Bauch, bist nichts ohne uns. Wer sorgt denn für dich, damit du immer wieder voll wirst? Und wer trägt euch, Herz und Gehirn, durch die Welt, damit Geist und Seele des Menschen sich entfalten können? Sollten wir einmal ausfallen, so springen die Arme und Beine von anderen für uns ein. Wir tun bescheiden unsere Arbeit, und gerade deshalb ist unser Rang der höchste."

So stritten sie lange fort und konnten sich nicht einigen. Entscheide deshalb du, wer der wichtigste Diener des Menschen ist!

Was vor fünfzig Jahren noch in keinem Schulbuch stand, ist die Bedeutung der Geschlechtsorgane. Wir kommen später darauf zurück (siehe Kasten S. 170). Wie entscheidet der geneigte Leser von heute diesen Streit? Wäre dies ein Kochbuch, so käme der Bauch zu seinen gebührenden Ehren. Hier, wo es um Wirkstoffe für die Seele geht, kommen wir nicht darum herum, den hohen Rang des Gehirns zu betonen. Trotzdem scheinen sich die untergeordneten Organe zum Leidwesen des Bewusstseins gelegentlich selbständig zu machen. Es ist das vegetative Nervensystem, das sich dann bemerkbar macht. Dazu später mehr.

A 1 Gehirn oder Seele?

„Immer geht es nur um Gehirn und Neurotransmitter. Wo bleibt die Seele?“ Was wissen Biologen und Mediziner über sie? Ist eine humanbiologische Psychiatrie womöglich seelenlos? Wörtlich übersetzt heißt dieses medizinische Fachgebiet Seelenheilkunde, trotzdem werden immer wieder Vorbehalte laut, ob denn Mediziner für Seelisches wirklich zuständig sein können.

Versuch: Die eigene Seele spüren

Gibt es so etwas wie die Seele überhaupt? Das können Sie mit diesem Versuch zumindest für sich selbst beantworten. Spüren Sie Ihre Seele! Dazu lesen Sie bitte das Gedicht „Mondnacht“ von Eichendorff ein- oder zweimal durch!

Es war, als hätt der Himmel
Die Erde still geküsst,
Dass sie im Blütenschimmer
Von ihm nun träumen müsst.

Die Luft ging durch die Felder,
Die Ähren wogten sacht,
Es rauschten leis die Wälder,
So sternklar war die Nacht.

Und meine Seele spannte
Weit ihre Flügel aus,
Flog durch die stillen Lande,
Als flöge sie nach Haus.

(Falls dieses sprachliche Wunderwerk zufällig bei Ihnen störende Erinnerungen an eine Deutschstunde weckt: Geben Sie ihm bitte eine zweite Chance!) Wer nicht gerade einen hektischen Tag hat, wird bemerken, wie der Atem dem Rhythmus der Verse zu folgen beginnt. Drei tiefe Atemzüge umspannt das zwölfzeilige Gedicht. Einatmen mit den ersten zwei Zeilen von jeder Strophe, ausatmen mit den nächsten beiden.

Welche inneren Bilder und welche Gefühle tauchen dabei in Ihnen auf? Die meisten Leser werden auf ähnliche Weise davon berührt sein. Trotzdem ist das, was in Ihnen vorgeht, einmalig. Nicht zu trennen von Ihrem Wesen, von Ihrer Geschichte und von den aktuellen Umständen, unter denen Sie bei diesem Versuch mitgemacht haben. Wer so die eigene Seele erleben kann, muss sich mit niemandem darüber streiten, ob sie existiert.

Wo würden Sie Ihre Hände auflegen, um den Sitz Ihrer Seele zu bezeichnen? Mit größter Wahrscheinlichkeit vorn in der Mitte des Brustkorbs. Da wo sich das Herz zwischen die beiden Lungenflügel schmiegt. Atem und Seele sind eins, zumindest in vielen sprachlichen Bildern. Wir atmen immer, auch in tiefster Bewusstlosigkeit. Doch anders als den Herzschlag oder die Verdauung kann jeder Mensch seine Atmung auch bewusst steuern. Technisch gesprochen haben wir hier die Schnittstelle zwischen unserem bewussten Willen einerseits und jenen körperlichen Vorgängen andererseits, die völlig unwillkürlich ablaufen. Wer im Gesangsunterricht mit Atemübungen anfängt, muss den Muskeln von Brustkorb und Zwerchfell ein bewusstes Kommando geben. Nach einigem Üben geht es dann wie von selbst.

Die meiste Zeit widmen wir der Atmung keinerlei Aufmerksamkeit. Wir können volles Vertrauen haben in die Selbsttätigkeit aller wichtigen Lebensvorgänge. Sie regeln sich durch einen selbständigen Teil unseres Nervensystems, das Vegetativum. Das Atemzentrum befindet sich wie andere lebenswichtige Kommandozentralen im Hirnstamm. Legen Sie Ihre Hand auf die unterste Partie Ihres Hinterkopfes, dann sind Sie nahe dran. Doch den Sitz Ihrer Seele fühlen Sie dort vermutlich nicht.

Was macht das Gehirn?

Niemand spricht vom Gehirn, wenn es um seelische Zustände geht. An drastischen oder poetischen Bildern von körperlichen Vorgängen herrscht dagegen kein Mangel, und jeder versteht, wie dem anderen zumute ist. „Mir stehen die Haare zu Berge." „Ich krieg einen dicken Hals." „Mir läuft die Galle über." Oder: „Mir geht das Herz auf." „Endlich kann ich aufatmen." Wozu das Gehirn eigentlich gut ist, war selbst scharfen Denkern lange nicht klar. Der große griechische Naturphilosoph Aristoteles sah im Gehirn eine Art Kühlsystem für die hitzigen Leidenschaften des Herzens.

Ungefähr zur gleichen Zeit wie Aristoteles lebte Hippokrates, der Ahnherr unserer westlichen Medizin. Seine Leistung bestand im genauen Beobachten von Gesunden und Kranken, und er widmete sich besonders der Anfallskrankheit. Das folgende Zitat wird ihm zugeschrieben und es eignet sich als Einleitung für jede aktuelle neuropsychiatrische Abhandlung:

Ich glaube, dass das Gehirn eine sehr große Macht im Menschen besitzt. Die Menschen müssen wissen, dass aus keiner anderen Quelle uns Lust und Freude, Gelächter und Scherz kommen als eben daher, und ebenso Schmerz und Leid, Unlust und Weinen. Mit ihm vor allem denken wir und haben Einsicht und sehen und hören und unterscheiden das Hässliche und das Schöne, das Schlechte und das Gute, das Angenehme und das Unangenehme. Zum Teil beurteilen wir es nach dem Herkommen, zum Teil erkennen wir es am Nutzen, zum Teil unterscheiden wir aber auch Angenehmes und Unangenehmes je nach den Umständen, und so gefällt uns nicht immer dasselbe. Eben dieses (das Gehirn) ist für uns auch Ursache von Raserei und Wahnsinn, und durch seine Einwirkungen befallen uns Angst und Schrecken in der Nacht wie am Tage.

Wenn in heutigen Redensarten Kopf oder Gehirn vorkommen, ist meistens der Sitz des kühlen Verstandes gemeint. Als zuständig für Gefühle gelten weiterhin Herz und Bauch. Tatsächlich machen sich Gefühle dort durch körperliche Empfindungen bemerkbar, doch die bewusste Verarbeitung dieser Vorgänge geschieht nur im Kopf. Immerhin genießt das Gehirn jetzt einigen Respekt, denn es hat sich herumgesprochen, dass es wie ein Computer beschaffen ist und in vieler Hinsicht ganz ähnlich funktioniert.

Wenn Gehirn und Bewusstseinsvorgänge mit den Funktionen eines Computers verglichen werden, entstehen einige ganz brauchbare bildhafte Vorstellungen. Wir kommen damit den Tatsachen schon erheblich näher als Aristoteles. Trotzdem bleibt das Computer-Bild unzulänglich. Die elektrischen Vorgänge im Computer laufen in einem Tempo ab, das in der Größenordnung der Lichtgeschwindigkeit liegt. Die elektrische Reizleitung entlang der Nervenfasern von einer Zelle zur nächsten geht dagegen äußerst träge vor sich, mit ca. 120 Metern pro Sekunde. Trotzdem löst unser Gehirn ständig blitzschnell Probleme, für die es in der Computerentwicklung noch keine vergleichbare Technik gibt.

Versuch: Mehr leisten als jeder Computer

Überzeugen Sie sich von der Überlegenheit Ihres Gehirns mit diesem Versuch! Hier sind lauter freundliche Gesichter und ein Miesepeter. Wo steckt er?

☺ ☺ ☺ ☺ ☺ ☺

☺ ☺ ☺ ☺ ☺ ☺

☺ ☺ ☹ ☺ ☺ ☺

☺ ☺ ☺ ☺ ☺ ☺

Ein Rechner muss hier Zeile für Zeile jedes Gesicht überprüfen, um das mit den hängenden Mundwinkeln zu finden. Das kann er zwar blitzschnell, doch ein lebendiges Gehirn geht völlig anders vor. Es beherrscht die Technik der Parallelverarbeitung. Ein schweifender Blick auf das ganze Bild und schon springt uns der Miesepeter wie von selbst ins Auge. Wir benötigen nur „einen Augenblick".

Hardware, Software, Wetware

Lebende Gehirne unterscheiden sich von Computern nicht nur durch das biologisch-organische Baumaterial. Sie arbeiten zusätzlich nach einem Prinzip, das der elektronischen Datenverarbeitung fremd ist. Im Computer flitzen an allen Kontaktstellen nur Elektronen hin und her. An der Reizleitung des Nervensystems sind verschiedene Botenstoffe beteiligt, um den Impuls von einer Zelle zur nächsten weiterzuleiten. Sie schwimmen in der Gewebeflüssigkeit, die alle Zellen umspült. Außer Hardware und Software gehört demnach noch ein flüssiges Medium zum Konstruktionsprinzip. Eine „Wetware" ist die Besonderheit von allen Gehirnen. Man spricht von Botenstoffen oder Überträgersubstanzen oder Neurotransmittern. Diese Moleküle werden in den Hirnzellen selbst produziert, können aber auch von außerhalb über die Blutbahn angeliefert werden. Auf diesem Weg können Pflanzenwirkstoffe und chemisch synthetisierte Medikamente in den Funktionszustand des Gehirns eingreifen und damit unser mentales Befinden spürbar verändern. Daher werden solche

Intelligenz, Gefühl und Witz

Neurologen, Psychologen und Informatiker haben schon viel voneinander gelernt. Vor Jahren machte das Schlagwort Künstliche Intelligenz als Sensation die Runde. Manche Fachleute rechneten damit, dass man in absehbarer Zeit die Arbeitsweise des Gehirns gut genug kennen würde, um Denkmaschinen zu konstruieren, die selbständig Probleme lösen. Diese Vorstellung war nicht ganz geheuer. Selbständige Denkautomaten würden auch eine Art von eigenem Bewusstsein entwickeln. Würden sie sich den Menschen gegenüber immer so gutartig benehmen wie die Roboter in den Star-Wars-Filmen?

In der besorgten Aufregung um die Künstliche Intelligenz wurde inzwischen Entwarnung gegeben. Gigantische Rechenfähigkeit ist alles, was sich bisher erreichen lässt. Doch Intelligenz ist mehr als die Fähigkeit, blitzschnell zu rechnen. Nur dank seiner Rechenkapazität konnte der Großrechner Deep Blue 1995 den Schachweltmeister besiegen. Doch das Gefühl eines Triumphes empfand die Maschine nicht. Das konnten nur ihre menschlichen Konstrukteure, die die Partie gebannt verfolgt hatten und am Ende spontan die Arme in die Luft rissen.

Gefühle, so zeigt sich inzwischen, sind die eigentliche Grundbedingung für kreative Intelligenzleistungen. Verblüffung, Neugier, Ehrgeiz oder Ärger erlebt keine Maschine. Deshalb kann kein Rechner einen Witz erkennen und von einer sinnlosen kleinen Geschichte unterscheiden. Wissen Sie eigentlich, wie Sie das machen? Vermutlich nicht. Aber Sie können den Unterschied sofort spüren. Über eine belanglose Geschichte, die keinen Sinn macht, gehen Sie kopfschüttelnd hinweg. Über einen Witz müssen Sie lachen.

Substanzen als psychoaktiv bezeichnet. Die vier bedeutsamsten körpereigenen Überträgersubstanzen werden Sie im Kapitel „Die Diener der Seele“ kennen lernen. Sie werden sich vorstellen können, wie es sich anfühlt, wenn einer dieser Botenstoffe Mangelware ist oder zu stark vorherrscht. In den speziellen Kapiteln erfahren Sie dann, wie psychoaktive Medikamente ein gesünderes Gleichgewicht herzustellen versuchen.

Das Problemlösungsorgan

Stellen wir uns ruhig etwas dumm mit der Frage: Wozu ist ein Gehirn eigentlich gut? Und warum ist es bei uns Menschen so kompliziert und damit manchmal störanfällig? Einfachen und hochentwickelten Tieren, wie uns Menschen, ist gemeinsam die Fähigkeit zur Reaktion auf Reize. Auf Reizverarbeitung spezialisiert sind die Nervenzellen. Immer dient das Nervensystem der Problemlösung. Allen Lebewesen gemeinsam ist das Problem, Schaden zu vermeiden und möglichst viel aus ihrem Leben zu machen, sprich: möglichst viele und möglichst lebenstüchtige Nachkommen zu hinterlassen.

Ein Hummer kommt mit einigen tausend Nervenzellen zurecht. Zur Reizübertragung dient auch in seinem Nervensystem eine „Wetware" aus Neurotransmittern. Dabei handelt es um die gleichen Stoffe wie im Menschengehirn. Mit dieser einfachen Ausstattung löst er seit Jahrmillionen alle Probleme seines Lebens. Der Hummer findet sein Futter und versteckt sich bei Gefahr. Vor einem Rivalen flüchtet er oder greift ihn an, je nachdem wie sein Nervensystem die Chancen berechnet. Er lockt einen Partner zum Liebesspiel oder lässt sich locken und hinterlässt viele befruchtete Eier. Die aber überlässt ein Hummer ihrem Schicksal. Die Freuden und Sorgen der Elternschaft entgehen ihm.

Tiere, die sich mit mehr Aufwand um ihren Nachwuchs kümmern, die also aktiv Brutpflege betreiben, lösen dank ihres Gehirns eine Menge weitere Probleme. Ein Spatzenhirn ist dazu leistungsfähig genug. Das Gehirn von Arten, die intensiv gesellig leben, muss jedem Individuum noch mehr Fähigkeiten ermöglichen. Die Gruppenmitglieder am Gesicht und Geruch erkennen, sich gegen die anderen durchsetzen, um an Futter und Partner zu gelangen. Gleichzeitig auf Gedeih und Verderb mit den anderen auskommen können. Zusammenhalten ist das Erfolgsprinzip von geselligen Tierarten. Bei ihnen hat sich der Mehraufwand für ein noch leistungsfähigeres Gehirn gelohnt.

Das menschliche Luxusgehirn

Auch das menschliche Gehirn hat sich entwickelt, um die Probleme des eigenen und des geselligen Lebens zu lösen. Warum ist es bei unserer Art so luxuriös ausgestattet und damit so aufwändig im Unterhalt? Die rund 1,5 Kilo machen bei einem Menschen von 75 Kilo nur bescheidene 2 % des Körpergewichtes aus. Aber das Gehirn benimmt sich geradezu unverschämt, wenn es um die Verteilung der Nahrungsenergie geht. Genau ein Fünftel, also 20 % aller aufgenommenen Kalorien, beansprucht es für sich. Für Betrieb und Unterhalt der vergleichsweise riesigen Muskelmasse und für alle anderen Organe muss der Rest reichen.

Sparsamer Umgang mit begrenzter Energie ist eine Grundregel im Reich des Lebendigen. Wir Menschen sind gerade erst dabei, das zu lernen. In der Technik hat ein Wettlauf um möglichst energiesparende Lösungen begonnen. In der Evolution des Lebens war dieser Wettlauf schon immer in Gang. Verschwendung durch unnötigen Luxus kann sich niemand leisten, der sich gegen eine Unzahl von anderen Lebewesen behaupten muss. Wenn andere auf geschicktere Weise die Energiequellen dieses Planeten nutzen, ist die eigene Art zum Aussterben vorgemerkt. Stellt das verschwenderische menschliche Gehirn auf geheimnisvolle Weise eine Ausnahme von der Regel dar?

Eines lässt sich mit Sicherheit über die heute lebenden Menschen sagen. Sie machen keinerlei Anstalten, in absehbarer Zeit auszusterben. In den fünfziger Jahren des vergangenen Jahrhunderts wurde die Weltbevölkerung mit 2,5 Milliarden beziffert. Wer heute im mittleren Alter ist, wird noch den 7-milliardsten Artgenossen feiern können. Offenbar haben wir den Bogen heraus, die Möglichkeiten dieser Erde in unserem Interesse zu nutzen.

Disziplinierte Zusammenarbeit! Unermüdlicher Fleiß! Keine Verschwendung von Zeit und Mitteln für irgendwelchen Unsinn! Ist dies das Erfolgsrezept von menschlichen Gemeinschaften? Eindeutig nicht. Überall beschäftigen sich zahllose Zeitgenossen und ganze Industriezweige intensiv mit offenkundig nutzlosen Dingen. Wozu müssen Lebensmittel nach immer neuen Rezepten zubereitet werden, wo es doch nur darum gehen kann, dass sie ausreichend und gesund sind? Wozu müssen Mathematiker die höchste Primzahl wissen? Wozu schreiben oder lesen wir Gedichte? Warum sind die Traumindustrien Kino und Fernsehen ein gewaltiger Wirtschaftfaktor? Warum muss das Handy sich mit den Tönen eines aktuellen Popsongs melden? Nichts davon dient der unmittelbaren Verbesserung unserer Lebensumstände. Müßiger Luxus, der uns nur durch unser Luxusgehirn ermöglicht wird. Nach allen Regeln der Evolution muss dies irgendeinen Vorteil bieten. Doch welchen? Betrachten wir zunächst das 1500 Gramm schwere Organ in unserer Schädelkapsel!

Jedes Gehirn ein Universum

Die kleinste Einheit des Gehirns sind die Nervenzellen. 100 Milliarden dieser sprichwörtlichen „kleinen grauen Zellen“ haben wir. Sie sind nicht nur die Voraussetzung für intelligente Leistungen, sondern für schlichtweg alles, was uns als empfindende und handelnde Wesen ausmacht. Fragen Sie bitte nicht, wer die 100 Milliarden gezählt hat. Es handelt sich um eine Schätzung, auf die sich die maßgeblichen Neurobiologen geeinigt haben.

Nervenzellen sind bioelektrische Einheiten. Sie kennen nur zwei Zustände. Aus oder an. Ganz oder gar nicht. Eine einzelne Nervenzelle kann, etwa im Bein, bis zu einem Meter lang sein, natürlich bei mikroskopisch dünnem Durchmesser. Wenn Sie mit dem großen Zeh wakkeln, kommt das unmittelbare Kommando dazu aus einem Nervenzellkörper, der im unteren Rückenmark sitzt, gut geschützt in der Wirbelsäule. Hier wird die Zelle durch bioelektrische Vorgänge erregt und leitet den Impuls weiter über den langen Ausläufer bis zu fein verästelten Kontaktstellen an der Muskelfaser. Dort begegnen sich Nerven- und Muskelgewebe. Der Nerv erregt den Muskel. Sinnesnerven verbinden sich mit speziellen Sinneszellen. Die Sinneszelle erregt den Nerv. Doch die allermeisten Nervenzellen stehen nur untereinander in Verbindung. Vermittels ihrer Ausläufer erregen oder hemmen sie sich gegenseitig. Als Kontaktstellen dienen dabei spezielle Zellstrukturen, die Synapsen.

Dieses Bau- und Funktionsprinzip ist bei jeder Nervenzelle im Gehirn gleich. Unterschiedlich sind sie in der Länge und der Zahl ihrer Ausläufer. Jede einzelne der hundert Milliarden Gehirnzellen steht über

1.000 bis 10.000 Synapsen mit unzähligen anderen in Verbindung. Damit erreichen die Zahlen astronomische Bereiche. Ein Menschengehirn gilt als das komplexeste System im ganzen uns bekannten Universum. Vielleicht sagt Ihnen das nicht allzu viel. Immerhin erregt es einen ehrfurchtsvollen Schauder.

Ein US-amerikanischer Psychiater, J. Allan Hobson, hat eine etwas irdischere Berechnung angestellt. Er verglich die Rechnerkapazität des Gehirns mit einem durchschnittlichen Haushalts-PC von 2001 und kam auf den Faktor 50 Millionen. So viele Geräte aneinandergestellt ergeben eine Strecke von 24.000 Kilometer. Das reicht zwar nicht um den Äquator, aber auf einem höheren Breitengrad bequem um die Erde herum. Hoffentlich sind Sie jetzt beeindruckt vom Inhalt Ihres Schädels!

Wer einen PC benützt, handhabt in der Regel nur wenige Elemente, ein paar Schalter, die Tasten und die Maus. Was im Inneren des Gehäuses vor sich geht und welche Naturgesetze dabei im Spiel sind, das braucht den branchenfremden Nutzer nicht zu beschäftigen. Doch wer Tag und Nacht sein Gehirn eingeschaltet hat, darf mit Recht neugierig sein, aus welchen Bauelementen es sich zusammensetzt.

Der Bauplan des Gehirns ist bei allen Wirbeltieren sehr ähnlich. Die kleinsten Einheiten, die Nervenzellen gruppieren sich zu größeren Einheiten, zu kompakten Gebilden, die als Kerne bezeichnet werden. Manche haben merkwürdige Namen wie Amygdala, die Mandel oder Hippokampus, das Seepferdchen. An anderen Stellen breiten sich die Zellverbände flächenhaft aus. Großhirn und Kleinhirn werden jeweils von einer ausgedehnten Zellschicht umhüllt, der Rinde. Dazwischen liegt wie eine Art Füllmaterial die heller erscheinende Masse der Nervenfasern. Dicht gepackt auf engstem Raum verbinden diese Ausläufer der Nervenzellen die Zellen aller Gehirnkerne und aller Zellschichten. Das ganze Gehirn hat bekanntlich etwa die Form einer Halbkugel, die der knöchernen Schädelbasis aufliegt. Eine tiefe Furche teilt das vorne gelegene Großhirn in die zwei Großhirnhemisphären. Die Verbindung zwischen ihnen stellt ein dickes Faserband her, genannt der Balken. Das Kleinhirn liegt hinten, teils vom Großhirn bedeckt. Darunter wächst der Hirnstamm heraus und geht schließlich in die Zellstränge des Rückenmarks über. Aus dem rundlich kompakten Gebilde ragen sonst nur noch vorne die Sehnerven hervor. Der Schädelinnenraum ist optimal genutzt.

Das Menschliche am Menschengehirn

Äußerlich unterscheiden sich die Gehirne der verschiedenen Tierarten natürlich durch die Schädelformen. Die Größe der einzelnen Bauelemente im Verhältnis zu anderen kann sehr verschieden sein. Doch was die einzelnen Teile zum Erleben und Verhalten beitragen, ist immer gleich. Wir brauchen den Hippokampus für Lernen und Gedächtnis, und genau die gleiche Funktion hat er bei Fischen und Vögeln. Die Großhirnrinde mit ihren vielfach vernetzten Untereinheiten entspricht am ehesten dem, was ein Computer leistet. Hier werden Berechnungen angestellt. Die von außen eintreffenden Sinnesdaten werden mit inneren Signalen verrechnet und in Handlungsimpulse umgesetzt. Ein Froschgehirn berechnet, wie hoch der Sprung sein muss, um die Fliege zu fangen. Ein junger Frosch muss noch viel lernen. Sein Gehirn ist von Natur aus darauf programmiert: die eingehenden Daten und der Handlungserfolg werden gespeichert und mit immer neuen äußeren und inneren Daten abgeglichen. Das Gehirn lernt und lernt und verschafft damit dem Individuum das größtmögliche Maß an Freiheit gegenüber wechselnden Umständen. Die meisten Berechnungen erledigt das Großhirn völlig selbsttätig. Zum Beispiel: Wie muss ich den Kopf und die Augenmuskeln bewegen, um mit den Blicken einem schwebenden Luftballon zu folgen?

Bei jeder Tierart und natürlich auch beim Menschen stellt das Großhirn ständig Routineberechnungen zur Lösung von Routineproblemen an. Darüber hinaus werden Gedächtnisspeicher und Rechenkapazität zur Lösung von neuartigen Problemen eingesetzt. Wir Menschen bezeichnen das als Denken. Je mehr Probleme eine Tierart zu lösen hat, umso ausgedehnter muss die Großhirnrinde sein. Aus Platzgründen wird sie daher gewellt und gefaltet.

Menschen müssen nicht nur mit den unterschiedlichsten Artgenossen auskommen, ohne die eigenen Ziele aufzugeben. Einen davon wollen sie als Liebes- und Lebenspartner für sich gewinnen, woraus sich bekanntlich jede Menge Probleme ergeben. Um für alle Aufgaben gerüstet zu sein, musste die menschliche Großhirnrinde enorme Ausmaße annehmen, deshalb ist sie rundum so eng gefurcht. Das Stirnhirn wurde in der Evolution des Menschen am üppigsten ausgestattet und hat sich in einem vergleichsweise sehr kurzen Zeitraum zu seiner heutigen Größe entwickelt. Es gibt dem menschlichen Schädel im Stirnbereich die arttypische gewölbte Form. Unter anderem werden hier jene Routineberechnungen angestellt, die uns zur selbstverständlichen Verständigung und Abstimmung mit anderen befähigen. Diese menschliche Fähigkeit ist tatsächlich so selbstverständlich, dass das „Soziale Gehirn" erst seit kurzem die Aufmerksamkeit der biopsychologischen Forschung genießt.

Ein stammesgeschichtlich sehr alter Teil im Inneren des Gehirns ist das limbische System, eine funktionelle Einheit aus verschiedenen Hirnkernen. Es ist zuständig für die elementaren Gefühle und Handlungsimpulse, die bei allen Lebewesen der Selbst- und Arterhaltung dienen. Wenn es zum Zweck der Veranschaulichung manchmal als „Reptiliengehirn" bezeichnet wird, kann das nachdenkliche Menschen zu einem Fehlschluss verleiten. Reagieren wir Menschen auf der nicht bewussten Ebene etwa nicht anders als ein Krokodil? Dagegen sprechen alle Erkenntnisse über die geschichtliche Entwicklung, das heißt die Evolution der Lebewesen. Reptilien sind schon wesentlich länger auf der Welt als Vögel und Säugetiere. Natürlich hat ihr limbisches System ähnliche Aufgaben wie unseres. Es vermittelt Instinktgefühle wie Wohlbehagen, Krokodilsliebe, Angriffslust und Furcht. Doch Reptilien haben erheblich weniger soziale Probleme. Sie regeln ihre gesamten Beziehungen durch aggressive Dominanz und Unterordnung. Auf gegenseitigen Beistand sind sie nicht angewiesen.

Wenn Lebewesen sich unter den Kräften der Evolution verändern, verändern sich alle ihre Merkmale. Wir Menschen mögen in Körperbau und Verhalten anderen Tieren ähnlich sein, doch unsere Merkmale sind alle einzigartig menschlich. Das gilt vom großen Zeh, der bei uns – anders als beim Schimpansen – zum Greifen und Klettern wenig taugt. Und erst recht gilt es vom limbischen System, das für die Vielfalt der typisch menschlichen Instinktgefühle zuständig ist. Zu unserer biologischen Grundausstattung gehören Besitzstreben, Stolz und Zorn ebenso wie Scham, Mitgefühl und die Freude am Wohlergehen von anderen. Dieses Erbe verdanken wir der Abstammung von einer langen Ahnenreihe gesellig lebender Primaten. Die Entwicklung von zivilisierten menschlichen Gemeinschaften ruht auf diesem soliden Fundament.

A 2 Die Diener der Seele

Machen wir uns jetzt ein Bild von den wichtigsten körpereigenen Botenstoffen des Gehirns. Sie verändern fließend den Funktionszustand des Gehirns und damit das seelische Erleben, indem sie die Erregung von Nervenzellgruppen ansteigen und wieder abklingen lassen. Wenn diese ganzheitliche Wirkung gemeint ist, werden die Stoffe als Neuromodulatoren bezeichnet. Jede einzelne Nervenzelle empfängt und sendet an ihren Synapsen bioelektrische Signale. Hier werden die Botenstoffe als Neurotransmitter tätig und regulieren diese Signalübertragung. Wie machen sie das? Wie alle Zellen sind Nervenzellen sauber abgegrenzte Gebilde, umschlossen von ihrer Zellmembran. An den Kontaktstellen, den Synapsen, liegen sie eng aneinander, bleiben aber voneinander abgegrenzt. Ein feiner Spalt trennt die eine von der anderen. Dieser muss überwunden werden, um die Nachbarzelle zu erregen. Die sendende Zelle entlässt aus feinsten Bläschen die Moleküle des Botenstoffs in den synaptischen Spalt. Da schwimmen sie nun, doch nicht lange. Sie treffen auf Rezeptoren, das sind kleinste Gebilde an der Oberfläche der anderen Zelle, und docken dort an. Dadurch wird diese Zelle elektrisch erregt und kann das Signal weitergeben. Denken Sie an eine elektrische Türklingel. Neurotransmitter drücken auf den Klingelknopf. Doch der muss sofort wieder losgelassen werden. Der Botenstoff muss unwirksam gemacht werden. Er kann von der sendenden Nervenzelle wieder aufgenommen werden. Er kann aber auch in seine Bestandteile zerlegt und entsorgt werden.

Das Quartett der Neuromodulatoren

Zwei wichtige Botenstoffe im Gehirn, Dopamin und Serotonin, sind heute dem Namen nach bereits allgemein bekannt. Ihre Mitspieler heißen Acetylcholin und Noradrenalin. Diese vier spielen im gesamten Nervensystem harmonisch zusammen und modulieren die Übergänge zwischen verschiedenen Gehirnzuständen. Gemeinsam halten sie uns wach, lassen uns fühlen und denken, und gemeinsam lassen sie uns einschlafen und träumen.

Wer klassische Musik liebt, wird an ein Streichquartett denken. Anderen fällt vielleicht der übliche vierstimmige Chorsatz dazu ein. Die bahnbrechenden Rockgruppen des letzten Jahrhunderts, Beatles und Stones, traten die meiste Zeit zu viert auf. Im typischen Jazz-Quartett jazzen ein Bassist, ein Schlagzeuger, das Piano und ein Blasinstrument. Vier Spieler braucht es offenbar, um mit möglichst wenig Aufwand den optimalen Eindruck von Fülle zu erzielen. Bei ihren Darbietungen halten sich Klassikmusiker an die vorgegebene Komposition und holen alles aus ihr heraus. Auch Popgruppen überlassen nichts dem Zufall. Rocker und erst recht Jazzer vertrauen zusätzlich auf die Kunst der Improvisation. Musikern jeder Stilrichtung macht es zwar Spaß, auch einmal auf gut Glück draufloszuspielen. Doch ganz ohne Vorgabe bringen sie selten etwas Hörenswertes zustande.

Die Vierer-Combo der Neuromodulatoren musiziert ständig ohne jede Vorgabe. In jedem Moment stimmen sich die Spieler aufeinander ab. Im Ergebnis fühlen wir uns mal lebhaft beschwingt, mal wohlig entspannt. Manchmal schleppt sich ein Trauermarsch dahin, manchmal klingt es wie ein anfeuerndes Kampflied. Die Grundmelodie soll hier als Alltagstrab bezeichnet werden. Eindrucksvoll ist der schnelle Takt. 0,3 Sekunden ist die Zeiteinheit, auf die alle Gehirnstrukturen synchronisiert sind. Das macht zweihundert Beats (Schläge) pro Minute. Schnell, aber dezent ist diese Grundmelodie. Sie ist jedem so geläufig, dass sie geringe Beachtung genießt. Die Leistung der einzelnen Spieler besteht dabei in ständigen schnellen Wechseln zwischen Stimmen und Gegenstimmen.

Eindrucksvoll dagegen sind für das Bewusstsein die dissonanten Akkorde. Wenn Noradrenalin sie anschlägt, klingen sie furchterregend. Doch schnell übernimmt Serotonin die Führung und leitet die Rückkehr zum ruhigen Alltagstrab ein. Beliebter beim Publikum sind jene Dissonanzen, die blitzschnell in Lachen übergehen. Dabei glänzen Dopamin und Serotonin als Virtuosen.

Perfekt aufeinander abgestimmt spielen die vier beim Übergang vom Wachen zum Schlafen. Das Bewusstsein weiß ihnen diese Leistung nicht zu danken. Es ist abgeschaltet, sobald zwischen den Beiträgen der vier Spieler völliges Gleichgewicht herrscht. Doch bald erwacht das Bewusstsein wieder im Land der Träume. Serotonin und Noradrenalin haben eine Pause eingelegt. Ungezügelt durch ihre Gegenspieler versetzen Acetylcholin und Dopamin den Schläfer in einen Ausnahmezustand. Alles ist möglich. Unerhörte Dissonanzen fügen sich zu klangvollen Partien, durchsetzt von schrillen Fanfaren und dumpfem Getrommel. Nichts davon stört den Schlaf. Nach einer Weile setzen die anderen Spieler wieder ein und spielen die Melodie des traumlosen, erholsamen Schlafes weiter, bis es Zeit ist, sich erneut auf den wachen Alltagstrab einzustimmen.

Um noch weiter im Bild zu bleiben, müssten wir uns zu den vier Hauptspielern noch eine Band im Hintergrund vorstellen, die sich aus unzähligen weiteren körpereigenen Wirkstoffen zusammensetzt. Unter ihnen haben bisher die Endorphine allgemeine Bekanntheit erlangt. Alle bekannten Botenstoffe und Hormone spielen mit. Das Stresshormon Cortison hat eine Schlüsselfunktion bei Stressreaktionen. Histamin ist nicht nur an allergischen Vorgängen beteiligt, sondern reguliert auch die Übergänge zwischen Wachsein und Schläfrigkeit. Zahllose körpereigene Substanzen, denen zunächst nur eine begrenzte Wirkung auf bestimmte Organe zugeschrieben wurde, gaben sich als Hintergrundmusiker zu erkennen. Alle können die Aktivität der Neuromodulatoren beeinflussen und werden wiederum von diesen gehemmt oder gefördert.

Die Entdeckungen der Neurobiologie sind noch längst nicht abgeschlossen. Doch ein wichtiges Zwischenergebnis steht bereits fest. Es ist gleichgültig, mit welchem Verfahren oder über welches Teilsystem eingegriffen wird in die körperlich-seelische Ganzheit eines Menschen. Es kommt immer zu Veränderungen in allen anderen Bereichen. In Zukunft werden Methoden der mentalen Selbststeuerung, zum Beispiel durch gezielte Entspannungsverfahren, gleichwertig neben Medikamenten stehen, die auf die Gehirnchemie wirken. Die Fähigkeit zur Selbstregulation mittels mentaler Vorgänge ist das besondere Kennzeichen von menschlichen Lebewesen. Das macht die psychiatrische Behandlung zunächst nicht einfacher, denn es erfordert immer die Entscheidung, auf welchem Weg dem Patienten am sichersten zu helfen ist. Doch es entspricht unserem intuitiven Wissen um die innige Verschränkung von Körper und Geist.

Als die Vorläufer der heutigen Psychopharmaka nach 1950 eine Revolution in der Behandlung von psychisch Kranken in Gang brachten, war über die Rolle dieser Botenstoffe noch so gut wie nichts bekannt. Am

Anfang standen Zufallsbeobachtungen. Ein Medikament, dass in der chirurgischen Praxis die Narkose sicherer machen sollte, erwies sich als gezielt dämpfend bei psychotischer Erregung. Ein Wirkstoff gegen Tuberkulose hob nebenbei die Stimmungslage der damit Behandelten. Jetzt kam die Grundlagenforschung in Schwung und pharmazeutische Unternehmen gingen ins Rennen um Patente. Das Ergebnis ist die heutige Vielfalt von Psychopharmaka. Ihre Wirkprinzipien beruhen überwiegend auf der Beeinflussung der Neuromodulatoren Serotonin, Dopamin, Noradrenalin und Acetylcholin.

Das autonome Nervensystem – zuverlässig und eigenwillig

Die im vorherigen Abschnitt zuletzt genannten Botenstoffe: Noradrenalin, verwandt mit Adrenalin, und Acetylcholin stehen eindeutig im Schatten ihrer prominenteren Kollegen Serotonin und Dopamin. Lassen wir es nicht – wie in der Schulbuchfabel – zum Streit unter den vieren kommen! Die beiden weniger bekannten könnten einen schweren Trumpf ins Feld führen. Beides sind Überträgersubstanzen im gesamten vegetativen Nervensystem, auch genannt das autonome. Daher sind sie an buchstäblich allen körperlichen Vorgängen beteiligt.

Das vegetative Nervensystem, kurz das Vegetativum, regelt völlig selbständig, also autonom, alle Funktionen, die auch bei einem tief bewusstlosen Menschen immer in Gang bleiben. Dazu gehören Kreislauf, Atmung, Verdauung, Stoffwechsel. Lebensvorgänge also, die Tiere mit der Pflanzenwelt gemeinsam haben, daher der Name. Ein Gesunder bekommt die meiste Zeit nichts davon mit.

Zwei Untersysteme wirken als Kollegen und Gegenspieler in jedem Moment zusammen. Sie werden als Sympathikus und Parasympathikus bezeichnet. Mit der heutigen Bedeutung von „sympathisch" hat das nichts zu tun. „Mitfühlend, mitleidend, mitbetroffen" ist damit gemeint. Das stimmt, denn die sympathischen und parasympathischen Nervenfasern erreichen jedes Organ und regeln den Funktionszustand. An den Synapsen von sympathischen Nerven wird Noradrenalin als Überträgerstoff wirksam. An den parasympathischen Nervenenden hat Acetylcholin diese Funktion.

Die Aufgabe des Sympathikus heißt: Bereit sein für Flucht oder Kampf. „Nichts wie weg!" oder „Ran an den Feind!" Immer ermöglicht der Sympathikus blitzschnell volle Einsatzbereitschaft. Im Ernstfall werden Herz, Lunge, Muskeln sofort auf Höchstleistung geschaltet. Andere Organe laufen so lange auf stand-by, mit möglichst geringem Energieverbrauch. Das dabei eingesetzte Noradrenalin entsteht als Hormon in der Nebennierenrinde und erreicht die Organe über die Blutbahn. Die Biosynthese dieses Wirkstoffs ist aufwändig, daher wird er nach seinem Einsatz wieder eingesammelt und gespeichert.

Der Parasympathikus arbeitet nach dem Grundsatz „Nur die Ruhe kann es bringen“. Er sorgt dafür, dass alle Körperfunktionen betriebsbereit sind und bleiben. Ernährung, Aufbau und Instandhaltung sind seine Aufgaben. Er arbeitet vorwiegend nachts, wenn Sympathikus und andere Antreiber endlich Ruhe geben. Beim Überträgerstoff Acetylcholin handelt es sich um ein einfach gebautes Molekül, das in den Zellen bei Bedarf hergestellt und nach Gebrauch entsorgt wird.

Manchmal hat die zuverlässige Selbsttätigkeit des Vegetativums ihren Preis. Dann macht sich seine Autonomie bemerkbar. Im politischen Sprachgebrauch ist autonom mit der Bedeutung ‚selbstbestimmt‘ gebräuchlich. Wer auf seiner Autonomie besteht, behauptet sich gegen Fremdbestimmung und Einmischung von außen. Das autonome Nervensystem setzt sich zeitweilig gegen das Bewusstsein durch – sehr zu unserem Leidwesen. Seine Funktionen können sich für andere bemerkbar machen. Schon ein hörbares Magenknurren ist einem manchmal peinlich, obwohl es mit der seelischen Verfassung nichts zu tun hat. Durch ein Feuchtwerden der Augen und eine belegte Stimme verraten wir Betroffenheit, oft ganz gegen unseren Willen. Auf das unfreiwillige Erröten bei einer Verlegenheit würden sicher alle gern verzichten. Nichts zu machen! Die feinen Blutgefäße in der Haut erweitern sich – ob es uns passt oder nicht – und geben der Umgebung ein leuchtendes Signal.

Bei allen heftigen Gefühlen wie Ekel, Furcht oder Zorn kommt es unwillkürlich zu vegetativen Erscheinungen. Umgekehrt lösen starkes Herzklopfen oder eine Atembeklemmung aus anderer Ursache unweigerlich massive Angst aus. Daraus können sich Teufelskreise ergeben, die nur mit geduldiger Anstrengung wieder in den Griff zu bekommen sind. Bei einigen psychiatrischen Krankheitsbildern gerät das autonome Nervensystem zeitweilig außer Rand und Band. Mehr dazu später beim Thema Panikattacken.

Bei der Behandlung mit Psychopharmaka treten häufig vegetative Nebenwirkungen auf. Das natürliche Gleichgewicht und Zusammenspiel von Sympathikus und Parasympathikus wird durcheinandergebracht. In erster Linie werden die Effekte des Acetylcholin abgeschwächt. Man spricht dann von anticholinergen Nebenwirkungen. Mehr dazu später.

Serotonin, der Glücksbringer

Mit Serotonin beginnt hier die Vorstellung der vier wichtigsten Botenstoffe bei der Modulation der Gehirnfunktionen. Dabei ergibt sich das gleiche Problem wie beim Versuch, den Beitrag der einzelnen Stimmen zu einem Musikstück zu analysieren. Es lässt sich einiges sagen, aber es trägt nicht viel dazu bei, dass wir die sinnliche Wirkung auf uns verstehen. Unter dieser Einschränkung versuchen wir es trotzdem. Jeder dieser körpereigenen Stoffe leistet seinen ganz bestimmten Beitrag zum seelischen Gleichgewicht und damit zum Glück.

Es hat sich bereits herumgesprochen. Serotonin ist im Spiel, wenn wir uns wohlfühlen. Wenn es an entscheidenden Stellen im Gehirn fehlt, verdüstert sich die Stimmung. Der Mensch ist inneren und äußeren Alarmsignalen ausgeliefert und kann nicht mehr „über den Dingen stehen." Deshalb wird Serotonin vielfach als „Glückshormon" bezeichnet. Das ist gelinde übertrieben. Was immer jeder in jedem Moment unter Glück versteht, dieser Zustand entsteht beim glücklichen Zusammentreffen von unendlich vielen Elementen und sicher nicht durch ein einziges Molekül.

Serotonin ist ein biogenes Amin. Wie bitte? Was ist das denn? Keine Sorge, Sie benutzen ein ähnliches Fremdwort ganz selbstverständlich, wenn Sie von Vitaminen sprechen. „Biogen" bezeichnet das Vorkommen in lebenden Organismen. Der Wortbaustein Amin verrät, dass es sich um eine chemische Verbindung mit Stickstoff handelt. Aminosäuren sind die Grundbausteine jeder tierischen Zelle. Spezielle Zellen stellen daraus jene körpereigenen Botenstoffe her, zu denen auch Serotonin gehört. Das war's schon. Falls Sie nicht in der Welt der biochemischen Fachausdrücke heimisch sind, haben Sie soeben vielleicht einen Serotonineffekt bemerkt. Ach so, aha! Ist „Aha" ein Gedanke oder eher ein Gefühl? Bei jedem noch so banalen Aha-Erlebnis ist an der richtigen Stelle im Gehirn dieser Neuromodulator beteiligt. Das Aha-Erlebnis gehört zu jenen Gefühlen, die Denkvorgänge begleiten und die technischen „Denkmaschinen“ natürlich fehlen. Es signalisiert uns, dass ein Problem gelöst wurde. Mit dem Lösen von Problemen sind die Strukturen und Modulatoren unseres Gehirns den ganzen Tag beschäftigt, denn in nichts anderem besteht ihre biologische Aufgabe.

Bewusst lösen wir nur Probleme von der Art: „Soll ich heute einen Regenschirm mitnehmen?“ Anders unsere unbewussten Gehirnfunktionen. In Bruchteilen von Sekunden entscheiden sie Fragen wie diese: „Hier kommt mir auf dem Gehsteig jemand entgegen. Wenn wir beide unsere Richtung beibehalten, stoßen wir zusammen. Was tun?“ Problem erkannt. Das Gehirn arbeitet selbständig und greift dabei auf Erfahrungen zurück, von denen keiner der beiden Fußgänger etwas ahnt. Blitzschnell verständigen sich die beiden Passanten durch Signale, die keiner von beiden bewusst wahrnimmt. Problem gelöst. Sie finden ihren Weg in einem Bogen aneinander vorbei. Jeder weiß, dass es dabei auch manchmal zu einer kleinen Panne kommt. Dann stehen sich zwei Fußgänger plötzlich auf Schrittlänge frontal gegenüber. Oft machen beide auch den Ausweichschritt noch in die gleiche Richtung, bis sich schließlich alles in einem kurzen Lachen auflöst.

Ständig löst unser Gehirn Probleme, ohne unser Bewusstsein damit belästigen zu müssen. Immer gehen damit kleine Aha-Erlebnisse einher. Dieser alltägliche Kleinkram ist sicher himmelweit entfernt vom großen Wort Glück. Doch warum sollte Glück etwas anderes sein als die Summe aller geglückten Problemlösungen?

Außer in Nervenzellen wird Serotonin auch noch an anderen Stellen im Körper gebildet. Es hat Bedeutung für die Blutgerinnung, für die Regulierung des Blutdrucks, für die Darmfunktion, die Sexualität und andere vegetative Funktionen. Der wissenschaftlich gebräuchliche Name 5-Hydroxy-Tryptamin wird abgekürzt als 5-HT.

Was geschieht im Gehirn, wenn man diesen Stoff zu sich nimmt oder gespritzt bekommt? Gar nichts. Denn dieses Molekül überwindet nicht die Blut-Hirn-Schranke. Mit dieser Barriere schützt sich das Zentralorgan unseres Nervensystems vor zufälligen Konzentrationsschwankungen bei wichtigen Botenstoffen. Es versorgt sich selbst damit und lässt nichts von außen herein. Wer dem Gehirn eines Patienten mehr Serotonin zur Verfügung stellen möchte, muss sich daher etwas einfallen lassen. Der Wirkstoff muss die Schranke passieren und erst im Gehirn die Wirkung des Botenstoffes verstärken. Das ist den ersten Medikamenten gegen Depression gelungen, ohne dass die damaligen Wissenschaftler genau wussten, was sie taten. Von Natur aus beherrschen bestimmte Bestandteile der Heilpflanze Johanniskraut diesen Trick. Genaueres dazu lesen Sie im Kapitel „Wirkstoffe bei Ängsten, Zwängen und Depression“

Als „seroton<u>erg</u>“, „dopamin<u>erg</u>“ usw. werden alle Synapsen bezeichnet, bei denen der jeweilige Botenstoff als Neurotransmitter aktiv wird. Unter „Serotonin<u>system</u>“ usw. versteht man die funktionelle Gesamtheit jener Gehirnbereiche, die – überwiegend – durch den jeweiligen Botenstoff moduliert werden.

Dopamin, der Glücksucher

Dopamin bewegt Sie und bestimmt die Richtung, in der Sie Ihr Glück suchen. Klingt Ihnen das zu hochgestochen, zu „esoterisch“? Sehr gut. Folgen Sie mir bitte zunächst in die Niederungen jener Bereiche des Nervensystems, die für alle Bewegungen zuständig sind.

Dopamin ist gemeinsam mit Acetylcholin an jeder Bewegung beteiligt, vor allem aber an den zahllosen unwillkürlichen Bewegungen. Während Sie hier lesen, sorgt Ihre Augenmuskulatur dafür, dass Ihr Blick über die Zeilen gleitet. Am Ende einer Seite werden Sie umblättern. Das ist eine beabsichtigte Willkürbewegung. Wissen Sie, wie schwer Kleinkindern diese fällt? Sie kriegen nicht ein einzelnes Blatt zu fassen, sondern gleich mehrere. Auch haben sie noch nicht den Bogen heraus und reißen oft die Seiten ein. Wenn Ihnen diese Aufgabe seit Jahren mühelos gelingt, verdanken Sie diese Feinabstimmung wie bei allen absichtlichen Bewegungen dem Botenstoff Dopamin und seiner Wirkung in einem bestimmten Teil Ihres Nervensystems. Der Fachausdruck dafür lautet extrapyramidal-motorisches System, abgekürzt EPMS. Mediziner bezeichnen es so, weil es als Ergänzung zur Pyramidenbahn wirkt. Die Pyramidenbahn ist zuständig für alle Willkürbewegungen. Diese funktionelle Einheit reicht von der Großhirnrinde bis in den großen Zeh. Wenn Sie sich jetzt fragen, was willkürliche Bewegungen mit Ägypten und der Sphinx zu tun haben, so sind Sie auf der Suche und daran ist Ihr Dopaminsystem beteiligt. Sie suchen eine Erklärung. Hier ist sie: Die dreieckige, d. h. pyramidenförmige Form der Nervenzellen im entsprechenden Abschnitt der Großhirnrinde führte zu dieser Bezeichnung.

Im unaufhörlichen Zusammenspiel von willkürlichen und unwillkürlichen Bewegungen bewegt sich die mimische Muskulatur des Gesichts.

Vor dem Spiegel können Sie zum eigenen Vergnügen Gesichter schneiden oder einen bestimmten Gesichtsausdruck einüben. Doch sobald wir in Anspruch genommen sind von der Kommunikation mit anderen, beherrschen unwillkürliche Ausdrucksbewegungen das Feld. Sie machen jedes menschliche Gesicht zu einer aufschlussreichen Informationstafel für das Gegenüber. Wie wir diese analysieren, wird uns nicht bewusst. Wir erkennen zwar einzelne Gemütszustände, wie Furcht, Ekel oder Freude, doch meistens nehmen wir nur ein unbestimmtes Ganzes wahr und nennen es die individuelle Ausstrahlung eines Menschen. Die menschliche Verständigung beruht demnach auf vielen, größtenteils unwillkürlichen Signalen, die wir unwillkürlich ständig senden und gleichzeitig unbewusst bei anderen entziffern. Diese Kommunikation gelingt nur, wenn Dopamin an den richtigen Stellen in ausreichender Menge und im richtigen Gleichgewicht mit anderen Botenstoffen zur Verfügung steht.

Der Beitrag des Dopamin bei Bewegungen und Gesichtsausdruck ist unmittelbar zu sehen. Wenn der Stoff fehlt, wie bei der gefürchteten Parkinson-Krankheit, verlieren alle Bewegungen ihre Harmonie. Der Patient wirkt steif, seinem Gesicht fehlen Ausdruck und Ausstrahlung, er kann nur noch schlurfend gehen, bewegt Arme und Hände unbeholfen und bietet einen Mitleid erregenden Anblick. Wille, Gefühl und geistige Leistungsfähigkeit können dabei unbeeinträchtigt bleiben, wie Papst Johannes Paul der Welt jahrelang bewiesen hat.

Körperlich unsichtbar bleiben dagegen die Veränderungen, wenn Dopamin in anderen Gehirnabschnitten fehlt oder zu stark zur Geltung kommt. Diese Krankheitszeichen erregen zunächst nicht Mitgefühl, sondern Bestürzung und Furcht, denn die Kommunikation ist völlig gestört. Die Rede ist hier von psychotischen Krankheitszuständen. Statt Beistand erlebt der Kranke zunächst Unverständnis und Zurückweisung. Das wird sich ändern, sobald die heutigen neuropsychiatrischen Spezialkenntnisse ins Allgemeinwissen eingedrungen sind.

Welchen Beitrag leistet Dopamin zur Suche nach dem Glück? Dopamin ist der wichtigste Botenstoff im Belohnungssystem des Gehirns. Diese Struktur gehört zum limbischen System, das wir mit allen Wirbeltieren gemeinsam haben. Das Belohnungssystem sorgt sozusagen dafür, dass Tiere „wissen“, was ihnen gut tut und wozu sie auf der

Welt sind. Nahrung suchen und verzehren, den Anschluss an ihre Gruppe halten und schließlich all die aufwändigen Handlungen durchführen, die zur Paarung und zur Aufzucht von Nachkommen nötig sind. Wer die Bedingungen erfüllt, wird mit einem lustvollen Gefühl belohnt und dadurch angespornt, es wieder und wieder zu tun. Bildlich gesprochen schickt dieser Stoff alle Lebewesen auf die Suche. Ganz einfach auf die Suche nach der nächsten Futterquelle oder ganz menschlich auf die Suche nach dem Sinn des Lebens. Irgendwo dazwischen liegt die Suche nach Erklärungen. „Warum ist der Himmel blau?" Oder warum heißt die Pyramidenbahn so.

Wenn Dopamin fehlt, liegt alles danieder. Antrieb, Neugier und Freude ebenso wie die Fähigkeit, Unterscheidungen zu treffen und sich zu entscheiden. Solche höheren Leistungen sind an die Dopaminwirkung im Stirnhirn gebunden. Das ist jener besonders üppig ausgestattete Abschnitt der Großhirnrinde, der dem menschlichen Schädel die typische Form gibt. Natürlich ist das limbische Belohnungszentrum auf die Zusammenarbeit mit der gesamten Großhirnrinde angewiesen. Überall werden die nötigen Berechnungen angestellt und überall wird Erfahrung ausgewertet. Doch speziell das Stirnhirn ist an lustbetonten Lernvorgängen beteiligt. Ein Verhalten, dass sich gelohnt hat, wird ins Verhaltensprogramm aufgenommen. Dopamin sorgt dafür, dass wir uns nicht mit stumpfsinnigen Wiederholungen zufrieden geben. Seine Anwesenheit macht uns wach für kleine Abweichungen und für zielstrebige Schlussfolgerungen. „Bisher war's schon gut. So geht's noch besser."

Die wichtigste Entscheidung, die wir ohne bewusstes Zutun ständig treffen, ist die zwischen Sinn und Unsinn. Nach der Auffassung von einigen Neurobiologen produziert das Gehirn pausenlos große Mengen von blühendem Blödsinn. Seriöser ausgedrückt: es generiert Hypothesen, will heißen, es stellt Vermutungen an. Als Ausgangsmaterial dienen dabei alle Signale, die es über die Sinnesorgane erhält, alle Signale, die körpereigene Veränderungen melden und alles, was als Erinnerung abrufbar ist. Im gesunden wachen Zustand tritt davon nur das ins Bewusstsein, was im Augenblick zu einer lohnenden Problemlösung taugt. Der Rest ist sofort wieder gelöscht. Das Gehirn leistet in rasender Geschwindigkeit die höchst effiziente Auswertung einer gigantischen Datenflut. Dazu benötigt es die richtige Menge Dopamin an den richtigen Stellen und im richtigen Gleichgewicht mit anderen Überträgerstoffen.

Ein Übergewicht von Dopamin, wie es im Traumschlaf besteht, macht kritiklos und verführt zu Fehlschlüssen. Jeder kennt das aus eigener Erfahrung. Träume beginnen oft mit ganz realistischen Szenen, in denen plötzlich unpassende Elemente auftauchen. Im Traum regen sich dazu keine Fragen, kein Zweifel. Die Handlung geht mit innerer Folgerichtigkeit weiter. Bei einem gefühlsneutralen, detailreichen Traum ist seine völlig verquere Logik häufig das ausgeprägteste Merkmal. Darüber lachen kann der Träumer erst beim Erzählen am Morgen, denn dazu braucht es auch Serotonin.

Das Dopaminübergewicht im Schlaf liefert uns kritiklos dem Traumgeschehen aus. Uns kann dabei nichts passieren, denn wir schlafen. Doch sicher können Sie sich vorstellen, was ein Mensch erleidet, wenn sich im Tagesbewusstsein zuviel Dopamin bemerkbar macht. Damit lassen sich viele psychotische Krankheitszeichen erklären. Der Patient ist gefangen wie in einem Traum. Wie im Traum erkennt er seine veränderte Bewusstseinslage nicht. Er zieht aus den Beobachtungen, die er macht, seine Schlüsse. Doch jene Funktion, die sonst alles Unbrauchbare sofort löscht, ist außer Betrieb. Ungebremst sucht das Dopaminsystem auf Hochtouren nach Erklärungen und findet alles mögliche. Der Mensch verstrickt sich immer mehr in seine Wahnwelt.

Vor einigen Jahren waren viele Mediziner überzeugt, dass Psychosen durch einen erhöhten Dopaminspiegel im Gehirn entstehen. Das hat sich als zu grobe Vereinfachung herausgestellt. Trotzdem muss ein Mittel, das im psychotisch reagierenden Gehirn für Ausgleich sorgen soll, vor allem die Aktivität von Dopamin ausgleichen.

In der Notfallmedizin wird Dopamin als Mittel bei Kreislaufschock verwendet. Einer Auswirkung auf das Gehirn steht dabei die Blut-Hirn-Schranke entgegen. Welche Medikamente die Dopaminaktivität im Gehirn regeln, erfahren Sie im speziellen Kapitel über Wirkstoffe bei psychotischen Zuständen. Verschiedene Suchtstoffe können das Belohnungssystem überlisten. Dann verschwinden Lust und Liebe aus dem Leben, denn alles, was noch zählt, ist am Ende die Suche nach dem Stoff. Mehr dazu erfahren Sie im Abschnitt über Nikotin.

Noradrenalin, der Verteidiger des Glücks

„Puh, ein Glück! Das ging grade noch mal gut!“ Wer hier das Wort Glück gebraucht, hätte gerne auf den Vorfall verzichtet. Wie sagte doch Tante Jolesch, verewigt in den Anekdoten von Friedrich Torberg: „Möcht Gott einen schützen vor allem, was grad noch ein Glück ist.“ Der fromme Wunsch dürfte für aktive und neugierige Leute kaum in Erfüllung gehen. Das ist auch gut so, denn durch Schreckerfahrungen werden wir klüger. Sie zwingen uns, bestimmte Einfälle zu löschen. Zum Beispiel: „Bisschen Sprit auf die Grillkohle, damit das Anheizen schneller geht!“ Dafür werden andere eingebrannt. „Nie wieder!!“

Für Furcht, Angst und Schreck ist Noradrenalin als Überträgersubstanz in bestimmten Gehirnstrukturen zuständig. Der Stoff ist Ihnen bereits bekannt als Botenstoff des Sympathikus im vegetativen Nervensystem. Auch für seine Rolle im Gehirn gilt das zweifache Motto des Sympathikus: „Nichts wie weg!“ – „Ran an den Feind!“ Unter seiner Mitwirkung schützen wir uns vor Gefahr und lernen aus Fehlern. Doch auch Kampfbereitschaft und Angriffslust werden durch Noradrenalin angefeuert. Wenn sich dieser Botenstoff in den Vordergrund spielt, erleben wir Hetze, Stress, Furcht oder Wut und fühlen uns einfach schrecklich. Im Einklang mit seinen Kollegen sorgt Noradrenalin dagegen für Schwung und Geistesgegenwart. Sicher kein geringer Beitrag zu dem, was wir als Glück empfinden.

Das Gehirn verlässt sich bei diesem lebenswichtigen Botenstoff nicht auf die Anlieferung aus der Nebenniere über die Blutbahn. Es hat für Noradrenalin seine eigene kleine Produktionsstätte im entwicklungsgeschichtlich sehr alten Stammhirn. Von hier geht eine Nervenbahn zum Mandelkern, der Amygdala. Diese gehört zum limbischen System und ist für die unbeliebten Gefühle zuständig, wie Schreck und Furcht. Letztlich aber für alle Gefühle, die uns als Emotionen bewegen, damit wir am Leben bleiben und Erfolg haben.

Zivilisierte Menschen von heute bezeichnen sich nicht gerne als kämpferisch. Trotzdem braucht jeder die richtige Menge Noradrenalin für das Signal: „Ran an den Feind!“ Ran an eine lästige Pflicht! Ran an eine schwierige Unterredung! Ran an den neuen Tag, was immer er bringen wird. Bei manchen Depressionsformen ist es daher sinnvoll, nicht nur das verfügbare Serotonin zu erhöhen, sondern auch die Noradrenalinwirkung im Gehirn zu steigern.

Acetylcholin, der Bewahrer des Glücks

Glücksgefühle sind in reiner Form eher selten und sie verflüchtigen sich schnell. Gibt es vielleicht ein Mittel, um sie dauerhafter zu machen? Um mit der Erinnerung an großartige Augenblicke den Härten des Lebens besser gewachsen zu sein. Dieses Zaubermittel heißt Acetylcholin und Ihr Organismus stellt es in großen Mengen her.

Überall im Körper dient es als Botenstoff des Parasympathikus bei ernährenden, aufbauenden und bewahrenden Vorgängen. Im Gehirn spielt Acetylcholin seine wichtigste Rolle bei den Lern- und Gedächtnisvorgängen. Vor allem nachts im Schlaf wird im Gedächtnis aufgeräumt, entrümpelt, aufgebaut und neu geordnet. Der Schläfer hat keine Mühe damit und merkt in der Regel nichts davon. Nur gelegentlich erkennen wir, wie der Schlaf Erinnerungen auffrischt. „Seit Jahren hab ich nicht mehr an diese Mitschülerin gedacht. Wieso ist sie jetzt plötzlich im Traum aufgetreten?“ Acetylcholin ist in Nervenzellen immer reichlich vorhanden. Mit fortschreitendem Alter wächst jedoch das Risiko von Versorgungsengpässen. Medikamente gegen die Alzheimer-Demenz sollen mehr Acetylcholin zur Verfügung stellen. Doch das ist nicht mehr als ein Mosaiksteinchen im Bild dieser tragischen Abbaukrankheit.

Über Probleme mit Merken, Erinnerung und Gedächtnis wird völlig unbefangen geklagt. Dagegen beschwert sich niemand über seinen mangelnden Scharfsinn, obwohl auch das nicht selten zutrifft. Offenbar sind Pannen der Gedächtnisfunktionen uns allen so vertraut, dass wir sie eingestehen können und anderen zugestehen müssen. Tatsächlich handelt es sich im Alltag meistens nur um geringfügige Aussetzer. Manchmal sind sie höchst ärgerlich oder peinlich, aber sie verraten nicht viel über die sonstige geistig-seelische Fitness. Der sprichwörtliche zerstreute Professor ist so beansprucht von hochgeistigen Leistungen, dass er Alltägliches vergisst.

Schussligkeiten häufen sich, wie jeder weiß, in stressvollen Zeiten. Wenn Sie also bemerken, dass Sie häufiger als gewohnt etwas vergessen oder verlegen, denken Sie nicht gleich an Alzheimer! Überprüfen

Sie aber genau Ihre augenblickliche Lebensweise. Manchmal bleibt Stress unbemerkt, weil die Herausforderung Freude macht. Unter Termindruck wird die nötige Erholung auf die lange Bank geschoben. Die ärgerlichen kleinen Aussetzer sollten Sie als Stresssignal ernst nehmen. Dann lohnt es sich, herunterzuschalten und vor allem einmal wöchentlich richtig auszuschlafen.

Selbsttätig lernt und lernt das Gehirn und merkt sich, was wichtig ist. Das Gedächtnis ist nicht um seiner selbst willen da, sondern es wird zu Problemlösungen gebraucht. „Mal sehen, da hatten wir doch schon einen ganz ähnlichen Fall." Es ist eine nahe liegende Vorstellung, dass das Gedächtnis wie ein Aktenarchiv oder ein Computerspeicher arbeitet. Dort, so meinte man lange, würden Erinnerungen abgelegt, um auf Anfrage im Originalzustand hervorgeholt zu werden. Dagegen hat die neuropsychologische Forschung erbracht, dass Gedächtnisinhalte fortwährend überarbeitet und umgeschrieben werden. Was als Lernerfahrung noch gebraucht wird, wird immer wieder aufgefrischt. Wichtige Menschen, die einen geprägt haben, bleiben. Aber wohin mit einem verregneten Urlaub? Lohnt das Aufheben nicht. Weg damit. Unnötige Altlasten werden entsorgt. Leider landen sie nur im Papierkorb. In depressiver Stimmung tauchen sie wieder auf und verzerren die Erinnerungen.

„Glücklich ist, wer das vergisst, was nicht mehr zu ändern ist."

„Mach es wie die Sonnenuhr, zähl die goldnen Stunden nur."

Auf diese Allerweltsweisheiten ist das Gehirn von Natur aus programmiert. Schlechte Zeiten, vor allem die eigenen Niederlagen, entschwinden dem Bewusstsein. Zurück bleiben die aufregenden oder freudigen Höhepunkte der eigenen Geschichte. Sie fügen sich zusammen zu dem Eindruck, das Leben insgesamt gut gemeistert zu haben. Und das gibt Zuversicht für die kommenden Aufgaben.

Ein Problem von großer praktischer Bedeutung in der Psychiatrie sind jene Nebenwirkungen der Psychopharmaka, die dem Acetylcholin entgegenarbeiten. Diese anticholinergen Effekte können alle Organe betreffen. Sie sind häufig lästig, aber meistens harmlos und vorübergehend. Auf lange Sicht können anticholinerge Substanzen jedoch die geistige Leistungsfähigkeit abstumpfen, denn diese ist an ein gutes Gedächtnis und eine wache Merkfähigkeit gebunden. Psychopharmaka mit einer deutlichen anticholinergen Komponente werden daher in einer Langzeitbehandlung nur noch ungern eingesetzt.

Unter ungünstigen Umständen können anticholinerge Medikamente zum Delir führen, zu einem schweren Krankheitszustand mit völliger Orientierungslosigkeit. Wer Psychopharmaka nutzt, sollte über dieses theoretische Risiko Bescheid wissen. Das Risiko erhöht sich beträchtlich, wenn mehrere psychoaktive Substanzen gleichzeitig genommen werden. Deshalb kombinieren Sie bitte nie ein ärztlich verordnetes Medikament auf eigene Faust mit etwas frei verkäuflichem oder mit etwas aus Ihrem Vorrat, das Ihnen früher einmal gut getan hat! Wenn eine Verschlechterung Ihres mentalen Befindens eintritt, informieren Sie bitte Ihren Arzt über alle Wirkstoffe, denen Ihr Gehirn ausgesetzt war.

Neurotransmitter als Dienstboten

Die Zahl der Neurotransmitter im engeren Sinne ist im Gehirn auf zwei begrenzt. Diese beiden versehen sozusagen niedrige Dienste unter der Herrschaft der Neuromodulatoren. Beide sind nur zuständig für einen Schließmechanismus an der Nervenzelle, jeder für seinen eigenen. Das eine Molekül macht Nervenzellen erregbarer. Es heißt Glutamat. Das andere schirmt sie ab von erregenden Wirkungen. Es ist die Gamma-Buttersäure, abgekürzt Gaba (GABA für Gamma Butyric Acid). Auf Befehl von oben sperrt Gaba ihr Schloss zu, weniger Erregung kommt durch. Ebenso gehorsam sperrt Glutamat sein Schloss auf und die Zelle wird erregbarer.

Wer es darauf anlegt, kann über die Dienstboten Einfluss auf einen ganzen Hausstand gewinnen. Am einfachsten geht es durch Bestechung. „Wir möchten bei unserem Patienten die Nervenerregbarkeit dämpfen." Wer das beabsichtigt, wendet sich an Gaba. „Mit Verlaub, Sie sind doch zuständig für die Abschirmung von Erregung. Hier haben wir etwas für Sie. Wir dürfen erwarten, dass Sie Ihre Bemühungen verstärken." Das Mittel der Bestechung ist ein Molekül aus der Benzodiazepingruppe. Verordnet wird es als Beruhigungsmittel, zum Beispiel Valium®. Es wirkt wie eine zusätzliche Sicherung an jenem Schloss, das Gaba kontrolliert. Die hemmende Wirkung wird verstärkt. Jetzt können die übergeordneten Neuromodulatoren befehlen, was sie wollen, die einzelne Nervenzelle bleibt weniger erregbar. Der Arzt hat erreicht, dass sein Patient sich entspannt. Die Muskeln werden lockerer. Angst und Zorn werden gedämpft. Der Schlaf bessert sich.

Den anderen Dienstboten, Glutamat, stellen wir uns als den Kutscher vor. Auf Befehl spannt er die Pferde an und los geht's. An der Zelle betätigt Glutamat einen Mechanismus, der sie stärker erregbar macht. Auch er ist bestechlich. „Hallo, Bursche! Wir wissen Ihren Einsatz sehr zu schätzen. Aber manchmal ist es mehr, als unser alkoholkranker Patient brauchen kann. Hier, nehmen Sie das und halten Sie sich bitte etwas zurück!" Der Wirkstoff Acamprosat bremst den erregenden Glutamateffekt, denn er passt in das Schloss wie ein Steckschlüssel und macht es für den richtigen Schlüssel untauglich. Auf den Alkoholkranken hämmern weiter alle Reize ein, die bisher das unbezwingbare Verlangen nach seinem Stoff geweckt haben. Reklame überall und immer, die Zufallsbegegnung mit einem früheren Saufkumpan, der Glühweinduft auf dem Weihnachtsmarkt. Doch die Nervenzellen springen nicht in der gewohnten Weise darauf an. Es fällt ihm leichter, länger nüchtern zu bleiben. Mehr dazu Seite 245.

A 3 So sorgen Schlaf und Träume für Seele und Gehirn

Guter Schlaf ist eine der tragenden Säulen der seelisch-geistigen Gesundheit. Gleichzeitig klagen viele körperlich und seelisch Gesunde über Schlafstörungen. Falls Sie an einer neurologischen oder psychiatrischen Erkrankung leiden, hat Ihr ausreichender Schlaf einen noch beträchtlich höheren Stellenwert und muss oft durch Medikamente gesichert werden. Hier erfahren Sie die wichtigsten Ergebnisse der Schlafforschung und werden vielleicht einiges davon zur Verbesserung Ihrer eigenen Schlafgewohnheiten nutzen können.

Die meisten Lebewesen verbringen eine beträchtliche Zeit ihres Lebens im Schlaf. Der biologische Sinn dieses Zustands erschien nicht nur Medizinern lange Zeit rätselhaft. Eher waren es die Dichter, die aus der Innenansicht der menschlichen Erfahrung etwas dazu sagen konnten. In Shakespeares Drama Macbeth leistet die Titelfigur Beihilfe zum Mord an einem Schlafenden und kann danach nicht mehr schlafen. Diesen Verlust beschreibt er mit den Worten:

Mir war, als rief es: „Schlaft nicht mehr,
Macbeth mordet den Schlaf!“
Ihn, den unschuld'gen Schlaf;
Schlaf, der des Grams verworr'n Gespinst entwirrt,
Den Tod von jedem Lebenstag,
das Bad der wunden Müh',
den Balsam kranker Seelen,
Den zweiten Gang im Gastmahl der Natur,
Das nährendste Gericht beim Fest des Lebens.

Kinder denken nüchterner. Für die meisten Kinder ist Ins-Bett-Müssen und Schlafen eine unliebsame Unterbrechung all der aufregenden Dinge, die es zu erleben gibt. Erst Erwachsene können sich nach einem ausgefüllten Tag richtig auf ihr Bett freuen. Sie lassen sich fallen und das Tagesbewusstsein fällt von ihnen ab. Alle Muskeln, die tagsüber für die aufrechte Haltung gesorgt haben, was keine geringe Kraftleistung ist, haben jetzt Dienstschluss. Sie entspannen sich, manchmal mit einem kleinen Ruck, der dem Einschlafenden vormacht, er sei an einer Bordsteinkante daneben getreten. Was immer der Schlafende im Traum unternimmt – rennen, klettern, durch enge Höhlen kriechen oder fliegen – die Muskulatur bleibt abgeschaltet. Gelegentliche Lagewechsel sorgen lediglich dafür, dass es nicht zu Druckstellen kommt. Das vegetative System geht in einen anderen Arbeitsmodus über. Es muss nicht mehr im Zustand sofortiger Handlungsbereitschaft sein, sondern widmet sich allen aufbauenden Prozessen. Es gibt viel zu tun, doch das braucht unser Bewusstsein nicht zu kümmern. Es schaltet sich ab.

Das Gehirn, die biologische Basis des Bewusstseins, legt keine Ruhepause ein, sondern arbeitet im 24-Stunden-7-Wochentage-Einsatz, ein Leben lang. Wenn die Augen zugefallen sind, üblicherweise im Dunkeln, ist zwar der wichtigste Kanal unserer Sinneswahrnehmung abgeschaltet. Doch unter den Lidern sind die Augen mehrmals pro Nacht höchst aktiv. Mit schnellen Bewegungen scheinen sie dem Schauspiel zu folgen, welches das Traumbewusstsein inszeniert. Wer aus dieser Schlafphase geweckt wird, kann fast immer erzählen, was er gerade geträumt hat.

In diesen REM-Phasen (Rapid Eye Movement: schnelle Augenbewegungen) zeigt das Gehirn des Schlafenden, gemessen an den Hirnströmen (EEG), ein typisches Aktivitätsmuster. Im Wechsel damit zeigen die Hirnströme weitere Muster, die der Schlaftiefe entsprechen. Bald nach dem Einschlafen wird die erste und längste Tiefschlafphase erreicht. Es folgen REM-Phasen im Wechsel mit Tiefschlafphasen. Gegen Morgen werden die Tiefschlafphasen flacher und die Traumphasen länger. Menschen, bei denen im Schlaflabor dieser Ablauf gemessen wird, berichten von einem guten, erholsamen Schlaf. Man sagt, ihre Schlafarchitektur ist normal. Auch im Tiefschlaf ist Traumaktivität nachweisbar. Wer dann geweckt wird, berichtet eher langweilige Träume von alltäglichen Verrichtungen.

Praktisch bedeutsam ist eine Erkenntnis aus dem Schlaflabor für Leute mit gelegentlichen Durchschlafstörungen. Wer gut erholt aufwacht, mit der Überzeugung, tief und fest durchgeschlafen zu haben, ist im Irrtum. Mehrmals pro Nacht, häufiger gegen Morgen sind alle gesunden Schläfer für einige Minuten völlig wach, bevor der nächste Schlafzyklus einsetzt. Diese kurzen Wachphasen sind am Morgen ebenso vergessen wie die meisten Träume.

Zaubersprüche für schlechten und guten Schlaf

Nacht für Nacht gut schlafen zu können ist eine wunderbare Begabung. Wie andere Begabungen ist auch diese höchst ungleich verteilt. Das ist ungerecht, aber leider nicht zu ändern. Wer mit seiner Schlafbegabung hadert, sollte als erstes überprüfen, an welchen vielleicht völlig falschen Überzeugungen er festhält. In manchen Familien ist die Dauer und die Qualität des Schlafs ein ständiges Thema von besorgten Erörterungen. So verlieren Kinder leicht ihr Vertrauen in die natürliche Selbstregulation und die nächste Generation von schlecht Schlafenden wächst heran. Mit irrigen Autosuggestionen gerät ein besorgter Mensch in kürzester Zeit in einen Teufelskreis. So zuverlässig wie der Fluch einer bösen Fee wirkt dann die bange Erwartung: „Ich werde doch hoffentlich bald (wieder) einschlafen?!" Es ist alles andere als einfach, diesen schädlichen Zauberspruch abzuwehren, wenn er sich erst im Kopf eines schlechten Schläfers festgesetzt hat. Dagegen hilft nur eines: die bewusste Anstrengung der Gedankenkraft. Die gebräuchlichen Irrtümer über das Schlafen gehören verbannt ins Reich des Aberglaubens.

„Der Mensch braucht pro Nacht mindestens acht (oder auch sieben, sechs, fünf) Stunden Schlaf." Dieser Aberglauben ist leicht als solcher zu erkennen. Denken Sie an die zahllosen Umstände, unter denen Menschen in Notsituationen tagelang kaum zum Schlafen kommen. Unsere Schlafregulation ist flexibel genug, um auch dem gewachsen zu sein. Übermüdete Menschen sind sicher nicht zu geistigen Höchstleistungen fähig. Doch in der Not sorgt das Überlebensprogramm dafür, dass durchgehalten wird. Bei der ersten günstigen Gelegenheit holt sich die Natur ihr Recht und eine überwältigende Müdigkeit schafft den Ausgleich.

„Zu wenig oder schlechter Schlaf führt zur Leistungseinbuße am nächsten Tag." Dieser Fluch wirkt verheerend vor einem besonderen Ereignis. Der Wunsch, dafür besonders fit zu sein, ist groß. Groß ist aber auch die Wahrscheinlichkeit, am Vorabend eines wichtigen Termins mit erwartungsvollen Gedanken länger wach zu liegen als sonst. Den Gegenbeweis zu dem schädlichen Aberglauben haben die meisten in jungen Jahren selbst geliefert. Nach einer durchgemachten Nacht schnell nach Hause zum Duschen, mit Schwung in die Arbeit und dort weitergemacht, ohne jede Leistungseinbuße. Erst gegen Abend war zu merken, wie die Natur sich ihr Recht holt. Zweifellos untergräbt anhaltender Schlafmangel das Leistungsvermögen. Völlig falsch ist

dagegen die Vorstellung, dass dieser Effekt unweigerlich schon nach einer oder wenigen schlechten Nächten eintritt. In einigen Experimenten erzielten Versuchspersonen nach zu wenig Schlaf sogar etwas bessere Ergebnisse als die Ausgeschlafenen.

„Der Schlaf vor Mitternacht ist der gesündeste." Für das Gefühl, gut geschlafen zu haben, leistet tatsächlich die erste Tiefschlafphase, die bald nach dem Einschlafen erreicht wird, den wichtigsten Beitrag. Ob diese jedoch aus biologischen Gründen auch in die jeweilige Ortszeit vor Mitternacht fallen muss, ist bisher nicht erwiesen.

Für gesunde Menschen mit Schlafschwierigkeiten lautet der einzig zutreffende Spruch: *„Früher oder später holt sich die Natur ihr Recht."* Weitere hilfreiche Zaubersprüche könnten lauten: „Ob ich gleich einschlafe oder später oder gar nicht – morgen bin ich fit wie immer." „Schlafen ist egal – Erholung kommt von selbst."

Das Einschlafritual

Der Mensch ist ein Gewohnheitstier. Verrichtungen, die wir immer wieder vollziehen, laufen schließlich wie von selbst. Ein Einschlafritual ist daher die wichtigste Empfehlung zur Verbesserung des Schlafs. Man bezeichnet das als Schlafhygiene. Dass Sie hungrig oder nach einem zu üppigen Essen schlecht einschlafen, dass es in ruhiger Umgebung und bei angenehmer Raumtemperatur leichter geht, ist selbstverständlich. Manche brauchen völlige Dunkelheit, anderen, besonders Kindern, erleichtert ein Lichtschimmer das Gefühl, in Sicherheit die Augen schließen zu können.

Am Ende eines Tages meldet sich der Organismus irgendwann mit einem Müdigkeitssignal. Oft ist es bereits durch Gewohnheit auf eine bestimmte Uhrzeit programmiert. Das Einschlafritual beginnt mit dem Entschluss, zu schlafen und ins Bett zu gehen. Wer außerhalb des Bettes, etwa vor dem Fernseher, vom Schlaf überwältigt wird, hat diesen entscheidenden Schritt ausgelassen. Mit dieser Gewohnheit sollten Sie unbedingt brechen, ein besserer Schlaf wird es Ihnen lohnen.

Es folgen die Routinehandlungen des Ausziehens und der Körperpflege. Günstig ist es, dabei immer die gleiche Reihenfolge einzuhalten. Schokolade, Käse oder ein Glas Milch enthalten die schlaffördernde

Substanz Tryptophan. Doch jede Kleinigkeit, die als „Betthupferl“ genossen wird, kann die Schlafbereitschaft unterstützen. Wissenschaftlich erwiesen ist, dass warme Füße das Einschlafen beschleunigen und den Schlaf vertiefen. Probieren Sie es mit Socken oder Wärmflasche aus, auch wenn Sie nicht über eiskalte Füße zu klagen haben! Zum Ritual kann auch eine spezielle Einschlaflektüre gehören. Nehmen Sie nichts zum Lesen ins Bett mit, das Sie sehr beschäftigt und interessiert. Ihr Müdigkeitssignal könnte darüber wieder erlöschen.

Der Griff zum Lichtschalter ist der letzte bewusste Handgriff. Sobald die Augen geschlossen sind, tritt das Bewusstsein in die Einschlafphase. Wer jemals mit Erfolg ein Entspannungsverfahren geübt hat, kann versuchen, es an dieser Stelle ablaufen zu lassen. Ab jetzt läuft alles von selbst. Sie tun nichts mehr, sondern lassen alles geschehen. Sie beobachten passiv, wie sich Eindrücke des Tages, Erinnerungen, seltsame Bilder und unlogische Einfälle in bunter Folge wie in einem Kaleidoskop übereinanderschieben. Wo kommt das nur alles her? Was für ein Durchei-nan – – – Plötzlich ist Schluss. Niemand hat jemals bewusst das Umschalten in den Schlaf erlebt.

Gesunde Schlafstörungen

Kann eine Schlafstörung gesund sein? Komische Frage. Jede körperliche oder sonstige Störung zeigt, dass der Betroffene sich mit einem schädlichen Einfluss auseinandersetzt und vorübergehend sein gesundes Gleichgewicht verloren hat. Trotzdem können Fieber, Durchfall und eine bestimmte Form der Schlafstörung gesund sein. Eine erhöhte Körpertemperatur bremst die Vermehrung von eingedrungenen Viren. Ein Durchfall beschleunigt die Ausscheidung von schädlichen Stoffen. Beide Erscheinungen lassen sich medikamentös stoppen – aber tut man sich damit etwas Gutes? Die Medizin hat einige Zeit gebraucht, bis sie erkannte, dass nicht jede Gesundheitsstörung als Startsignal zum sofortigem Eingreifen verstanden werden darf. Mit dem wachsenden Wissen um die natürlichen Abwehrleistungen des Organismus wächst auch der Respekt davor.

Bei akutem Kummer oder Ärger kann eine Einschlafstörung gesund sein. Die Gedanken wollen nicht zur Ruhe kommen. Ohne gezielte Richtung drehen sie sich um die Personen und die Dinge, die unsere Gemütsruhe erschüttern. Darin können wir einen sinnvollen Vorgang erkennen. So unangenehm wie Fieber oder Durchfall und dennoch ein Selbsthilfeprogramm. Niemand kann sich tagsüber konsequent mit dem leidvollen Thema beschäftigen. Die Alltagsroutine muss aufrecht erhalten werden. Nachbarn werden gegrüßt, im Straßenverkehr wird aufgepasst, die Berufsarbeit und nötige Besorgungen werden erledigt. Erst beim Einschlafen können unsere eigensten Sorgen voll zu ihrem Recht kommen. Sie drängen sich in das ermüdete Bewusstsein. Zeigen sich wieder und wieder unter allen möglichen Blickwinkeln. Keine Lösung in Sicht. Vielleicht geht es so...? Jäh durchfährt uns ein heftiges Gefühl, ob Reue oder Empörung, Furcht oder Sehnsucht, es schreckt uns wieder auf. Die Müdigkeit macht zielstrebige Überlegungen unmöglich, alles wurde schon hundert mal bedacht, das Gedankenknäuel dreht und dreht sich. *Schlaf, der des Grams verworr'n Gespinst entwirrt,* scheint unerreichbar fern.

Schließlich kommt er. Zu kurz, oft unterbrochen, nicht erquickend. Liegt ein ernstes Problem an, so wird das Bewusstsein in jeder kurzen Wachphase sofort wieder aktiv. Der Schlaf ist unterbrochen von quälendem Wachliegen mit nutzlosem Gedankenkreisen. Ob diese Phasen tatsächlich so sinnlos und unfruchtbar sind, wie sie erlebt werden, sollte offen bleiben. Bei Laboruntersuchungen zeigte sich ein verändertes Muster. Wegen des längeren Wachliegens sind die Schlafphasen verkürzt. Doch der relative Anteil des tiefsten Schlafes ist erhöht. In sorgenvollen Nächten wird eine bedeutsame Leistung erbracht. Ähnliche Einfälle, Bilder, Fragen wiederholen sich immer wieder. Was unser Bewusstsein in den kurzen Tiefschlafzeiten anfängt mit dem so aufbereiteten Material, können wir nicht wissen. Nur der Dichter kann behaupten, dass der Schlaf das verworrene Gespinst des Grams entwirrt. Vielleicht hat er Recht.

Jede noch so belastende Situation ändert sich im Laufe der Zeit. Unvermeidliches kann angenommen werden. Lösungen werden gefunden, oder wenigstens Notlösungen. Der Schlaf wird wieder wie früher. Chronische Schlafstörungen entstehen oft, wenn in einen natürlichen Ablauf vorschnell mit Medikamenten eingegriffen wird. Wer das Schlafmittel nach einiger Zeit wieder absetzt und zu einem Schlaf wie früher zurückfindet, hat Glück gehabt. Allzu häufig gelingt es nicht mehr. Schwere Zeiten sind schwer zu ertragen. Die häufig damit verbundene Schlafstörung ist jedoch kein gesondertes Problem, sondern unmittelbarer Ausdruck der Belastung und möglicherweise sinnvoll. Mit diesem Wissen können Sie sich wenigstens die überflüssigen Sorgen um den Schlaf ersparen. Ihre Leistungsfähigkeit leidet nicht speziell unter dem schlechten Schlaf, sondern unter Ihrer Notsituation. Widmen Sie ihr daher auch tagsüber möglichst viel Überlegung und viele Gespräche mit Freunden und Sachkundigen.

Für Menschen mit einem neuropsychiatrischen Krankheitsrisiko gilt diese Empfehlung zur Gelassenheit nach schlafgestörten Nächten nicht. Selbst wenn es einen handfesten Anlass gibt, der jedem den Schlaf rauben würde, ist für diese Menschen eine schlechte Nacht ein gewisses Risiko. Widmen Sie dem Auslöser daher tagsüber besondere Aufmerksamkeit! Oft sind es Kleinigkeiten, die sich im Licht des folgenden Tages von selbst erledigen und die nächste Nacht ist bereits wieder wie gewohnt. Wer auch am zweiten Morgen Grund zur Klage hat, sollte es auf eine dritte schlechte Nacht nicht ankommen lassen. Den Schlaf chemisch zu erzwingen und die Lösung tagsüber in Gesprächen zu suchen, ist die sicherste Strategie. Welchen Wirkstoff Sie in solchen Fällen einsetzen, entscheiden Sie am besten gemeinsam mit Ihrem Facharzt.

Warnende Schlafstörungen

Bei Gesunden ist jede Veränderung der gewohnten Schlafdauer oder Schlafqualität ohne erkennbare Ursache ein Signal, das ernst genommen gehört. Vergewissern Sie sich als erstes, ob nicht Ihr gewohnter Kaffeegenuss dahinter steckt. Falls die Veränderung über Wochen hartnäckig bestehen bleibt, handelt es sich nicht um die harmlose Zufallsschwankung eines lebenden Systems.

Probieren Sie nicht lange mit frei verkäuflichen Schlafmitteln herum! Wechseln Sie den Arzt, falls er zum Rezeptblock greift, kaum dass Ihnen „Schlaf..." über die Lippen gekommen ist. Und ersparen Sie sich alle esoterischen Überlegungen, welche unbewussten Konflikte plötzlich Ihren Schlaf stören könnten. In höchst sinnvoller Weise ist unser Bewusstsein so konstruiert, dass ungelöste Konflikte sich ganz von selbst in den Vordergrund drängen, sobald das aktive Wachbewusstsein in den Schlaf übergehen möchte. Sollte eine

Schlafstörung tatsächlich auf Konflikten beruhen, so wissen Sie selbst am allerbesten, worum es geht. Zumindest im Gespräch mit einem vertrauten Mitmenschen werden Sie schnell erkennen, dass eine bestimmte Angelegenheit Sie stärker beschäftigt, als Sie es sich zugestehen wollten. Findet sich keine überzeugende Erklärung für Ihren schlechten Schlaf, so sollten Sie einen gründlichen Arzt zu Rate ziehen. Schlafstörungen sind Warnzeichen. Schalten Sie nicht die Warnanlage aus, sondern gehen Sie der Sache nach den Regeln einer medizinischen Untersuchung auf den Grund.

Geteilte Träume sind reiche Träume

„Wir sind vom selben Stoff aus dem die Träume sind,
und unser kleines Leben umrundet ein Schlaf."
(Shakespeare. Der Sturm IV, 1)

Von einigen Indianerstämmen heißt es, dass sie sich täglich gegenseitig ihre Träume erzählen. Das sei ein fester Bestandteil ihrer morgendlichen Gewohnheiten, so wie wir das Radio aufdrehen oder in die Zeitung schauen. „Was ist in der Welt passiert?", wollen wir wissen, sobald wir die eigene Welt des Schlafs verlassen haben und uns wieder der gemeinsamen Welt der Wachen zuwenden. Die Indianer machen es nicht anders. Auch sie sind neugierig auf das, was über Nacht in der Welt passiert ist. Indem sie sich ihre Träume erzählen, erfahren sie, was sich in den anderen Traumwelten zugetragen hat. Die vielen einzigartigen Welten der Träumer werden zu der einen gemeinsamen Welt der Wachen.

Wer sich selten oder nie an einen Traum erinnern kann, fühlt sich in einer Runde von lebhaften Träumern unweigerlich benachteiligt. Es hilft nicht viel, wenn Schlafforscher versichern, dass jeder die ganze Nacht träumt. Wer nichts davon beim Aufwachen in sein Tagesbewusstsein hinüberretten kann, dem entgeht einiges. Daher werden erinnerte Träume von den meisten Menschen als Bereicherung empfunden. Aufdringliche und gehäufte Alpträume, die zum schreckhaften Erwachen führen, sind hier ausdrücklich nicht gemeint. Wer anhaltend darunter leidet, sollte es als Schlafstörung ernst nehmen und einen Arzt einschalten.

Haben die Indianer Sie auf den Geschmack gebracht? Es lohnt sich, eine kurze Traumrunde im vertrauten Kreis einzuführen. Dazu braucht es im Badezimmer oder beim Frühstück nur ein paar Minuten. Wer sich schlecht an Träume erinnert, wird durch ständiges morgendliches Üben darin geschickter. Im Erzählen werden die eigenen Traumerfahrungen greifbarer und lebendiger. Geteilte Freude ist doppelte Freude, und daher erfreut man sich gemeinsam noch intensiver an der Kreativität der Traumregie. Es tut gut, auch über grausige und erschreckende Träume zu sprechen. Doch gerade hier ist es wichtig, sie nicht persönlich zu nehmen, womöglich als Ausdruck von unbewussten, finsteren Regungen oder gar als unheilvolle Vorzeichen. Häufig entdeckt ein Gesprächspartner schneller als der Träumer selbst den Zusammenhang mit Tagesereignissen oder wichtigen Themen. Immer liefern Träume einen sehr persönlichen Gesprächsstoff und vertiefen eine Vertrauensbeziehung. Damit sind sie ein wohltuendes Gegengewicht zu all den sachlichen Angelegenheiten, die wir möglichst vernünftig miteinander klären. Doch weder in einem Buch noch durch einen angeblichen Fachmann für Träume können Sie etwas erfahren, was Sie nicht im Grunde bereits wussten oder ahnten.

Träume sind keine Schäume, sondern eher Seifenblasen. Bunt, schillernd, nicht zu fassen, flüchtig und ohne Gewicht. Alles chemisch-physikalische Wissen um Oberflächenspannung und Lichtbrechung nimmt den Seifenblasen nichts von ihrem Zauber. Um wie viel fesselnder noch ist der Zauber der Träume. Gerne verzichten wir auf alles neurobiologische Wissen darüber. Am besten nutzen wir die Fähigkeit, zu träumen, uns daran zu erinnern und davon zu erzählen wie ein Spiel mit Seifenblasen. Unangenehme oder erschreckende Träume können wir einfach platzen lassen. Durch die anderen lassen wir uns bewegen und bereichern. Die eigenen Träume zu erzählen ist der Königsweg zu innigeren Beziehungen, sowohl zu sich selbst wie zu den wichtigsten Menschen im Leben.

Schlau und schlank durch Schlaf

Hundebesitzer haben immer schon vermutet, dass auch ihr Liebling im Schlaf träumt. Seine angedeuteten Bewegungen und Laute verraten ihnen, ob er aufgeregt einer Spur folgt oder sich mit einem Rivalen anlegt. Bei allen höheren Tieren lassen sich im Schlaf Gehirnaktivitäten messen, die denen beim träumenden Menschen entsprechen. Träumen ist demnach kein spezifisch menschlicher Luxus, sondern biologisch eine lebensnotwendige Funktion. Mit Sicherheit lässt sich bisher sagen, dass das Träumen den Gedächtnisleistungen dient. Es sortiert die Eindrücke des Tages und frischt Vergessenes wieder auf. Deshalb treten im Traum oft vergessene, völlig unwichtig gewordene Personen auf.

Daraus ergeben sich Tipps für die Trickkiste der familiären Pädagogik. Kinder, die für eine Prüfung fleißig Vokabeln gepaukt haben, sind oft besorgt, dass sie über Nacht alles wieder vergessen könnten. „Leg das Vokabelheft unter dein Kopfkissen, dann sitzt es morgen ganz sicher.“ Tatsächlich braucht das Gehirn den Schlaf, um tagsüber Gelerntes dauerhaft abzuspeichern. Der Schlaf konsolidiert die Gedächtnisinhalte.

Beim abendlichen Kampf um das Schlafengehen müssen Sie es nicht dabei belassen, dass Schlaf gesund ist. Kinder haben schnell heraus, dass „gesund“ oft das Gegenteil von „Spaß“ ist. Sagen Sie wahrheitsgemäß: „Damit du nicht nur groß und stark wirst, sondern auch richtig gescheit.“

Es kommt aber noch besser, wenn Sie insbesondere heranwachsende Töchter von der Wohltat des Schlafes überzeugen wollen. Inzwischen weiß man, dass die Schlafdauer auch einen Einfluss auf das Gewicht hat. Wer länger schläft, bleibt leichter schlank.

A 4 Tägliches Training für Geist und Seele

Jogging fürs Gehirn oder Gehirngymnastik, auf englisch Braingym – zu diesem Thema finden Sie mittlerweile eine unüberschaubare Ratgeberliteratur. Gezieltes Training soll fit machen und fit halten für die enormen Anforderungen, die das Leben eines durchschnittlichen Mitteleuropäers mit sich bringt.

Wenn Sie das Glück haben, sich einer durchschnittlichen Gesundheit zu erfreuen, so können Sie darauf vertrauen, dass Sie ganz von selbst die meiste Zeit das Richtige machen. Gesteigerte Sorgen um die Gesundheit setzen Sie unter Stress, und anhaltender unterschwelliger Stress ist das letzte, was Sie brauchen können, wenn Sie gesund bleiben wollen. Dabei ist Stress keineswegs immer schädlich. Genau das Gegenteil ist der Fall. Wir brauchen ständig Herausforderungen, um körperlich und geistig fit zu bleiben. Doch zum Ausgleich brauchen wir noch die richtige Menge an bewusst genossener Entspannung und ausreichend Anregungen für die Fantasie.

Der süße Freizeitstress

Lohnende Herausforderungen erhöhen die Fitness von Körper und Geist. Die Menschen sind verschieden und deshalb sind die Möglichkeiten, sich selbst herauszufordern, schier unendlich.

- Mit siebzehn Jahren den Führerschein machen.
- Für den Stadtmarathon trainieren.
- Die in der Jugend ungeliebte Geige wieder hervorholen und üben, bis es Freude macht.
- Ein Kreuzworträtsel lösen.
- Ein verzwicktes Strickmuster bewältigen.
- Ein Moped frisieren.
- Ein ungewohntes Essen zubereiten nach einem Geheimrezept aus dem Bekanntenkreis.
- Einen Berg besteigen.
- Ein Puzzle legen.

Mit eigenen Einfällen können Sie die Liste sicher noch endlos fortsetzen.

Was hat Sie in letzter Zeit geistige und körperliche Anstrengung gekostet und Sie schließlich mit dem erhebenden Gefühl belohnt: „Geschafft! Es klappt."? Vielleicht wurde mehr Ihre Ausdauer gefordert oder mehr Ihre Entschlossenheit. Der Lohn war immer das Glücksgefühl eines Sieges. Es ist ein Sieg über den „inneren Schweinehund", der früher bekannt war unter dem Namen „Todsünde der Trägheit". Zugleich feiert die Seele auch einen Sieg über die Materie. Vom Berggipfel aus liegt Ihnen das Land zu Füßen. Das Strickgarn oder die Kochzutaten fügen sich Ihren Vorstellungen, die Puzzleteilchen fügen sich zum gewünschten Bild und die Geige gibt klangvolle Töne von sich.

Jetzt sind Sie dran mit einem berechtigten Einwand. „Das hat doch nichts mit Stress zu tun. Ich habe es gern gemacht." Genau! Was Sie erlebt haben, war Stress in seiner positiven, die Gesundheit fördernden Wirkung. Trotzdem war es Stress. Weiterlaufen, wenn der Körper die erste Erschöpfungsgrenze meldet. Mit zusammengebissenen Zähnen eine fehlerhafte Strickreihe wieder auftrennen. Bei einem Missklang immer wieder neu ansetzen mit dem Geigenbogen. Sind Sie wirklich sicher, dass Sie in jedem Moment Spaß hatten bei der Sache? Sicher können Sie nur darin sein, dass Sie alles freiwillig auf sich genommen haben. Der süße Geschmack der Freiheit hat sich durchgesetzt gegen saure Mühe und kurze Erbitterung.

Verschaffen Sie sich die Erfahrung der eigenen Aktivität auch in schlimmen Zeiten! Beschäftigen Sie sich mit irgend etwas, wenn Sie aus Krankheitsgründen nicht Ihrer gewohnten Arbeit nachkommen können. Natürlich werden Sie dann eigentlich zu nichts Lust haben, und zu anspruchsvolleren Tätigkeiten, zu denen Ihnen sonst die Zeit fehlt, werden Sie nicht in der Lage sein – sonst wären Sie schließlich nicht krank geschrieben. Eine ganz einfache „kindische" oder „stumpfsinnige" Tätigkeit zu verrichten tut Ihnen aber auf jeden Fall besser als leer vor sich hinzuschauen und ohne Anteilnahme den Fernseher laufen zu lassen.

Die beiden folgenden Empfehlungen sind gut zur Vorbeugung geeignet. Falls Sie bereits in eine Verfassung mit ständig erhöhtem Stresspegel hineingeraten sind, werden Sie diese einfachen Selbsthilfemaßnahmen vielleicht nicht ausreichend nutzen können. Das liegt nicht an Ihrem mangelnden Wollen oder sonstigen persönlichen Mängeln. Ihr Nervensystem ist überdurchschnittlich empfindlich, und diese Besonderheit haben Sie sich nicht ausgesucht. Auch Sie können wieder freier leben, wenn Sie sich fachliche Hilfe holen und die Schritte zur Stressbewältigung mit therapeutischer Unterstützung einüben.

Alltagsstress als Übung nutzen

Freiheit herrscht für die meisten nur in der Freizeit. Freizeitaktivitäten müssen im Wochenprogramm eingeplant werden und kommen bekanntlich oft zu kurz. Dabei muss niemand lange suchen nach Gelegenheiten, um die körperliche und mentale Fitness zu trainieren. Der Alltag mit seinen Zwängen stellt uns ständig vor Herausforderungen. Viele davon sind ausgesprochen unerwünscht und lästig.

Wann haben Sie zuletzt Ärger gespürt?

- Gestern Abend, als Ihnen jemand den Parkplatz wegschnappte?
- Heute Morgen beim Trödeln Ihres Schulkinds?

Wann mussten Sie zuletzt ein Unbehagen bewältigen?

- Einen schmerzhaften Druck im Kopf?
- Einen unfreundlichen Blick?

Immer, wenn es Ihnen gelungen ist, sich wieder zu fassen und zu beruhigen, haben Sie etwas für Ihre geistige Fitness getan. Gewöhnen Sie sich daran, solche kleinen Störungen bewusst zu bewältigen. Auch das kann eine lohnende Herausforderung sein.

> Auf Zeitdruck, Unbehagen, Furcht und Ärger reagiert der Körper sehr einförmig, immer mit der Stressreaktion. Sie macht alle Lebewesen bereit zu Angriff oder Flucht. Doch uns Menschen stehen wesentlich mehr Möglichkeiten zur Verfügung. Bei Stress überschwemmt der Botenstoff Cortison den Körper. Das Kommando dazu kommt aus dem vegetativen Nervensystem. Wie Sie bereits erfuhren, können Sie bewusst rein gar nichts dagegen machen. Stoffwechsel und Kreislauf werden auf Höchstleistung geschaltet und das Gehirn ist optimal mit Glucose und Sauerstoff versorgt. Das ist

günstig, damit der Verstand schnell eine Lösung finden kann. Auch eine Notlösung ist für den Augenblick brauchbar. Hauptsache, der Aufruhr legt sich bald und der Cortisonspiegel fällt wieder. Die Handlungsfähigkeit ist wiederhergestellt. So sieht eine vollständig ablaufende Stressreaktion aus.

Eine vollständige Stressreaktion erhöht immer die körperliche und mentale Belastbarkeit. Das Gehirn braucht diese Anreize, um sich neuen Anforderungen anzupassen. Schädlich wird Stress nur dann, wenn sich nicht einmal eine Notlösung findet. Bleibt der Cortisonspiegel auf Dauer leicht erhöht, hat er viele nachteilige Auswirkungen auf das Wohlbefinden. Gedächtnis und Fantasie sind blockiert, die Stimmung sinkt und auch die Immunabwehr kann weniger leisten.

Bei Ärger und Hektik lautet ein bewährtes Rezept: Tief durchatmen! Leichter gesagt als getan. Nur mit bewusster Willensanstrengung gelingt das Umschalten von der oberflächlichen Atmung, die sich unwillkürlich einstellt, sobald wir angespannt sind. Doch es lohnt sich, das zu üben und rechtzeitig daran zu denken. Einige ruhige und tiefe Atemzüge können sofort vom Druck befreien.

Als zivilisierter Mensch gelassen und souverän durch den Tag gehen, ohne Hetze zu empfinden, ohne Furcht oder Zorn, dazu sind die meisten von uns nicht gemacht. Gezielte Entspannungsübungen zu einer festgesetzten Zeit sind daher ein uralter Brauch. Sich zu rhythmischen Klängen bewegen oder beten oder meditieren, alles kann zum Abbau von angesammelten Spannungen beitragen.

Noch mehr können Sie für Ihre geistige Fitness tun, wenn Sie gleich an Ort und Stelle für Entspannung sorgen. Auch bei Kleinigkeiten versetzt das vegetative Nervensystem Sie oft in Aufruhr, ob Sie wollen oder nicht. Doch Sie sind ihm nicht ausgeliefert. Beobachten Sie sich! Welches Gefühl beherrscht Sie? Nennen Sie es ruhig beim Namen! Für Ihre elementaren Gefühle sind Sie nicht verantwortlich, denn beim entsprechendem Anlass stellen sich Zorn oder Furcht so unwillkürlich ein wie Ekel bei einem abstoßenden Anblick. Jetzt können Sie Ihre übergeordneten Fähigkeiten einsetzen. Sie atmen tief durch und finden für den Augenblick eine Lösung, zum Beispiel: „Davon geht die Welt nicht unter.“ Das klingt nach einer sehr simplen Lösung. Dennoch haben Sie damit eine geistige Leistung erbracht. Ihr Verstand hat dem Vorfall die passende Bedeutung zugemessen. Sie stehen wieder darüber und können zur Tagesordnung übergehen. So nutzt Ihr Gehirn die vielen kleinen Störungen eines jeden Tages als kostenloses Fitness-Studio.

Lächeln – der Geheimtipp für seelisches Wohlbefinden

Skepsis gegenüber „Geheimtipps“ und vollmundigen Versprechungen ist grundsätzlich angebracht. Falls Sie einigermaßen gesund sind oder sich auf dem Weg der Besserung befinden, sollten Sie bei diesem kleinen Versuch mitmachen. Es kann sich lohnen und kostet Sie nichts.

Schauen Sie auf diese freundlichen Gesichter und lassen Sie sich anstecken von ihrem Gefühlsausdruck! Ziehen Sie Ihre Mundwinkel auseinander und nach oben. Geht doch! Schon lächeln auch Sie. Bleiben Sie noch einen Moment bei dieser Stellung Ihrer zarten, kleinen Mimikmuskeln. Wie fühlt es sich an?

Sonnige Frohnaturen lächeln häufig vor sich hin, ohne sich dessen bewusst zu sein. Meistens hellen sie damit auch die Stimmung in ihrer Umgebung etwas auf. Das wird Affektansteckung genannt. (Mit Affekt wird im wissenschaftlichen Sinne jede unwillkürlich auftretende Gefühlsverfassung bezeichnet. Im allgemeinen Sprachgebrauch sind damit eher die heftigen und manchmal gefährliche Zustände gemeint.) Falls Sie gerade keinen freundlichen Menschen in Ihrer Umgebung haben, der Sie mit guter Laune ansteckt, so können Sie als Ersatz mit dieser einfachen Schablone vorlieb nehmen. Tatsächlich empfehlen einige Psychotherapeuten, Smiley-Aufkleber an verschiedenen Stellen in der persönlichen Umgebung anzubringen. Es funktioniert, denn unser Gehirn ist so programmiert.

Nicht jeder ist mit einem Lächeln im Gesicht geboren, aber jeder kann eines aufsetzen. Wollen Sie sich diese einfache Möglichkeit entgehen lassen? Sich selbst, den Menschen in Ihrem Umfeld und auch unbekannten Passanten können Sie Gutes tun mit der einfachen Übung: Augen auf und Mundwinkel hoch!

Oder senken sich unwillkürlich Ihre Augenbrauen? Teilen Sie die Sorge von eingefleischten Pessimisten, dass Sie mit einem „dummen“, weil grundlosen Lächeln im Gesicht auf Dauer verdummen könnten? Nichts könnte ein größerer Irrtum sein. Vor Dummheit durch Leichtsinn sind wir gut geschützt, denn körperliches Unbehagen, Hinweise auf Gefahren, Konflikte mit anderen, Unstimmigkeiten, all das steht sofort im Scheinwerferlicht des Bewusstseins. Ungelöste Probleme lassen sich so lange nicht verdrängen, bis zumindest eine Zwischenlösung gefunden ist. Die anderen Momente aber können Sie nutzen, um Ihre Grundstimmung etwas aufzuhellen. Das nicht zu tun, wäre doch wirklich dumm. Also Augen auf und Mundwinkel hoch!

☺

B

Besonderheiten von Seele und Gehirn

In den folgenden Kapiteln geht es um die leidvollen Zustände, die eine psychiatrisch-psychotherapeutische Behandlung erforderlich machen. Falls Sie selbst davon betroffen sind, erkennen Sie in den Schilderungen vielleicht einiges von Ihren eigenen Erfahrungen. Wenn Sie als Freund oder Angehöriger in Mitleidenschaft gezogen sind, können Sie vielleicht besser verstehen, was mit dem Kranken passiert ist. Was wie ein Verhängnis über Sie hereingebrochen ist, verliert an Bedrohlichkeit, sobald Sie darin ein Krankheitsbild erkennen. Nicht Ihr gesamtes Leben ist in Frage gestellt. Sie haben es mit einer kleinen, aber folgenschweren Besonderheit des Nervensystems zu tun. Die Krankheitsbilder der Psychiatrie stehen in besonderer Beziehung zu dem, was uns als Menschen auszeichnet. Unnötige Ängste, krankhaft veränderte Stimmungslagen und selbst die erschreckende Erfahrung einer Psychose sind häufig so zu verstehen, dass ein Vorgang des gesunden Seelenlebens grundlos und ungebremst abläuft. Das macht den Betroffenen vorübergehend wehrlos. Doch mit medikamentöser und psychotherapeutischer Hilfe lässt sich die Kontrolle zurückgewinnen.

B 1 Ängste, Zwänge und was dabei hilft

Krankhafte Angst und Zwänge führen zu erheblichem Leiden und Mitleiden. Unbehandelt, zu spät oder falsch behandelt neigen sie zur Chronifizierung. Sie stellen eine schwere Einbuße an Lebensmöglichkeiten dar. Meistens sind die Betroffenen gesund genug, um sehr genau zu erkennen, dass etwas mit ihnen nicht stimmt. Daher sind diese abnormen Zustände des Erlebens und Verhaltens zusätzlich mit großer Scham verbunden.

Das Rätselraten um diese früher als „neurotisch" bezeichneten Störungen geht dem Ende zu. Auf eine Spontanheilung, die früher gelegentlich beobachtet wurde, muss niemand mehr warten. Die Krankheitsbilder werden immer besser verstanden. Es ist eine kleine Besonderheit der Gehirnfunktionen, die zu den schwerwiegenden sozialen Folgen führt. Doch das Gehirn entwickelt sich nicht nur von der Geburt bis zur Ausreifung im jungen Erwachsenenalter. Auf-, Ab- und Umbauprozesse gehen das ganze Leben lang weiter. Eine sinnvolle Behandlung mit oder ohne Medikamente ermöglicht Umbauvorgänge in Richtung Gesundheit. Beim Kampf um seine Gesundheit ist jeder Patient außerdem auf die gekonnte Unterstützung durch seine Umwelt angewiesen. Offenheit und die Befreiung von falscher Scham gelingt besser, wenn man weiß, was vor sich geht.

Dieses Kapitel geht vom alltäglichen Erleben aller Gesunden aus. Bei Angst- und Zwangskrankheiten haben sich überlebenswichtige Programme sozusagen selbständig gemacht. Mit gut gemeinten Ratschlägen und freundlichem Zuspruch ist es dann nicht mehr getan. Hier ist das Können von speziell geschulten Psychotherapeuten erforderlich. Wirkungsvoller als Therapie allein ist nach dem Ergebnis von vielen Studien die zusätzliche Anwendung von Medikamenten. Eine nur medikamentöse Behandlung schneidet allerdings schlechter ab als eine rein psychotherapeutische.

Die Schwestern Angst, Furcht und Depression

Furcht und Angst gehen Hand in Hand. Sie sind so unerwünscht wie Schmerz und genauso lebenswichtig. Beide Begriffe werden oft ohne scharfe Unterscheidung benützt. Genau genommen handelt es sich um zwei unterschiedliche Reaktionen auf unterschiedliche Bedrohungen. Doch sie liegen nicht nur im seelischen Erleben, sondern auch im körperlichen Geschehen so nahe beieinander, dass eine saubere Trennung selten möglich und auch nicht nötig ist. Patienten, die an einer „Phobischen Störung" leiden oder an einer „Anderen Angststörung" erkrankt sind, erleben nichts anderes als die Entgleisung einer lebenswichtigen mentalen Funktion. Der Übergang zur „Zwangsstörung" ist fließend, denn Zwangshandlungen dienen der Abwehr von Furcht. Gesunde können sich in die Leiden von Angstpatienten bis zu einem gewissen Grad einfühlen. Diesem Ziel sollen auch die folgenden Erläuterungen dienen. Trotzdem sind die Gesunden immer wieder fassungslos und hilflos angesichts der Dimension einer Krankheit. Hier bekommt die soziale Unterstützung durch Selbsthilfegruppen ihren unersetzlichen Wert.

Wer immer wieder und schließlich andauernd unverständlichen Ängsten ausgeliefert ist, verliert Selbstvertrauen, Schwung und Lebensfreude. Eine Depression ist eingetreten. Auch eine Depression aus anderer Ursache macht Menschen anfälliger für Angst- und Panikgefühle. Zu Forschungszwecken wird versucht, diese theoretisch unterschiedlichen Zustände sauber abzugrenzen, doch das ist nicht einfach. Für die Betroffenen ist eine saubere Unterscheidung völlig belanglos. Sie erleben ein allumfassendes Elend. Umfassend wirksam sind auch die heute bei Ängsten und Depression eingesetzten Medikamente. Sie verändern die Gehirnchemie im wesentlichen nach einem gemeinsamen Grundprinzip. Sie unterstützen das körpereigene Serotonin.

Nackte Angst

Bei unmittelbarer Bedrohung für das Weiterleben reagieren alle Tiere sehr ähnlich. Sie zeigen hochgradige und ungezielt wirkende motorische Erregung. Dieser gewaltige Energieverbrauch kann sich lohnen, um durch einen glücklichen Zufall doch noch dem sicheren Tod zu entgehen. Fast jeder hilft einem auf den Rücken gefallenen Käfer wieder auf die Beine. Warum? Was immer ein Marienkäfer erleben mag, bei uns wäre es nackte Todesangst. Daher kann sein verzweifeltes Gezappel unser kreatürliches Mitgefühl erregen. Welche Bedrohung sollte bei uns eine entsprechende Reaktion auslösen? Unmittelbare Lebensgefahr besteht für uns nur bei Sauerstoffmangel. Andere Mangelzustände halten wir viele Stunden oder gar wochenlang aus. Sobald die Luft knapp wird, atmen wir zum Ausgleich tiefer. Zugleich versetzt uns das Überlebensprogramm in einen Zustand von qualvoller Angst mit höchster zielloser Aktivierung. Nur weg hier! Nichts wie raus aus diesem Zustand! Hilfe!!! Schaltet sich dieses Programm ohne Anlass ein, wie „aus heiterem Himmel", so erlebt der Patient einen Zustand von paroxysmaler (d. h. anfallsartiger) Angst. Er hat eine Panikattacke.

Der Teufelskreis

Wer Pech hat und ein überaktives und empfindliches vegetatives Nervensystem, kann bei Aufregung oder auch ohne jeden Anlass in einen Teufelskreis geraten. Unwillkürlich wird anders geatmet, was zu ähnlich unheimlichen Empfindungen führt wie bei einer Mutprobe (siehe Kasten Seite 68). Diese heizen wiederum die ängstliche Erregung an. Körperliche und mentale Vorgänge schaukeln sich gegenseitig hoch, bis sich der Mensch hilflos einem hochgradig bedrohlichen Zustand ausgeliefert fühlt. Anders als beim mutwilligen Ausprobieren gibt es hier nicht die Möglichkeit, kurzentschlossen auszusteigen. Für den Betroffenen und teilnahmsvolle Beobachter wirkt die Situation dramatisch. Zum Glück ist sie völlig ungefährlich. Am einfachsten kommt es zum Ausstieg aus dem Teufelskreis, wenn in eine Plastiktüte geatmet wird. Das arme Opfer atmet jetzt bewusst und damit schon etwas ruhiger. Außerdem enthält die zurückgeatmete Luft weniger Sauerstoff und die Blutchemie kann sich normalisieren. Alle dürfen aufatmen. Und sollte es jemals jemand schaffen, durch forciertes Atmen einen kurzen Bewusstseinsverlust zu erleiden, so kann außer der Unannehmlichkeit des Umfallens nichts passieren. Die mentale Erregung ist für kurze Zeit abgeschaltet. Schlagartig übernimmt das im Hirnstamm gelegene Atemzentrum die volle Kontrolle. Nach wenigen Sekunden ist der Patient wieder da.

Mutwillige Panikerfahrung

Möchte irgend jemand sich freiwillig dem Risiko einer Panikattacke aussetzen? Abenteuerlustige Jugendliche tun es. Eine Mutprobe, die auf Schulhöfen immer wieder neu erfunden wird, geht so: Wer traut sich, so lange schnell und tief zu atmen, bis er umfällt? Von den halberwachsenen Kindern, die Geschmack an solchen Experimenten finden, werden es nur wenige bis zum Umfallen schaffen. Für diese „Höchstleistung" wäre eine Labilität des vegetativen Nervensystems die Voraussetzung. Die meisten Menschen mit dieser Veranlagung sind jedoch eher wenig risikofreudig. Durch forciertes Atmen, genannt Hyperventilation, ändert sich die fein ausbalancierte Blutchemie. Dadurch erleben die Teilnehmer an diesem wilden Selbstversuch ungewöhnliche körperliche Empfindungen und Bewusstseinsveränderungen. Im Gesicht prickelt es, Taubheitsgefühle treten auf, ihnen wird schwummrig und schwindelig, sie scheinen abzuheben und zu schweben. Deshalb landen sie lieber schnell wieder auf sicherem Boden, indem sie den Versuch abbrechen. „Spannend war das aber schon! Ich habe Sterne gesehen und mich vom Körper gelöst."

Wer den unheimlichen Zustand „aus heiterem Himmel" ein- oder zweimal erlebt hat, ist bereits äußerst ratlos und verunsichert. Die Behandlung besteht in eindringlicher Aufklärung. Das Grundwissen über die körperlichen Vorgänge bei unwillkürlich veränderter Atmung nimmt die Angst vor der Angst. Für den Fall einer Wiederholung wappnen sich die Patienten mit einem stets greifbarem Plastikbeutel. Dieser wirkt wie ein Talisman. In der Regel wird er nicht mehr gebraucht.

Ärztliche Äußerungen als Heilungshindernis

Leider ist es nicht die Regel, dass Patienten schon so früh zielstrebig fachliche Hilfe suchen.

Meistens ist mehr psychiatrischer Einsatz erforderlich. Vor allem aber eine gute Zusammenarbeit mit dem Internisten, manchmal auch mit einem Neurologen. Nach dem dritten Auftreten eines derartigen Ereignisses muss sicher gestellt werden, dass keine bisher unerkannte Grundkrankheit dahinter steckt. Das könnte ein Tumor sein, eine Schilddrüsenüberfunktion und vieles andere.

Leider werden hier schon oft die Weichen für unnötige Verschlimmerungen und chronisches Leiden gestellt. Bei Panikpatienten sind alle körperlichen Befunde unauffällig. Grundkenntnisse über die Besonderheiten bei diesen Kranken sollte jeder Hausarzt und jeder Facharzt haben. Denn die umfassende, partnerschaftliche Information jedes Patienten, also genau das, was sich in der Medizin inzwischen als gute Praxis eingebürgert hat, ist bei ihnen leider schädlich. „Eigentlich ist alles in Ordnung, nur dieser Wert liegt an der Normgrenze und sollte vielleicht in sechs Wochen kontrolliert werden“ Eine derartige Aussage stellt den Patienten vor die Aufgabe, diesem Hinweis sofort die richtige Bedeutung zu geben, nämlich so gut wie keine. Doch genau das kann er in seinem geängstigten Zustand nicht. Er hat einen krankhaften Befund! Alarm! Die Angstschraube dreht sich nach oben. Falls ein kontrollbedürftiger Befund vorliegt, muss der behandelnde Psychiater darum wissen. Die Patienten dürfen nur hören: „Ihre messbaren Befunde sind völlig in Ordnung.“ Punkt. Leider hören sie immer noch Kommentare wie: „Organisch sind Sie völlig gesund, bei Ihnen ist es rein psychisch.“ Rein psychisch ist gar nichts. Panikpatienten sind richtig krank. Sie leiden an einer Fehlregulation in der Feinabstimmung ihres vegetativen Nervensystems mit den noch komplexeren übergeordneten Gehirnfunktionen. Der Akutzustand ist alles andere als harmlos. Nur ein Psychofachmann kann in geeigneter Form darauf hinweisen, dass er zum Glück von vorübergehender Natur ist.

Wieder darüberstehen

Wer sofort wieder beschwerdefrei sein möchte und alles nutzt, was pharmakologisch möglich ist, zahlt am Ende möglicherweise einen viel zu hohen Preis. Hier weiche ich von der üblichen Empfehlung ab, bei Panikstörungen anfangs für eine begrenzte Zeit Benzodiazepine einzusetzen. Niemand kann vorhersagen, bei wem die prompte Erleichterung durch einen Tranquilizer bereits der erste Schritt in die Abhängigkeit ist. Der spätere Kampf um die Befreiung aus einer Abhängigkeit ist

> **Überforderung und die Stimme der Natur**
>
> Unerklärliche Panikzustände treten bevorzugt bei Menschen auf, die sich in irgendeiner Hinsicht zuviel zumuten mussten. Eine banale Erkältung nicht auskurieren. Kranke Angehörige betreuen. Die Schwierigkeiten einer neu gegründeten Patchworkfamilie bewältigen. Sich unter hoher Anspannung an einem gefährdeten Arbeitsplatz behaupten. Was sie überfordert hat, ist den meisten Patienten völlig bewusst. Sie schienen es gut zu verkraften. Plötzlich „aus heiterem Himmel" überwältigt sie nackte Angst ohne erkennbaren Auslöser. Die Zustände treten in Situationen auf, die ihnen bisher nie etwas ausgemacht haben. Im Aufzug, beim Autofahren, abends allein in der Wohnung. Von einem Tag zum anderen geht nichts mehr. Der Aufruhr im gesamten Nervensystem fühlt sich an, als wären sie im Begriff den Verstand zu verlieren. Diese sonst lebenstüchtigen und leistungsfähigen Patienten fühlen sich als unfähige Versager. Dabei reagieren sie jetzt nur übersteigert auf Warnreize wie Dunkel! Allein! Kein Fluchtweg! Eigentlich ganz natürlich, wie ein schutzbedürftiges menschliches Wesen.

wesentlich mühsamer und langwieriger als das momentane Aushalten eines schlimmen Zustands, der sicher vorübergehen wird. Gerade für diesen Zweck wirken Benzodiazepine viel zu gut, um wirklich gut zu sein. Genaueres dazu erfahren Sie im Kapitel über Benzodiazepine.

Was akut Erkrankte brauchen, ist die vorübergehende Entlastung von einigen ihrer Pflichten. Eine Krankschreibung ist sinnvoller als das Durchhalten um jeden Preis. Doch sie sollte von vornherein zeitlich eng begrenzt werden. Das Wichtigste ist die Versicherung, dass nichts Schlimmes passiert ist und dass sich der Aufruhr der Nerven von selbst wieder legen wird. Die Patienten sollten die Möglichkeit haben, einige Tage lang auch mehrmals täglich ihren Arzt oder Psychotherapeuten anzurufen, um sich die immer gleichen beruhigenden Auskünfte anzuhören. Möglichst bald sollen sie sich selbst beruhigend zureden können. „Aha! Jetzt fühlt es sich wieder an wie Schwindel bis zum Umfallen. Es ist aber bloß ein Fehlalarm. Mir passiert nichts. Ich kann weitergehen." Psychologen sollten in der Lage sein, mit dem Kranken eine Strategie für den Fall eines Angstanfalls zu erarbeiten. Leider ist unsere psychotherapeutische Versorgung nicht auf schnell erreichbare, zeitlich begrenzte Krisenintervention zugeschnitten.

Leicht hat es der klare Verstand auch mit therapeutischer Hilfe oft nicht, sich durchzusetzen gegen das vegetative Nervensystem. Nicht umsonst wird es das autonome Nervensystem genannt. Bei Panikattacken gerät es außer Rand und Band. Es benimmt sich bildlich gesprochen wie ein Trupp von Jugendlichen, die es ohne Grund darauf anlegen, die Autoritäten zu provozieren. Mit Gejohle feuern sie sich gegenseitig zu immer bedenklicherem Unsinn an, bis es ihnen – hoffentlich – von selbst langweilig wird. Jeder Versuch, sie von außen zu stoppen, feuert sie wieder heftig an. Hat der Patient nach einem überschaubaren Zeitraum noch immer das Gefühl, diesem Aufruhr ausgeliefert zu sein, so brauchen die Ordnungskräfte seines Verstandes Unterstützung durch ein Medikament. Dieses sollte nicht die Angst wegnehmen, wie Benzodiazepine es tun. Es sollte mehr Abstand und Überblick verschaffen. Das geschieht, wenn Serotonin Verstärkung erhält. Geeignet sind hier besonders die Serotonin-Wiederaufnahme-Hemmer. Mehr dazu im Kapitel „Wirkstoffe bei Ängsten, Zwängen und Depression".

Zuviel Furcht

Sehr viel anspruchsvoller ist die Behandlung von Menschen, die an phobischen Störungen leiden, das heißt an krankhafter Furcht. Fast regelmäßig kommt es im Krankheitsverlauf zumindest anfangs auch zu Panikattacken. Zu den Befürchtungen, für die diese Patienten ohnehin anfällig sind, tritt dann noch die Angst vor der Angst. In einer schwer erträglichen und ausweglos scheinenden Lage bricht das Stimmungsgleichgewicht zusammen. Der Schlaf wird schlecht. Verzweiflung breitet sich aus. Nicht mehr fern ist der Gedanke, mit dem Ganzen, das heißt mit dem Leben einfach Schluss zu machen. Scham über das vermeintliche Versagen versperrt immer noch vielen Menschen viel zu lange den Weg zu einer fachkundigen Behandlung.

Gesunde Furcht und ihre Überwindung

Furcht dient bei vielen höheren Lebewesen der instinktiven Sicherung vor Gefahren verschiedener Art.

Hundephobie, also unüberwindbare Furcht vor dem ältesten Haustier des Menschen, stellt im Leben der meisten Stadtbewohner kein ernstes Problem dar. Kleine Kinder sind begeistert von Wauwaus aller Art. Manche Kinder zeigen hingegen kein Interesse und reagieren auf die Begegnung mit einem Hund erkennbar mit Unbehagen oder geradezu furchtsam. Fragt sich die Familie, wo das Kleine schon eine schlechte Erfahrung gemacht haben könnte, so findet sich oft keine Erklärung. Vielleicht ist bei einigen Menschenkindern noch eine archaische Warnanlage in Betrieb. „Vorsicht, Raubtier!" Beschützt und ermutigt von anderen wird das Kind sie bald für immer abgeschaltet haben. Die Warnanlage „Vorsicht, Schlange!" ist weltweit am häufigsten nachzuweisen.

Archaische Furchtauslöser haben in fast jeder Kindheit unterschiedlich heftig eine Rolle gespielt. Dunkelheit, Alleinsein, Gewitter sind hier führend, gefolgt von allerlei Getier. Wer hat wirklich noch nie ein Unbehagen empfunden im Gedränge von Menschenmengen, in engen Räumen wie Tunneln, beim Blick von großer Höhe oder beim Verlust des Bodenkontaktes in der Gondelbahn? Gesunde orientieren sich am Vorbild der anderen, denen das nichts ausmacht und werden schließlich mit jeder Situation fertig, wenn es sein muss.

Der elementare Furchtalarm tritt beim gesunden Erwachsenen nur noch in bestimmten Situationen auf. Etwas Unerwartetes geschieht, das zunächst nicht durchschaubar ist. Nachts im leeren Nebenzimmer ein polterndes Geräusch. Alarm! Was geschieht im Gehirn? Wenn Sie das Kapitel „Die Diener der Seele" bereits gelesen haben, können Sie sich hier die Vierer-Combo vorstellen. Alarm! Noradrenalin spielt ein kreischendes Solo. Der Atem stockt, der Puls und die Gedanken rasen. Dopamin hat eingesetzt und sucht fieberhaft eine Erklärung. Ach so! Miezi wurde versehentlich dort eingesperrt. Acetylcholin steuert den entscheidenden Einfall aus dem Gedächtnis bei und Serotonin vermittelt die Auflösung. Erleichtertes Aufatmen.

Furcht ist lebensnotwendig. Gelernt werden muss sie nicht, sondern sie ist beim entsprechenden Anlass sofort da. Nur die individuelle Bereitschaft dazu unterscheidet sehr furchtsame von fast furchtlosen Menschen. In Mythen und Märchen ist der Furchtlose der gefeierte Held, der Gute. Wer sich bei ehrlicher Selbsteinschätzung eher zu den Furchtsamen zählt, kann sich trösten mit der wahren Geschichte von den Guppys. Mit diesen kleinen Fischen, die sich einfach halten lassen, hat so manches Hobbyaquarium begonnen. Auch diese Lebewesen sind Individuen. In jedem Schwarm gibt es furchtsame, die sich gern verstecken und furchtlose, die munter herumschwimmen und neugierig alles untersuchen. Zoologen haben sie unterschiedlich markiert und dann einen Barsch in das Aquarium gesetzt. Dieser Raubfisch verspeiste eine größere Anzahl von ihnen. Leicht werden Sie erraten, wer am Ende übrig blieb. Kein einziges aus der besonders furchtlosen Gruppe, aber alle, die furchtsam in ihren Verstecken ausgeharrt hatten. Gönnen Sie den bewunderten Helden ihren Glanz! Die besseren Überlebenschancen haben eindeutig Sie.

Furcht als Krankheit

Die gemeinsame Grundlage aller phobischen Erkrankungen ist eine Besonderheit des vegetativen und zentralen Nervensystems. Daher leiden die meisten Patienten unter einer Kombination von verschiedenen Furchtauslösern. Diese werden grob sortiert in drei Kategorien:

– Erstens: Krankhafte Furchtreaktion auf bestimmte Objekte wie Hunde, Schlangen, Spinnen, Höhe, Gewitter, Fahrstuhl, Flugzeug, Spritzen, Zahnarzt. Furcht in Situationen, wo kein Fluchtweg besteht (Klaustrophobie). Das alles wird als spezifische Phobie bezeichnet.

– Zweitens die krankhafte Furcht in Situationen, wo kein vertrauter Mensch erreichbar ist, der einem im Notfall beistehen könnte. Der Fachausdruck dafür lautet Agoraphobie. Griechisch für Furcht vor dem Marktplatz. Der heutige Marktplatz ist die Schlange vor der Kasse im Supermarkt, wo eine Ohnmacht eintreten könnte. Oder ein idyllischer Urlaubsort, fern der Zivilisation und daher ohne Krankenhaus mit Notfallstation.

– Zum dritten die soziale Phobie, eine krankhafte Furcht in alltäglichen sozialen Situationen.

Betreiben wir nun etwas „Steinzeitpsychologie“. Mit diesem nicht ganz ernst gemeinten Ausdruck sollen die Ergebnisse der Verhaltensforschung und der Evolutionspsychologie bezeichnet werden. Keine der phobischen Auslösesituationen ist für ein menschliches Lebewesen harmlos. Allein sein, ohne Unterstützung im Notfall? Ganz gewiss nicht. Gewitter, gefährliche Tiere oder ein vielleicht schmerzhafter Eingriff? Lieber nicht. Bei der sozialen Phobie werden die Mitmenschen zu

Verlegenheit als Notlösung

Rot anlaufen, feuchte Hände, zittrige Knie, Schweißausbruch, die Kehle zugeschnürt, kein Wort lässt sich herausbringen. Vermutlich haben auch Sie das irgendwann einmal erlebt. Zwischen Kindheit und dem Erwachsenenalter ist ein Anfall von sozialer Furcht wohl nur wenigen völlig erspart geblieben. Niemand musste diese Reaktion erlernen. Es handelt sich um ein angeborenes Programm mit vegetativer Erregung und höchstem mentalen Unbehagen. Wer mit diesem Zustand kämpft, wäre am liebsten unsichtbar. Doch zumindest das Erröten ist ein auffallendes Signal, das nie unbemerkt bleibt. Ob es von den anderen taktvoll übergangen wird oder Kommentare aller Art auslöst, hängt von den Beteiligten und der speziellen Situation ab.

Soll diese Plage zu irgendetwas gut sein? Oder ist es ein zufälliges Geschehen, das sich nur durch die vegetative Labilität von Heranwachsenden erklärt? Wer nicht mehr Kind und noch kein vollwertiges Mitglied im Klub der Erwachsenen ist, signalisiert auf diese Weise sein unbestimmte Zwischenstellung. Es ist eine Beschwichtigung. „Tu mir nichts! Auf mich kommt es (noch) nicht an." Prompt reagieren Ältere darauf mit herablassendem Wohlwollen und Schonung. Gleichaltrige untereinander sind oft weniger gnädig. Doch sobald eine altersentsprechende Selbstsicherheit erworben wurde, ist die Gefahr weitgehend ausgestanden.

Furchtauslösern. Das scheint allem zu widersprechen, was bisher über die soziale Leistungsfähigkeit unserer Art gesagt wurde. Doch auch hier macht sich ein eigentlich zweckmäßiges Verhaltensmuster außerhalb seines natürlichen Zusammenhangs bemerkbar.

Bei Patienten, die an sozialer Phobie leiden, schaltet sich ein kindliches Verhaltensprogramm ein (siehe Kasten oben), ohne dass ein entsprechender Anlass besteht. Oft trifft es gerade besonders leistungsfähige und sozial kompetente Menschen, die viel zu bieten hätten. Sie haben keinerlei Grund, sich unsichtbar zu machen oder auf diese peinliche Weise um Schonung zu bitten. Die meisten haben sich so weit im

Griff, dass jahrelang auch engste Freunde nicht ahnen, wie sehr sie sich quälen. Es wird immer schlimmer und raubt den Betroffenen jedes Gefühl für die eigene Leistung und den eigenen Wert. Ihre Fähigkeiten bleiben ungenutzt. Mit dem wachsenden Wissen um dieses Krankheitsbild werden sich hoffentlich immer mehr Betroffene aus ihrer schamvollen Verborgenheit hervorwagen.

Verstrickende Hilfe

Zum Elend des phobisch Kranken treten die Auswirkungen auf die ihm Nahestehenden hinzu. Nichts wirkt so alarmierend wie der Ausdruck von Furcht, besonders dann, wenn er in einem vertrauten Gesicht erscheint. Denken Sie an ein Kind, das beim Anblick eines Hundes erstarrt und nicht an ihm vorbeigehen kann. Was tut sein Begleiter? Das Kind wird an der Hand genommen und hört beruhigende Worte. „Komm, der tut uns nichts. Ich bin doch bei dir.“ So löst sich eine alltägliche Furchtreaktion auf.

Auch dem phobisch Kranken möchte jeder Partner beistehen. Doch da ist kein Hund. Da ist nichts, was einen Erwachsenen handlungsunfähig machen müsste. Ein öffentliches Verkehrsmittel benützen, im Supermarkt einkaufen, ein paar Nächte allein sein in der eigenen Wohnung. Plötzlich ist es für den Kranken sichtbar eine Qual. Der Partner findet eine Lösung. „Ich kann dir das abnehmen. Ich kann die Teilnahme an dieser Tagung absagen.“ Erleichterung, Dankbarkeit, Nähe.

Doch leider ist es eine oft verhängnisvolle Notlösung, die in gegenseitige Verstrickung führen kann. Mit zunehmender Enttäuschung und Ungeduld erlebt der Gesunde, dass seine aufopfernde Hilfsbereitschaft nichts verbessert. Voller Schrecken zweifeln schließlich beide am Wert und am Bestand ihrer Beziehung. Um das Unglück voll zu machen, finden sich auch heute noch genug Therapeuten, die hier Ursache und Wirkung verwechseln. Wenn am Ende einer langen und zermürbenden Erfahrung der Kranke mitsamt seinem Partner endlich Hilfe sucht, kann es tatsächlich so aussehen, als ob die Beziehung der beiden die Ursache des Problems wäre. Könnte sich der / die Patient/in nicht aus der fürsorglichen Umklammerung durch den Gesunden lösen? Vielleicht wäre dann bald alles gut? Unsinn! Krankheiten sind, was sie sind. Liebe ist, was sie ist. Aus der Verbindung von beidem ergeben sich unheilvolle Verstrickungen. Angehörige und gute Freunde können den Verlauf der Krankheit zum Guten wie zum Schlechten entscheidend beeinflussen. Der gute Wille, zu helfen, ist immer da. Doch in kritischen Momenten ist außerdem Mut und Wissen nötig, um das Richtige zu tun und das Falsche zu lassen.

Vergnügliche Furcht

Ein ungenügend ausgeprägter Furchtinstinkt ist gefährlicher als etwas zuviel davon. Kinder lernen dies in dem Märchen von einem, der auszog das Fürchten zu lernen. „Ach, wenn mir's nur gruselte", sagt die Hauptfigur immer wieder. Kein furchtloser Held wird hier geschildert, sondern ein befremdlicher Tölpel. Doch wie sollen Kinder ihm den dringenden Wunsch nachempfinden, das Fürchten zu lernen? Sie beherrschen diese Kunst zu ihrem Leidwesen allzu gut. Als unfreiwillige Philosophen haben gerade Kinder ein lebhaftes Gefühl dafür, wie undurchschaubar unser Leben in jedem Augenblick ist. Wie können sie jemals sicher sein, dass beim Einschlafen kein Räuber oder Monster unter ihrem Bett lauert? Doch während sie das Märchen lesen oder besser noch vorgelesen bekommen, genießen sie den Reiz des Gruselns. Sich gruseln, am besten gemeinsam mit anderen, ist ein begehrtes und eifrig gesuchtes Gefühlserlebnis. Wer das nicht könnte, wäre wirklich arm dran.

Nach dem Märchen- und Spukgeschichtenalter bedienen verschiedene Industriezweige unser Bedürfnis nach Gruseln und Nervenkitzel. Minderjährige kommen heimlich zusammen, um sich abscheuliche Horrorfilme „reinzuziehen". Bei den Fahrgeschäften auf Volksfesten wird Älteren schon vom Zuschauen schlecht, doch den kreischenden jungen Leuten ist eine Minute dieser Höllenritte richtiges Geld wert. Die Furchtreaktion ist ein Ereignis mit körperlichen und mentalen Elementen. Als Warnsystem dient sie allen höheren Lebewesen. Vermutlich ist es uns Menschen vorbehalten, mutwillig Furchterlebnisse zu suchen und daran auch noch Vergnügen zu finden.

Heilung und ihr Hindernis

Das größte Heilungshindernis für Menschen, die an krankhafter Furcht leiden, ist die Ähnlichkeit mit Zuständen, die auch Gesunde kennen und die sie mit mehr oder weniger Anstrengung bewältigen. Ein Geschäftsessen, zu dem auch die Ehepartner/innen eingeladen sind. Alle nutzen in dieser Situation die entspannende und anregende Wirkung von einigen Drinks. Mit dieser Hilfe fühlen sich die meisten wohl genug, um die Veranstaltung reibungslos hinter sich zu bringen. Der oder die Kranke wird den Partner hinterher nicht einweihen in die Höllenqualen, die sie / er gelitten hat. Die Scham ist zu groß. Alle können es. Nur ich nicht.

In jedem großen Flughafen gibt es gastronomische Angebote für Reisende, die sich mit einem Drink in Urlaubsstimmung bringen. Gleichzeitig beschwichtigen viele ihr mulmiges Gefühl vor dem Flug. Ein Phobiekranker versucht das natürlich auch, aber seine Qualen sind nicht mit einem Bier oder Prosecco zu beheben. Was ist mit mir los? Alle können es. Warum ich nicht? Für jemanden, der aus beruflichen Gründen oft fliegen muss, wird das zur Existenzfrage.

Selbsterkenntnis ist der erste Schritt zur Besserung. „Mir macht das Fliegen / das gesellige Beisammensein mehr aus als allen anderen. Vielleicht brauche ich fachliche Hilfe." Das kann der Beginn des Heilungsprozesses sein. Wer so weit ist, wird sich damit zunächst einem nahestehenden Menschen anvertrauen.

Und hier beginnt bereits die Mitverantwortung der Angehörigen für einen möglichst günstigen Verlauf. Sehr verständlich ist die Reaktion: „Aber so schlimm kann es doch nicht sein. Du bist doch nicht verrückt!" Verständlich deshalb, weil die Kranken bis dahin alles daran gesetzt haben, andere nicht mit ihrem Elend zu belasten. Das letzte, was sie an diesem Punkt brauchen können, ist weitere Beschwichtigung und Verniedlichung. „Es ist nichts. Ich müsste mich nur zusammenreißen." Das haben sie sich selbst unzählige Male gesagt. Jetzt brauchen sie einen Partner, der sie ernst nimmt. Der sie in ihrem Kampf mit wacher Aufmerksamkeit unterstützt. Auf sich allein gestellt, könnten sie in ihrer Verzweiflung auf völlig ungeeignete Therapieangebote hereinfallen und kostbare Zeit verlieren, vom Geld ganz zu schweigen.

Wer fachliche Hilfe bei einem Gesundheitsproblem braucht, beginnt die Suche meistens bei seinem Hausarzt. An seiner Reaktion werden Sie erkennen, ob er bereits Erfahrung mit der Betreuung von Angst-/Panikpatienten hat. Es ist hier nicht seine Aufgabe, ein Medikament zu verordnen. Seine Aufgabe ist die Weichenstellung. Der Kranke muss möglichst bald an einen Spezialisten überwiesen werden. Dieser wird eine Kombination aus Verhaltenstherapie und medikamentöser Behandlung vorschlagen. Das gilt heute als kunstgerechtes Vorgehen mit erfreulich hohen Erfolgsaussichten. Wer aus einer ernsten, aber gut heilbaren Gesundheitsstörung keinen Lebensinhalt machen möchte, verlässt sich am besten auf das heute gesicherte Vorgehen der wissenschaftlich begründeten Verhaltensmedizin. Ermutigt und angeleitet von einem Psychotherapeuten und bei Bedarf gestützt auf ein Medikament übt der Patient neue Verhaltensweisen. Aller Anfang ist schwer, doch nach einigen Erfolgserlebnissen im Umgang mit Angstkrisen kann die Besserung zum Selbstläufer werden. Das Gehirn baut sich um und der Patient spürt zunehmende Freiheit im Umgang mit Furchtalarm. Unnötig zu sagen, dass die Heilungsaussichten umso besser sind, je früher diese kleine, aber folgenschwere Besonderheit ernst genommen wird.

Gefangen in der Zwangsschlinge

Bei Zwangskranken macht sich das menschliche Bedürfnis nach Sicherheit und Kontrolle selbständig und wird zu einer bösen Macht, zu einer Besessenheit, wie der englische Fachausdruck (obsessional disorder) es ausdrückt. „Habe ich das Bügeleisen ausgeschaltet?“ Das Bügelbrett versengt oder die ganze Wohnung abgebrannt. Wie lässt sich diese furchterregende Vorstellung bannen? Oft lohnt es den Zeitaufwand, noch einmal umzukehren und sich Sicherheit zu verschaffen. Wem das mehrmals passiert ist, der wird sich daran gewöhnen, die entscheidenden Handgriffe mit bewusster Aufmerksamkeit auszuführen. „Schalter auf Null, fertig, weiter!“ Stellen Sie sich nun vor, ein böser Geist löscht in Ihrem Bewusstsein ständig das befreiende Signal „Fertig, weiter!“ Dann sitzen Sie fest in der Zwangsschlinge. „Habe ich?“ – „Habe ich wirklich?“ – „Lieber noch mal kontrollieren!“ – „Habe ich wirklich?“ Wer sich schließlich losgerissen hat, ist erschöpft und beschämt. Niemand

Zwang – Rituale – Aberglauben

Zwangshandlungen dienen der Abwehr von Furcht. Oder haben vielleicht gerade Sie noch nie auf Holz geklopft? Warum machen das so viele vernünftige Leute? Oft mit einem scherzhaften Kommentar, der zeigen soll, dass sie diese unsinnige Handlung auch unterlassen könnten. Doch bei nächster Gelegenheit machen sie es wieder – wie unter einem Zwang? Wer sich hoffnungsvoll oder zuversichtlich äußert, fordert die bösen Geister dazu heraus, aus Mutwillen einen Strich durch die Rechnung zu machen. Kein Problem, dreimal klopfen. Die unfreundlichen Mächte sind gebannt. Vielleicht hat man Ihnen noch anderen harmlosen Unsinn beigebracht, mit dem sich eine Gefahr bannen oder ein guter Ausgang beschwören lässt? Bleiben Sie ruhig dabei! Es stärkt das Gefühl, dass Sie Ihrem Leben gewachsen sind – komme, was da wolle. Natürlich ist das eine Illusion. Doch ganz ohne die illusionäre Vorstellung, das eigene Geschick kontrollieren zu können, sind Lebensfreude und Erfolg nicht zu haben.

Rituelle Handlungen, die sich stets genau auf die gleiche Weise wiederholen, beruhigen und geben Sicherheit. Deshalb verhalten sich viele kleine Kinder vor dem Einschlafen geradezu zwanghaft. Sie dulden nicht die geringste Abwandlung in der festgelegten Reihenfolge von Singen – wortgetreu! –, Zudecken, Licht aus, Gute-Nacht-Kuss. Die meisten Eltern kommen ihnen gern damit entgegen, denn die Bereitschaft sich durch zwanghaft rituelle Handlungen ein Gefühl der Sicherheit zu verschaffen, gehört zum allgemeinmenschlichen Verhaltensprogramm.

darf etwas davon merken. Früher aufstehen, früher aus dem Haus gehen, um nicht ständig Verspätungen erklären zu müssen. Das ist die Notlösung. So raubt der Zwang kostbare Stunden des Tages. Die Kranken kommen weiterhin ihren Pflichten nach. Bei der Arbeit und im Bekanntenkreis schöpft niemand Verdacht. Nur die ständige Überanstrengung ist ihnen anzumerken. Doch sie mögen niemanden einweihen in das, was sie bedrückt.

Scham und Einsamkeit

Zwangskranke sind überwiegend besonders verantwortliche, leistungsfähige und intelligente Menschen. Mit äußerst geschickten Strategien gelingt es ihnen, ihre Besonderheit selbst im nahen Zusammenleben geheim zu halten. Sie möchten es niemandem zumuten, sich vorzustellen, wie ein netter und tüchtiger Mensch solchen Irrsinn treibt. Es ist ein verzweifelter und sehr einsamer Kampf. Daher kamen lange Zeit nur die am schwersten Betroffenen in fachärztliche Behandlung. Menschen, deren Hände durch endloses Waschen wie rohes Fleisch aussahen oder Verzweifelte, deren Suizid verhindert werden konnte. Die Häufigkeit von ernsten, das heißt schwer beeinträchtigenden Zwangskrankheiten wurde bis vor wenigen Jahrzehnten bedeutend unterschätzt. Erst mit der Entdeckung, dass ein bestimmtes Medikament gegen Depressionen auch hier helfen kann, wuchs die Aufmerksamkeit der Psychiatrie für dieses aus Scham verborgene Leiden.

Reine Zwangsgedanken lassen sich leichter verbergen als zeitaufwändige Zwangshandlungen. Wer sich jemals einen Tag lang über einen „Ohrwurm" geärgert hat, kann ahnen, was dabei vor sich geht. „Es ist doch wie verhext. Ausgerechnet dieser alberne Song!" Irgendwann haben Sie wieder Ruhe, und da Sie wissen, dass auch andere Leute dieses harmlose Phänomen kennen, wird es Sie nicht weiter beunruhigen. Stellen Sie sich nun vor, Sie hätten ständig Gedanken im Kopf, die Sie nicht denken wollen! Offenkundig unsinnige Befürchtungen, abgrundtief bösartige Äußerungen über Menschen, die Ihnen lieb sind, Gedanken an ein skandalöses Benehmen in der Öffentlichkeit. Nichts davon liegt in Ihrer bewussten Einstellung begründet. Und doch können Sie es sich nicht aus dem Kopf schlagen. Ständig sind Sie in verkrampfter Anspannung aus Sorge, ein böses Wort oder eine Impulshandlung könnte aus Ihnen herausbrechen. Einer mitfühlenden Umwelt bleibt die gequälte Freudlosigkeit der Kranken nicht verborgen. Auf Nachfrage berichten sie von quälender Angst und niemand versteht, wovor denn? Doch über die Inhalte der Zwangsgedanken mit anderen zu sprechen, scheint zu bedrohlich. Was, wenn die abstoßenden Einfälle doch als Ausdruck der eigenen Person missverstanden werden?

Ein defektes Steuermodul

Mittlerweile sind die Aussichten gut, dass Zwangskranke schon zu einem frühen Zeitpunkt eine wirksame Behandlung erhalten. Der böse Geist, der so viel Leid verursachen konnte, ist entzaubert. Es ist eine kleine, aber folgenschwere Besonderheit der Gehirnfunktionen. Bildlich am ehesten zu verstehen wie das Versagen eines Steuermoduls, das nach einer beendeten Handlung zur nächsten weiterschalten müsste. Dazu gehört das innere Signal „Gut so. Fertig. Weiter!“, das Gesunde nur selten bewusst wahrnehmen. Als einfaches Denkmodell taugt das Bild von einer Waschmaschine, die nach dem letzten Schleudern nicht in die Endstellung schaltet, sondern sofort wieder mit dem Wassereinlauf zur Vorwäsche beginnt. Bei Zwangsgedanken versagt bildlich ausgedrückt das Steuermodul: „Unsinn. Schluss. Weiter!“

Wie es zu diesem Funktionsdefekt kommt, wird derzeit noch untersucht. Zahlreiche Verdächtige stehen auf der Fahndungsliste der neuropsychiatrischen Forscher. Dazu zählen immunologische Veränderungen, genetische Besonderheiten und vieles andere. Falls Sie oder ein Bekannter betroffen sind, braucht Sie nur ein einziges Ergebnis dieser Forschung zu interessieren, das bereits als sichere Erkenntnis gelten darf: Der Schaden lässt sich beheben! Eine geeignete Behandlung führt dazu, dass die Gehirnfunktionen sich neu organisieren. Wenn Sie mit fachlicher Hilfe den Kampf aufnehmen, werden Sie eines Tages wieder so „schalten“ können wie als Gesunder. Die einzig sinnvolle Behandlung besteht auch hier in einer Kombination aus gekonnter Verhaltenstherapie mit den geeigneten Medikamenten. Auch hier braucht Serotonin Verstärkung, um erfolgreich das zu tun, was es von Natur aus tut. Abstand schaffen von bedrängenden Alarmgefühlen und das befreiende Signal verstärken: „Fertig, weiter!“

Anspannung und ständige Sorgen

Kranke, die sich auf ungesunde Art Sorgen machen, grübeln ständig über Dinge wie ihre Gesundheit, ihre Beliebtheit, ihre finanzielle Sicherheit, das Wohlergehen ihrer Lieben. Damit sind sie so beschäftigt, dass heftig diskutierte Sorgen von allgemeinem Interesse (siehe Kasten rechts) sie nicht sonderlich berühren. Ihr Urteil fehlt im gesellschaftlichen Entscheidungsprozess, und das ist ein Verlust für alle.

Patienten mit generalisierter Angst, wie der Fachausdruck lautet, unterscheiden sich von ängstlichen, aber gesunden Menschen durch ihre körperlich-vegetativen Merkmale. Sie leiden oft an Verspannungen und beschäftigen jahrelang Orthopäden und Krankengymnasten, bis irgendjemandem ihre bedrückte Stimmung auffällt. Andere treiben ihren internistischen Hausarzt zur Verzweiflung mit unklaren Bauchbeschwerden. Eine gründliche Untersuchung und die Laborwerte geben zur Erklärung nichts her. Mehr als einmal hat der Doktor bereits auf den Ultraschallbildschirm geschaut, um den Bösewicht in Gestalt eines Gallensteins zu entlarven. Doch häufig hat der Patient die Gallenoperation längst hinter sich. Solche Angstpatienten machen lange Irrfahrten durch alle denkbaren medizinischen Einrichtungen und verursachen damit hohe Kosten. Sie fühlen sich unverstanden und abgewertet, wenn sie zuletzt von einem Fachmann erfahren, dass ihr Leiden „rein psychisch“ ist.

Um es zu wiederholen, rein psychisch ist gar nichts. Dieser Krankheit liegt ein Ungleichgewicht im Nervensystem zugrunde. Die Schreck-Furcht-Angst-Reaktion springt zu lebhaft an. Die Kranken leben bildlich gesprochen ständig mit angehaltenem Atem. Die natürliche Entspannungsreaktion, die Gesunde als das erleichterte Ausatmen kennen, kommt bei ihnen nicht von selbst in Gang. Aber sie lässt sich mit Entspannungstechniken einüben.

Patienten, die motiviert mitarbeiten, können bereits nach wenigen Monaten ein freieres Leben führen. Begründete Sorgen bleiben auch ihnen nicht erspart, doch mit Hilfe einer kognitiven Verhaltenstherapie haben sie gelernt, diese von ihren kranken Sorgen zu unterscheiden. Die kognitive Verhaltenstherapie findet in Gesprächsform statt. Der Ansatzpunkt sind die Denkinhalte (Kognitionen) des Patienten. Unter ihrem Angststress können die Kranken zunächst nicht anders, als im-

Helden und Angsthasen

Niemand muss ein Held sein. Niemand kann alle menschlichen Fähigkeiten in harmonischer Ausgewogenheit in sich vereinen. Da wir ohnehin aufeinander angewiesen sind, ist es gerade unsere individuelle Unterschiedlichkeit, die uns gemeinsam stark macht. Einige „Helden", eine Anzahl von „Angsthasen" und die große Mehrheit irgendwo dazwischen, das scheint die richtige Mischung für jede menschliche Gemeinschaft zu sein. Die einen stürmen waghalsig voran, die anderen zetern, und die Mehrheit beschließt, wie es gemacht wird. Helden und Angsthasen geraten immer heftig aneinander, wenn der Wert von technischen Errungenschaften beurteilt werden soll. Denken Sie an Mobilfunkantennen oder genetisch veränderte Nutzpflanzen. Wir würden uns blind in jedes Unglück stürzen oder nie vom Fleck kommen, wenn wir gemeinsam nicht beides hätten: die gesunde Fähigkeit, etwas zu wagen und die gesunde Fähigkeit, uns Sorgen zu machen.

mer das Schlimmste zu befürchten. Der Therapeut hilft ihnen, sich ihres gesunden Menschenverstandes zu bedienen. (Elemente dieser Therapieform wenden wir alltäglich in hilfreichen Gesprächen an.)

Unnötig zu sagen, dass die Behandlung umso aussichtsreicher ist, je früher die richtige Diagnose gestellt wird.

Früherkennung

Der lange Leidensweg von heutigen Patienten wird künftigen Kranken erspart bleiben, wenn alle Mediziner in der Lage sind, zumindest die Verdachtsdiagnose zu stellen. Und wenn sich herumgesprochen hat, dass keine Gesundheitsstörung „rein psychisch" ist. Das diagnostische Verfahren ist eigentlich sehr einfach und gehörte immer schon zu den Grundfertigkeiten eines jeden Arztes. Während der Patient seine Beschwerden berichtet, blickt der Arzt ihm ins Gesicht. Er schaut nicht in die Karteikarte und auch auf keinen Bildschirm. Er macht eine Bemerkung zur Rolle des Nervensystems bei allen körperlichen Beschwerden. Darauf stellt er Fragen nach Schlaf, Schwung und allgemeiner

Lebensqualität. Schon kommen Arzt und Patient auf die richtige Fährte. Bei dieser Angstkrankheit sind Psychopharmaka kein wichtiger Beitrag zur Lösung. Der Kranke braucht fachliche Hilfe durch jemanden, der sich mit dem Gehirn auskennt und der auch weiß, dass das Gehirn sich neu organisiert, wenn der Mensch die richtigen Anleitungen erhält. Kein Griff zum Rezeptblock, sondern Überweisung zum Spezialisten für Entspannungsübungen und gesünderes Denken, also zu einem Verhaltenstherapeuten mit spezieller Qualifikation für Angstkrankheiten.

Schrecken ohne Ende

Das Unglück ist geschehen. „Bisschen Sprit auf die Grillkohle, damit es schneller geht." Das Sprichwort „Aus Schaden wird man klug" gilt nicht unbeschränkt. Wenn jemand durch die Stichflamme schwer verletzt wurde, so können die Folgen dieser Schrecksekunde für einen der Beteiligten anhaltend und schwerwiegend sein. Nehmen wir an, es wurde nach dem entscheidenden Fehler nur noch alles richtig gemacht. Rettungshubschrauber, Spezialklinik für Brandverletzte, optimale Behandlung, geringfügige Langzeitfolgen. Gerichtsverhandlung, Urteil wegen fahrlässiger Körperverletzung akzeptiert. Schadenersatz geregelt. Jetzt könnte das Leben weitergehen. Doch für manche geht es nicht.

Dass jemand nach dieser Erfahrung nichts mehr wissen will von Grillpartys, ist verständlich. Aber warum zieht er sich völlig zurück? Warum schreit er nachts im Schlaf? Warum zuckt er zusammen, wenn in seiner Nähe nur ein Streichholz angezündet wird? Ständig verfolgt ihn das Geräusch und das Bild von einer hochschießenden Flamme. Dann ist es wieder da, das pure Entsetzen. Durch die verschiedensten Reize – Party, Garten, Leute, Lachen – kann es ausgelöst werden, daher sein Rückzug. Was in ihm vorgeht, ist jenseits der Sprache. Er äußert sich immer sachlich, wirkt dadurch seltsam unbeteiligt, und die anderen ziehen sich von ihm zurück. Es ist zu einer posttraumatischen Störung gekommen, die Lebensfreude und Leistungsfähigkeit untergräbt. „Er hat seine Seele verloren."

Die Posttraumatische Stressstörung – so lautet die vollständige diagnostische Bezeichnung – wurde als Krankheitsbild erst 1980 beschrie-

Die älteste seelische Krankheit

„Seelenverlust“ ist in traditionellen Kulturen eine allgemein bekannte Diagnose, an die bei unklaren seelisch-körperlichen Beschwerden jeder denkt. Man forscht dann nach einem Schreckerlebnis in der Vergangenheit des Kranken, das ihn selbst oder einen Nahestehenden betroffen hat. Die transkulturelle Psychiatrie beschreibt diesen Zustand unter dem lateinamerikanischen Begriff „susto“ (spanisch: Schreck). Das Leiden am Seelenverlust begleitet die Geschichte der Menschheit vermutlich seit den ersten Anfängen. Naturkatastrophen oder Raubtierangriffe können dazu führen, doch typisch für diese Erkrankung ist ein durch Menschen verursachter Schrecken. Raubüberfall, Vergewaltigung, Folter. In den langen Zeiten, als unsere Vorfahren sich noch nicht im eigenen Interesse zur Verträglichkeit genötigt sahen, gehörten gewaltsame, schonungslose Übergriffe von einer Menschengruppe auf eine andere zu den alltäglichen Risiken. Deshalb kennt jede uns bekannte Kultur Spezialisten für die Behandlung dieser mentalen Veränderung. Den Opfern sollte geholfen werden, damit sie wieder am gemeinsamen Leben teilnehmen konnten. Die Heilverfahren der steinzeitlichen Schamanen waren wirksam genug, um ihnen Ansehen zu verleihen und das Vertrauen in ihre besonderen Fähigkeiten zu begründen. Antike Priesterärzte traten in ihre Fußstapfen, und ihre Spur lässt sich verfolgen bis ins Sprechzimmer der Psychofachleute von heute.

ben. Zuvor hatte man sich mit allen möglichen Diagnosen beholfen, die nur teilweise passten. Die Folgekrankheiten dieser Störung wie Alkoholabhängigkeit, paranoides (wahnhaftes) Verhalten oder Depression standen dramatisch im Vordergrund. Lange verstellten sie den Blick auf die entscheidende Ursache. Inzwischen wird die Krankheit erkannt, intensiv erforscht und erfolgreich behandelt. Chronisches Siechtum, mit den schwerwiegenden Folgen auch für das Umfeld der Patienten, kann verhindert werden. Hier wie bei den meisten anderen Angstkrankheiten bewährt sich am besten die Kombination aus Medikation mit spezifischer Psychotherapie.

Durch nichts zu ersetzen – Selbsthilfegruppen

„Gleich zu gleich gesellt sich gern“. Die Wahrheit dieser Redensart ruht auf dem sicherem Fundament unserer geselligen Menschennatur, und das gleiche gilt für „Geteiltes Leid ist halbes Leid.“ Diese sprichwörtlichen Selbstverständlichkeiten sind die Grundlagen der Selbsthilfebewegung im Gesundheitsbereich. Der Wert von Selbsthilfegruppen für die Gesundheitsversorgung ist seit einigen Jahren so eindeutig anerkannt, dass sie finanzielle und personelle Förderung erhalten. Daher stehen auch professionelle Selbsthilfe-Unterstützer zur Verfügung.

Diese Form der Selbsthilfe entstand durch die Emanzipation von chronisch Kranken aus der typischen passiven Patientenrolle. Die Patienten entdeckten, dass sie die eigentlichen Experten für ihr Krankheitsbild sind, denn nur sie kennen es aus der Innenansicht. Deshalb stehen sie ihren Leidensgenossen in jedem Fall näher als ein noch so einfühlsamer und engagierter Arzt. Neben dem gegenseitigem Beistand verfolgen sie das Ziel, sich gegenseitig zu informieren über alle medizinischen, psychologischen und sozialen Fragen, die eine bestimmte Krankheitsbelastung mit sich bringt.

Die rasanten Fortschritte der Medizin führen dazu, dass sich selbst Fachärzte nicht mehr in allen Teilbereichen ihres Gebietes mit der gleichen Gründlichkeit auf dem Laufenden halten können. Genau das können und tun die „Experten in eigener Sache“. Ärzte lernen dies als Entlastung für sich selbst zu schätzen und arbeiten zunehmend mit Selbsthilfegruppen zusammen. Darüber hinaus vertreten die Gruppen als Lobby wirksam ihre speziellen Interessen in der Öffentlichkeit. Der rollstuhlgerechte Ausbau von öffentlichen Gebäuden und Verkehrsmitteln ist nur ein Beispiel.

In bewusstem Gegensatz zur emanzipatorischen steht die spirituelle Selbsthilfe der Anonymen Zwölf-Schritte-Gruppen. Beides hat seinen unverwechselbaren Wert und unverwechselbare Ziele. Die Geschichte der spirituellen Selbsthilfe beginnt im Jahr 1935 in USA mit dem Treffen zweier hoffnungslos abgestürzter Alkoholiker. Völlig am Boden wie sie waren, kamen sie gemeinsam zu dem Schluss, dass nur eine Macht, größer als sie selbst, ihnen ihre geistige

Gesundheit wiedergeben könne. Daraus wurde das Zwölf-Schritte-Programm der Anonymen Alkoholiker, abgekürzt AA, und eine weltweite selbstorganisierte Gemeinschaft, die sich an die ebenso wichtigen zwölf Traditionen hält. Finanzielle oder fachliche Unterstützung von außen wird gemäß dieser Traditionen konsequent abgelehnt. Die Prinzipien der AA erwiesen sich als hilfreich auch für Menschen mit anderen leidvollen Besonderheiten. Daher gibt es eine immer noch wachsende Zahl von Selbsthilfegruppen nach dem Modell der Anonymen Alkoholiker.

Weitere Möglichkeiten bietet die technische Errungenschaft des Internets. Wer hier Zugang hat, bahnt sich zunächst mit Hilfe einer Suchmaschine den Weg zu den Selbsthilfehinweisen seines Krankheitsbildes. Bald wird er oder sie erkennen, wo nur bestimmte Produkte oder Therapiemethoden angepriesen werden und auf welchen Seiten es um gegenseitige Unterstützung und Information geht. Dort ergibt sich für jeden einsam Leidenden die trostreiche Erkenntnis: „Ich bin nicht allein. Es gibt Hilfe."

Vorbemerkung zur psychotischen Angst

Manche der bisher beschriebenen Patienten sind so schwer betroffen, dass sie bei oberflächlicher Betrachtung für Schizophrene gehalten werden können. Wenn sie in höchster Erregung und vielleicht mit etwas ungewöhnlicher Ausdrucksweise ihre Befürchtungen schildern, liegt die Verwechslung mit einer wahnhaften Psychose nahe. Auch Zwangskranke wirken nach langem Leiden manchmal so eigenartig, dass der Untersucher an eine chronische Schizophrenie denken kann. Solche Fehldiagnosen führen zu unwirksamer und geradezu schädlicher Behandlung. Die Angst bei den bisher beschriebenen Krankheitsbildern ist zwar im Ausmaß krankhaft, aber inhaltlich von Gesunden nachvollziehbar. Anders verhält es sich mit der psychotischen Angst, die deshalb erst an späterer Stelle erläutert wird (Seite 126).

B 2 Depressive Tiefen und was heraushilft

Depression ist keine Modediagnose. Der psychiatrische Fachausdruck beschreibt eine umfassende Veränderung des Patienten. Auch Krankheiten, die wir als „rein körperlich“ bezeichnen, betreffen immer den ganzen Menschen. Jeder Kranke ist auf die Rücksicht und das Verständnis der anderen angewiesen. Da alle seit Kindertagen gewisse Erfahrungen mit Schmerzen und Unwohlsein haben, ergibt sich für niemanden ein Problem. Teilnahmsvolle Aufmunterung tut dem Kranken sichtlich gut und unterstützt die Genesung. Völlig anders macht sich eine Depression bemerkbar. Offensichtlich ist für alle lediglich, dass mit dem Betroffenen etwas Schlimmes geschehen ist, aber ist er krank? Nichts ist mehr wie gewohnt.

Früher wurde die Depression als Gemütskrankheit bezeichnet. Das war nur teilweise richtig, denn das Leiden verändert außer der Stimmungslage zusätzlich Willen und Denkvermögen. Darüber hinaus ist ein Depressiver auch körperlich krank. Herz, Stoffwechsel und Immunsystem sind von der umfassenden Veränderung ebenfalls betroffen. Als einziger Lichtblick könnte die Sicherheit gelten, dass eine schwere Depression in der Regel nach etlichen Monaten von selbst wieder abklingt. Doch das ist kein brauchbarer Trost. Der Kranke schwebt akut in Lebensgefahr. Auch in Ländern mit guter Gesundheitsversorgung ist Depression eine oft tödliche Krankheit. Selbsttötungen erfolgen nicht aus einer freien Willensentscheidung, sondern immer in einem mentalen Ausnahmezustand. Scham und Hoffnungslosigkeit sind die wesentlichen Elemente.

Depression ist keine Wohlstandskrankheit. Sie ist in armen und reichen Ländern weltweit auf dem Vormarsch. Die ursächlichen Faktoren mögen unterschiedliches Gewicht haben. Mangelernährung und soziale Katastrophen dort, Überforderung und soziale Isolation hier. Das Elend ist überall das gleiche: ein vormals lebenstüchtiger Mensch, der nicht mehr mithalten kann, der seinen Beitrag zu den gemeinsamen Aufgaben nicht leisten kann. Wirtschaftswissenschaftler können die

Verluste an Produktivität ungefähr beziffern und kommen auf erschrekkende Summen. Das hilflose Mitleiden von Angehörigen und Freunden kennt dagegen keinen Maßstab.

Als weitere Belastung wirkt das Stigma, mit dem mentale Erkrankungen immer noch überall auf der Welt behaftet sind. Bei depressiven Erkrankungen tragen zwei widersprüchliche Erscheinungen dazu bei. Zum einen kennt fast jeder Mensch trübe Tage, an denen außer der Stimmung auch der Antrieb darniederliegt. Andererseits ist die Schwere einer krankhaften Verstimmung befremdlich. „Muss man sich wirklich so hängen lassen?“ Das fragen sich auch die Patienten selbst immer wieder und schämen sich wegen ihres vermeintlichen Versagens. Wenigstens ihre gesunden Unterstützer sollten daher über den Unterschied zwischen einer „gesunden“ Depression und der nur oberflächlich ähnlichen Krankheit Bescheid wissen.

Wozu ein Stimmungstief gut sein kann

In gehobener Stimmung sind wir voller Kraft und Schwung, voller Pläne und Einfälle. Wir können andere mitreißen und gemeinsam etwas anpacken. Doch warum hat uns die Natur auch mit einem Programm für das gegenteilige Erleben und Verhalten ausgestattet? Wozu soll es gut sein, wenn wir geknickt, mit hängendem Kopf und trübem Blick zu erkennen geben, wie elend uns zu Mute ist?

Überprüfen Sie selbst Ihre Erfahrungen, wann Sie sich richtig schlecht fühlen! Sie werden darin immer eine oder mehrere von wenigen Standardsituationen erkennen.

– Ein schwerwiegender Verlust ist eingetreten, wie soll es weitergehen ohne diesen Partner oder ohne finanzielle Sicherheit?

– Ich habe den Anforderungen nicht genügt, bin bei einer Missetat ertappt worden, wie kann ich mir trotzdem das Wohlwollen der anderen erhalten?

– Ein Kampf geht schlecht aus, der Gegner ist stärker, wie komme ich da ohne Schaden heraus?

– Ich bin überfordert. Ich weiß nicht weiter. Ich sitze in der Falle und sehe keinen Ausweg.

Immer erleben wir dabei ein typisches Gefühl. Unser Gesichtsausdruck, die Sprachmelodie und die Körpersprache verändern sich. Dieser Zustand ist so unerwünscht wie Furcht oder Schmerz, und doch genauso lebenswichtig.

Wer gesund ist, kommt aus den natürlichen Tiefs von selbst wieder heraus. Am sichersten durch Trost, die typische Beistandshandlung unter Menschen. „Kopf hoch, es wird schon wieder!"
- Fehler passieren halt mal.
- Es könnte noch schlimmer sein.
- Morgen ist ein neuer Tag.
- Niemand kann immer gewinnen.
- Niemand kann alles können.

Wie lange es dauert, bis ein Bekümmerter wieder frei und ganz dabei ist, hängt natürlich davon ab, wie einschneidend das Ereignis war. Nach einem dummen Fehler sollte es schnell gehen. Nach einem entscheidenden Verlust darf es ein Jahr und länger dauern, bis das Leben wieder seinen gewohnten Gang geht. Das traditionelle Trauerjahr war kein willkürlich festgesetzter Brauch, sondern es entspricht dem biologischen Rhythmus der Seele.

Alles zu schwer nehmen

„Allzeit traurig ist beschwerlich,
allzeit lustig ist gefährlich,
allzeit glücklich ist unmöglich,
aber eins ums andre wär' erträglich."

Völlig undenkbar ist eine stets gleichmäßig einregulierte Stimmungslage. Die verschiedenen Gemütszustände, die wir bei uns und anderen erfahren, dienen dem eigenen Überleben und dem Zusammenleben in der Gruppe. Dabei ist jeder Mensch auf seine individuelle Grundstimmung eingestellt. Die große Mehrzahl findet sich ziemlich genau in der Mittellage zwischen Hoch und Tief.

Wer ein melancholisches Temperament hat, neigt eher zu düsteren Gefühlen und kritischen Gedanken. Wer unerschütterlich gut gelaunt durchs Leben geht, wurde in der traditionellen Lehre von den Temperamenten als sanguinisch bezeichnet. (Zwei weitere Begriffe der antiken Temperamentenlehre lauten Choleriker und Phlegmatiker. Sie beziehen sich auf ein gegensätzliches Energieniveau.)

Niedergeschlagenheit als Signal

Die natürliche Niedergeschlagenheit von Gesunden dient letztlich dem Weitermachen nach einem ungünstigen Ereignis. Wir geben damit unserer Umwelt ein deutliches Signal. Es wird verschieden übersetzt, je nachdem an wen es sich richtet. Für einen möglichen Gegner bedeutet es: „Verschone mich, ich werde dir nicht (mehr) gefährlich!“ Es ist ein Signal der Beschwichtigung. Wer seine Niederlage zu erkennen gibt, beendet eine kämpferische Auseinandersetzung. Die Beschwichtigung eines überlegenen Artgenossen durch eindeutige Signale gehört bei allen Lebewesen zum festen Überlebensprogramm. Auch das Gehirn von sehr einfachen Tieren arbeitet mit den gleichen Botenstoffen wie das unsere. Serotonin ist bei Dominanz und Unterwerfung immer im Spiel. Gesellige Tiere benötigen diesen Selbstschutz besonders oft, nämlich immer dann, wenn sie in einem Rangstreit den Kürzeren gezogen haben.

Freundlich Gesonnene entziffern das gleiche Signal als: „Ich brauche Unterstützung, allein schaffe ich es nicht.“ Die Wirkung tritt prompt ein. Wer ein Notsignal sendet, erlebt Zuspruch, Ermutigung und Unterstützung. Dabei handeln die anderen nicht unbedingt selbstlos. Auch im eigenen Interesse möchten sie den Geknickten möglichst bald wieder aufrichten, um mit ihm die gemeinsamen Aufgaben anzupacken. Alle geselligen Lebewesen reagieren auf die Notsignale von anderen zunächst mit Beistand. Auf diese Weise verbessert ihre Gruppenbindung die Lebenschancen für jedes einzelne Individuum.

Als Kurzbezeichnung ist uns heute der Gegensatz Optimist / Pessimist vertrauter. Der Ausdruck Melancholiker wird allgemein verstanden, doch ‚Sanguiniker’ ist ein Fremdwort geblieben. Dahinter steckt eine biologisch gedachte Erklärung der alten Griechen für die unterschiedlichen Wesensarten der Menschen. Das Übergewicht eines Körpersaftes machten sie dafür verantwortlich. Schwarze Galle bei den Melancholikern, Blut bei den Sanguinikern. Ihre Säftelehre ist heute nicht mehr nachvollziehbar. Immerhin waren sie auf der richtigen Spur. Heute haben wir eine brauchbare Vorstellung davon, wie „Säfte“, das heißt körpereigene Botenstoffe die Stimmungslage regulieren. Auf diesem Weg ergibt sich auch eine Möglichkeit, bei krankhaft veränderter Stimmung lindernd einzugreifen.

Natürlich hängt die Reaktion eines Gesunden auf deprimierende Ereignisse von seinem Stimmungstemperament ab. Ein schwernehmender Mensch reagiert schon auf Kleinigkeiten empfindlich. Er braucht länger, um darüber wegzukommen, und er braucht intensiveren Trost. Wenn die Menschen in seiner Umgebung die Geduld mit ihm verlieren, geht es ihm natürlich noch schlechter. Dann ist er bei einem Therapeuten gut aufgehoben. Dieser bringt ihm bei, wie er sich selbst auf wirksame Weise Trost spenden kann. Ein halb geleertes Glas ist immer noch halb voll. Diese Binsenweisheit ist für einen dauerhaft melancholisch Gestimmten geistiges Neuland. Natürlich hat er den Spruch schon zigmal gesagt bekommen, doch er konnte nichts damit anfangen. In der Therapie übt er, ihn für sich selbst zu nutzen und insgesamt beweglicher zu denken. Ein guter Therapeut wird ihm überdies ein Gefühl für den besonderen Wert seiner Wesensart vermitteln. Gerade wenn der Druck der Umwelt groß ist, dass der Patient „wie alle andern auch" sein soll, ist Unterstützung nötig, damit er sich in seiner Besonderheit verstehen und sich selbst akzeptieren kann.

Die Diagnose Dysthyme Störung (Dysthymie = depressive Verstimmung) bezeichnet oft diese Variante der menschlichen Möglichkeiten. Hat sie jedoch zu einem bestimmten Zeitpunkt lange nach der Pubertät eingesetzt, so könnte eine nicht erkannte körperliche Grundkrankheit die ursprünglich ausgeglichene Stimmungslage in Richtung Dysthymie verschoben haben.

> Vor jeder psychiatrischen Diagnose muss die vollständige Krankengeschichte bekannt sein und eine gründliche Untersuchung des ganzen Menschen stehen.

Unwillkürliche Unterordnung

Eine besondere Form der dauerhaften depressiven Grundstimmung wird als atypische Depression bezeichnet. Einige atypische Merkmale können zwar in jeder depressiven Episode auftauchen und mit deren Abklingen wieder verschwinden. Bei manchen Menschen scheint es sich jedoch um eine eher überdauernde Besonderheit zu handeln. Diese Patienten klagen ständig über Kraft- und Lustlosigkeit, über bleierne Schwere der Glieder. Doch gelegentlich können sie Freude zeigen und angenehme Ereignisse richtig genießen. Kein Wunder, dass sie als neurotische Leistungsverweigerer gelten, die schon könnten, wenn sie nur wollten. Ihr Schlaf ist nicht gestört, vielmehr haben sie einen besonders hohen Schlafbedarf. Beim Appetit ist es ähnlich, sie haben eher zu viel als zu wenig. Viele Elemente einer typischen Depression fehlen oder sind geradezu ins Gegenteil verkehrt. Deshalb spricht man von einer atypischen Depression. Eine atypische Depression erreicht selten den Schweregrad der Arbeitsunfähigkeit. Diese Patienten möchten arbeiten, aber sie möchten es mit Schwung können und nicht ständig mit letzter Kraft. Als psychologisches Merkmal der atypisch Depressiven gilt die besondere Empfindlichkeit auf soziale Zurückweisung. Im Arbeitsleben können sie ihre Fähigkeiten schlecht verkaufen, in Konflikten können sie ihren Standpunkt nicht geschickt vertreten und in ihren engen Beziehungen neigen sie zum Kontaktabbruch durch beleidigten Rückzug. Welche Kleinigkeit ist bei ihnen anders? Die humanbiologische Verhaltensforschung könnte dazu einen Hinweis geben.

Gesunde können bei guter Gelegenheit auftrumpfen, bei Widerstand aber auch schnell einen Rückzieher machen, um auf die nächste günstige Gelegenheit zu warten. Auf diese Weise wechselt die Rangordnung in partnerschaftlichen Beziehungen flexibel hin und her. Dazu dient der ständige Austausch von wechselnden nonverbalen Signalen. Natürlich denkt niemand bei der friedlichen Planung eines Familienfestes an die Rangordnung der Beteiligten. Dass es immer auch darum geht, wird erst deutlich bei denen, die nicht mit dieser natürlichen Wendigkeit ausgestattet sind. Sie möchten sich mit ihrem Beitrag beteiligen und müssten jetzt damit auftrumpfen. Doch ohne es zu merken und gegen ihren Willen senden sie, während sie sprechen, das nonverbale Signal: „Tu mir nichts! Auf mich kommt es nicht an." Trotz Fleiß und großer Fähigkeiten werden sie nicht genügend gewürdigt und eines Tages, an der völlig falschen Stelle, platzt ihnen der Kragen.

Wer mit einem atypisch depressiven Partner auskommen möchte, hat ebenfalls seine liebe Not. Nur selten kommt ein lebendig hin- und herschwingender Austausch in Gang. Zu oft endet eine Auseinandersetzung mit seinem Rückzug in den Schmollwinkel. Genug Stoff für ausgiebige therapeutische Bemühungen, Selbstsicherheitstraining, Coaching, Paartherapie. Die hier gewonnenen Einsichten sind alle sehr nützlich, doch wenn die Umsetzung wieder und wieder scheitert, sollte zusätzlich daran gedacht werden, dass eine kleine neurobiologische Besonderheit vorliegen kann. Der im sozialen Leben so wichtige Beschwichtigungsmodus drängt sich einseitig vor, auf Kosten der gesunden Selbstbehauptung. Das ist als Hinweis auf ein Ungleichgewicht im zentralen Nervensystem zu verstehen. Ausgeglichen werden kann es in vielen Fällen durch ein spezielles Antidepressivum, und zwar **Moclobemid** (siehe Seite 190). Wer allerdings mangels Einsatz und Können oft den Kürzeren zieht und dann beleidigt reagiert, wird durch eine Pille natürlich nicht tüchtiger. Er benötigt therapeutische Hilfe zu einer realistischen Selbsteinschätzung.

Von der Niedergeschlagenheit zur Depression

Manchmal bleibt die gesunde Reaktion auf ein belastendes Ereignis stecken. Der Patient reagiert niedergeschlagen, was weder ihn noch die Umwelt wundert. Zum Beispiel hat er durch eine Fehlinvestition seine Altersversorgung erheblich geschmälert. Oder er ist nach langem Hin und Her bei der Beförderung doch nicht berücksichtigt worden. Eine Frau wurde vom Geliebten jahrelang mit Versprechungen hingehalten, schließlich konnte er sich doch nicht aus seiner Ehe lösen. Eine andere wurde nach langem Kinderwunsch endlich schwanger und es kam zu einer Fehlgeburt. Jeder versteht die depressive Reaktion. Doch dann dauert es lange und länger, Unterstützung und Trost fruchten nichts, es geht dem Niedergeschlagenen schlecht und schlechter. Der auslösende Anlass kann bereits in den Hintergrund treten, manchmal bahnt sich durch günstige äußere Umstände sogar eine Lösung an. Jetzt müsste es doch wieder aufwärts gehen! Geht es aber nicht.

Im folgenden Fallbeispiel ist Martha eine glücklich verheiratete Frau mit zwei fast erwachsenen Kindern. Im Betrieb ihres Mannes macht sie die Buchhaltung. Sie hatte eine gerichtliche Auseinandersetzung um einen höheren Betrag, der ihr aus einem Erbe zustand. Der Betrieb hatte damals eine Finanzspritze bitter nötig. Zur Gegenpartei bestand keine bedeutsame persönliche Beziehung. Ihr Anwalt und andere hielten die Rechtslage für eindeutig. Wie so oft vor Gericht kam es anders. Monatelang gingen Schriftsätze hin und her, Beweise und Gegenbeweise wurden erbracht. Die Gegenpartei nahm für Marthas Familie nun doch persönliche Züge an. Habgierig, uneinsichtig und hinterhältig. In der Verhandlung erreichte der Richter mit Zustimmung von Marthas Anwalt einen Vergleich. Doch der wesentlich geringere Betrag, der ihr zugesprochen wurde, war kaum höher als die Gerichtskosten. Keine Entschädigung für die Aufregung und den Ärger. Große Enttäuschung bei der ganzen Familie.

Zum Glück ging es mit dem Betrieb bereits wieder aufwärts. Das zusätzliche Geld hätte natürlich alle gefreut, doch Mann und Kinder konnten bald wieder zur Tagesordnung übergehen. Nicht so Martha. Sie bleibt schlecht gelaunt, schaut trübsinnig vor sich hin und kann sich zu nichts mehr aufraffen. In früheren schwierigen Zeiten konnte sie oft schlecht einschlafen. Ärgerliche und sorgenvolle Gedanken hielten sie wach. Jetzt ist das Bett am Abend ihre Zuflucht und sie schläft prompt ein. Doch immer häufiger wacht sie zwischendurch mit Angstgefühlen oder Herzklopfen auf. Viel zu früh, lange vor der Aufstehzeit, klappt das Wieder-Einschlafen überhaupt nicht mehr. Zwei bis drei Stunden werden im unruhigen Halbschlaf verbracht. Wenn der Tag beginnt, hat Martha bereits eine Riesenanstrengung hinter sich: sie hat das irgendwie ausgehalten. Sie fühlt sich zu erschöpft zum Zähneputzen, doch mit letzter Kraft schafft sie es, und sie bewältigt auch die sonstige Morgenroutine. Wo sie gefordert ist, im Haushalt und im Büro, versucht sie, sich nichts anmerken zu lassen. Doch jede ihrer gewohnten Aufgaben steht wie ein Berg vor ihr und wird nur unter Qualen bewältigt. Wo sind die kleinen Freuden geblieben? Das Ritual der Kaffeepause am Vormittag. Ein Abstecher zur Boutique beim Einkaufen. Dazu fehlt nicht nur die Kraft, sondern auch jegliches Interesse. Am Nachmittag wird es leichter, gegen Abend schöpft sie Zuversicht. Sie hat sogar ein bisschen Appetit. Morgen wird der Spuk vorbei sein. Doch dann wieder das frühe Erwachen und die Quälerei beginnt von vorne. Sie versteht sich selbst nicht, wie sollen andere sie verstehen?

Ihren Zustand kann sie nicht verbergen, wie sehr sie sich auch bemüht. Das Notsignal eines depressiven Ausdrucks wird wahrgenommen. Ihr Mann, Freunde und Kollegen möchten helfen. Sie machen, was Menschen immer tun. Sie trösten und versuchen aufzumuntern. Sie wissen, was der Auslöser für ihre Veränderung ist. Immer wieder haben sie ihr versichert, dass der Anwalt alles herausgeholt hat, was möglich war. Jetzt, wo es mit der Firma wieder besser läuft, steht es doch nicht dafür, sich wegen Geld so zu grämen. Viel wichtiger, dass alle gesund sind und zusammenhalten. Doch Martha scheint nichts annehmen zu wollen. Wieder und wieder die gleichen Klagen und Selbstanklagen, immer die gleiche Litanei. „Du lässt dich wirklich zu sehr hängen. Gib dir doch mal einen kleinen Ruck!" Zuwendung und Unterstützung nehmen ab, Ungeduld und unausgesprochene Vorwürfe treten ins Bild. Marthas Leute drücken sich vorsichtig und verständnisvoll aus, doch sie spürt mit feinen Antennen eine Veränderung. Der Abstieg auf die nächste Stufe ihrer Verzweiflung ist vollzogen. „Ich bin nur noch allen eine Last. Am besten wäre ich nicht mehr da." Manche Patienten denken das nur und treffen still die Vorbereitungen zur Selbsttötung. Die meisten äußern es auch. Zum Glück für alle. Das ist das Alarmsignal, um sofort ärztliche Hilfe in Anspruch zu nehmen. Jetzt müssen die Angehörigen sich gegen die tausend Wenn und Aber eines depressiv veränderten Verstandes durchsetzen. „Wir brauchen dich. Du bist jetzt krank. Es gibt Hilfe." Punkt.

Aufklärung über die Krankheit Depression und über die Möglichkeiten ihrer Behandlung kann Leben retten. Das hat ein Modellversuch in der Region Nürnberg mit nüchternen Zahlen bewiesen. Dabei wurden alle denkbaren Medien genutzt, von der Kinowerbung bis zum Seminar. Ärzte, Öffentlichkeit und vor allem die Fachleute in sozialen Berufe wurden mit dem Thema geradezu eingedeckt. Es hat sich gelohnt. Die allgemein erhöhte Sensibilität führte zu einem deutlichen Rückgang an tragischen Ereignissen.

Wieder auftauchen

Das Wichtigste ist geschafft, wenn sich ein Arzt um den Depressiven kümmert. Zum Hausarzt, der einen schon wegen Alltagsbeschwerden beraten und behandelt hat, führt der Weg leichter als zum Spezialisten für die ganz unheimlichen Krankheiten. Arzt der Primärversorgung wird dieser Fachmann für alle menschlichen Leiden genannt. Ein rechtschaffener Mediziner tat sich noch vor nicht langer Zeit mit allem Psychokram sehr schwer. Die Verlautbarungen der Tiefenpsychologen, die fast jede Krankheit „psychisch" erklären konnten, waren ihm zu weit hergeholt, und für ernste mentale Erkrankungen fühlte er sich zurecht nicht kompetent. Das ändert sich, seit die Psychiatrie den Begriff „Stoffwechselstörung im Gehirn" populär gemacht hat. Zu wenig Serotonin im Gehirn führt zur Depression. Das leuchtet einem Allgemeinarzt ein. Er kann die Diagnose Depressive Episode stellen. Er weiß, dass es ein heilbares Krankheitsbild ist. Er kann die unerlässlichen körperlichen Untersuchungen vornehmen oder veranlassen. Er kann das erforderliche Medikament verschreiben und die Wirkung überwachen. Er berät und ermutigt die Angehörigen. Er wird sich mit allen freuen, wenn der Spuk vorbei ist.

Marthas Hausarzt erkennt, was mit ihr passiert ist. Ihre Schlafstörung, ihr Herzklopfen, ihre Appetitlosigkeit sind Anzeichen einer depressiven Erkrankung. Weil er gewissenhaft ist, untersucht er sie auf Herz und Nieren, zusätzlich auf Schilddrüse und Leber. Dann verordnet er ihr ein Antidepressivum. Dazu erklärt er, dass es kein Medikament wie Aspirin ist. Bis die Wirkung spürbar wird, können zwei bis drei Wochen vergehen. Der Arzt hat die richtige Wahl getroffen. Martha schläft schon nach wenigen Tagen etwas besser, sonst hat sich nichts geändert. Doch im Vertrauen auf ihren Doktor hält sie durch. Tatsächlich: nach ein paar Wochen weicht die bleierne Schwere, die Gedanken werden wieder klarer. Ist der Spuk vorbei? Noch skeptisch und zögernd erkennen die Patientin und ihre Leute, dass sie dabei ist, wieder sie selbst zu werden. Sie hatte eine Gewohnheit, einen Kalauer, den sie bei einem bestimmten Stichwort so sicher aufsagte wie das Amen in der Kirche. Früher verdrehten dabei alle genervt die Augen. Dass sie den Quatsch lange nicht mehr von ihr gehört hatten, war niemandem aufgefallen. Eines Tages bringt die Sportschau einen Traberwettbewerb. Da sagt sie wieder: „Das Pferd heißt darum Pferd, weil man damit rum pferd.“ Dieses eine Mal folgt kein leises Stöhnen der Anwesenden, sondern freudig erlöstes Lachen.

Nicht alle krankhaft depressiven Reaktionen auf ein deprimierendes Ereignis verlaufen nach dem Beginn der Behandlung so glatt. Nicht jeder Betroffene hat eine unterstützende Familie. Manchmal ist allen die Nähe zu einer suizidalen Impulshandlung nicht geheuer, dann bietet nur eine Klinik Schutz. Nicht jeder Hausarzt verordnet das am besten geeignete Medikament. Nicht alle depressiv Erkrankten sind ansonsten lebenstüchtig genug, um nur durch eine Verstärkung des Serotonineffektes im Gehirn wieder sie selbst werden zu können. Auch im günstigsten Fall sind einige ergänzende Psychotherapietermine in der Regel sinnvoll.

Eine ausführliche Darstellung, wie Psychotherapeuten depressiven Menschen helfen können, finden Sie in den Ratgebern zu diesem Krankheitsbild.

Was Depressiven zusätzlich schadet

Freunde und Angehörige müssen wissen, was depressive Menschen nicht versuchen sollten, um sich besser zu fühlen. Lieb gemeinte Anregungen können nämlich völlig gegenteilige Folgen haben. Sie stürzen den Kranken noch tiefer in seine einsame Verzweiflung. Beachten Sie immer, dass sich bei diesem Leiden Geist und Seele in einem völlig veränderten Funktionszustand befinden. Der Patient ist nicht ungewöhnlich niedergeschlagen oder traurig. Er ist schwer krank. Alles, was einem bekümmerten Menschen gut tut, verfehlt hier jegliche Wirkung und schadet zusätzlich. Dazu gehören Anregungen wie: „Gönn dir etwas Schönes!" „Ich leg mal deine Lieblingsmusik auf." Das zentrale Kennzeichen einer depressiven Erkrankung ist der Verlust jeder Fähigkeit, sich an den Dingen zu erfreuen, die im gesunden Zustand genossen wurden.

Das hat Marthas Ehemann nicht ahnen können. Er wollte alles tun, um sie aufzuheitern. Schon lange hatte sie sich ein Wellness-Wochenende in einem idyllisch gelegenen Hotel gewünscht. An einem Freitagmittag überrascht er sie damit. Doch Sie können sich ausmalen, wie es ihr dort ergangen ist. Sie registriert die Fülle der angebotenen Möglichkeiten. Um sie herum freudig angeregte Genießer. Der liebevoll aufmunternde Blick ihres Mannes. Sie registriert alles und spürt – nichts. „Es steht noch schlimmer um mich, als ich dachte. Es ist völlig hoffnungslos. So kann ich nicht weiterleben." Wenig später offenbart sie ihm ihre Lebensmüdigkeit.

Alles, was Sie für einen Depressiven tun können, ist, ihn Ihre Nähe spüren lassen. Leichter gesagt als getan. Die Angehörigen werden auf eine harte Probe gestellt, denn ihre liebevolle Zuwendung läuft ins Leere, es kommt nichts zurück. Gestehen Sie sich Ihren Frust ein und suchen Sie nach Möglichkeiten, um sich im Gespräch mit Außenstehenden zu entlasten. In einer Selbsthilfegruppe für die Angehörigen von depressiven Patienten werden Sie vielleicht sogar lachen können.

Auf Problemgespräche mit dem Kranken gehen Sie inhaltlich am besten gar nicht mehr ein. Es ist ja längst alles hundertmal beredet worden. Im depressiven Zustand können keine konstruktiven Gedanken greifen. Es wird höchstens immer schlimmer. „Du verstehst mich nicht. Eigentlich haben wir uns nie richtig verstanden. Wir sollten end-

Vom Versager zum Erkrankten

Für depressive Patienten ist es ein großer Schritt, sich von der Rolle des Versagers in die Rolle des Kranken zu begeben. Warum? Vergleichen Sie den Geschmack der beiden folgenden Aussagen. „Ich bin ein Versager. Wenn ich besser wäre, könnte ich es schaffen. Mir fehlt nichts." Dagegen: „Ich kann nicht mehr. Ich bin krank. Ich brauche Hilfe." Das Modell „Versager" schmeckt vor allem Männern besser, denn es enthält die Illusion, alles aus eigener Kraft schaffen zu können.

Frauen sind doppelt so oft wie Männer von depressiven Episoden dieser Art betroffen. Trotzdem sind bei Männern die Todesfälle durch Suizid doppelt so häufig wie bei Frauen. Suizidversuche werden dagegen von Frauen doppelt so oft begangen wie von Männern. Bekanntlich können auch diese tödlich enden. Marilyn Monroe lässt ihre Biographen bis heute rätseln, ob sie ein verzweifeltes Notsignal gegeben hat, das unbeantwortet blieb. Deshalb ist die Unterscheidung zwischen ernsten und weniger ernsten Suizidhandlungen unangebracht. Es handelt sich immer das höchste Alarmsignal. Seit der Weltklassefußballer Sebastian Deisler den Mut hatte, als depressiv erkrankter Psychiatriepatient an die Öffentlichkeit zu gehen, fällt es manchen Männern bereits etwas leichter, Hilfe zu suchen.

lich so ehrlich sein, uns zu trennen." Wenn Äußerungen dieser Art nichts mit der bisher gelebten Beziehung zu tun haben, dürfen sie keinerlei Konsequenz haben. Eine vielleicht erforderliche Paartherapie darf keinesfalls jetzt begonnen werden. Ein depressiv Erkrankter sollte überhaupt keine Entscheidungen mit langfristigen Folgen treffen, etwa eine Arbeitsstelle kündigen oder eine Immobilie verkaufen. Erwarten Sie vom Kranken nicht die nötige Krankheitseinsicht! Seien Sie bereit, sich gegen depressive Fehlentscheidungen durchzusetzen!

Wer immer Sie sind für einen Gemütskranken, ob Lebensgefährte, Kind oder Freund: Machen Sie sich bitte immer klar, dass hier nicht der vertraute Mensch zu Ihnen spricht, den Sie schätzen oder lieben. Was Sie erleben, ist das, was eine schwere Veränderung der Gehirnfunktionen anrichten kann. Nehmen Sie für die nächste Zeit nichts persönlich! Wiederholen Sie immer nur: „Du bist jetzt krank. Ich bin bei dir.“ Das dürfen Sie geduldig wiederholen, denn auch Gedächtnis und Zeitempfinden sind verändert. Es gibt kein Gestern und kein Morgen, kein Vorhin und kein Bald, sondern nur ein grauenhaftes Jetzt. Zu sich selbst sollten Sie zusätzlich immer wieder sagen: „Ich weiß, dass alles wieder gut wird.“

Was Depressive tun können

Zwei Ergänzungen zur medikamentös-psychotherapeutischen Behandlung haben sich als wirksam erwiesen. Bei beiden ist die / der Kranke auf die Unterstützung von Angehörigen und Freunden angewiesen. Erstens muss eine gewisse Tagesroutine aufrecht erhalten werden. Keine Veränderung des Schlaf-Wach-Rhythmus einreißen lassen. Körperpflege und Mahlzeiten wie gewohnt beibehalten. Das tut ein Kranker nicht von sich aus, freundliches Drängen ist nötig. Kleine Routineaufgaben im Haushalt, sonst „mit links“ erledigt, wie Tischdecken oder die Spülmaschine ausräumen, kosten jetzt ungeheure Anstrengung. Doch der / die Kranke sollte gebeten und angehalten werden, damit fortzufahren. Wenn ein Patient während seiner schlimmsten Zeit auch noch diese Gewohnheiten verliert, muss er sie sich im Laufe seiner Besserung erst wieder mühsam aneignen. Das verzögert die Genesung unnötig.

Des weiteren ist körperliche Anstrengung für Depressive ein hochwirksames Heilmittel. Der Nutzen von Antiepressiva wurde in kontrollierten Studien verglichen mit dem Effekt von schweißtreibender sportlicher Betätigung. Beides war gleich wirksam, um die depressive Symptomatik zu bessern. Doch wenn Freizeitsportler depressiv erkranken, geht ihnen oft die Lust am Radfahren, Muskeltraining oder Joggen verloren. Jetzt sind Freunde Gold wert. „Ich hol dich morgen zu einer Runde ab:“ – „Ach ich weiß nicht, mir ist nicht danach.“ – „Nichts da. Raus mit dir! Dein Hirn braucht Sauerstoff.“ Um die Freude an der Bewegung geht es jetzt nicht, denn die Fähigkeit, sich an etwas zu erfreuen, ist vorerst verlorengegangen. Deshalb gilt der Tipp auch für jene Leute, die in ihren gesunden Tagen vergnügte Sportmuffel sind. Jetzt sollten sie dazu gezwungen werden. Die körperliche Anstrengung als solche wirkt heilsam. Zum einen durch die bessere Durchblutung, die dem Gehirn zugute kommt. Überdies durch den Abbau des Stresshormons Cortison. Der Cortisonspiegel ist bei Depressiven oft erhöht. Wie schädlich sich das nicht abgebaute Stresshormon im ganzen Organismus auswirkt, wurde bereits im Unterkapitel „Alltagsstress als Übung nutzen“ erläutert.

Was die Medikamente nützen

„Die Medikamente brauche ich jetzt nicht mehr. Ich bin wieder ich selbst.“ Das verbreitete Unbehagen gegen Psychopharmaka besteht weiter, auch bei Leuten, die sich von ihrem Nutzen unmittelbar überzeugen konnten. Wer sich völlig fit und fidel fühlt, hat keinerlei Lust, noch ständig Pillen für Depressive zu schlucken. Eine sehr verständliche Haltung, die natürlich auch von Freunden und Verwandten geteilt wird. Dagegen steht eine auf Erfahrung gestützte Empfehlung. Nach dem Abklingen aller depressiven Beschwerden soll die Einnahme des Medikaments noch ein halbes Jahr fortgesetzt werden und dann sehr langsam, ausschleichend beendet werden. Steckt die Pharmaindustrie dahinter, die mehr als notwendig verkaufen will? Diese Skepsis mag berechtigt sein. Doch überlegen Sie noch einmal!

Was sind das eigentlich für Medikamente? Wenn die Not am größten ist, muss man wochenlang warten, bis sie wirken. Und wenn alles wieder gut ist, soll man sie noch monatelang weiternehmen. Wie wirken sie denn eigentlich? Stimmungsaufhellend? Nicht wirklich. Ein prompter Stimmungsaufheller ist Opium. Damit kann kein heute zugelassenes Antidepressivum konkurrieren. Der Antriebsmangel eines niedergeschlagenen Menschen lässt sich mit Kokain beheben. Beides wurde von Psychiatern vor 1950 zur Linderung von Depressionen eingesetzt. Insgesamt waren die Ergebnisse nicht überzeugend. Deshalb wurden die ersten „Antidepressiva“ als Durchbruch empfunden. Doch ihre gängige Bezeichnung ist vielleicht etwas trügerisch. Sie helfen nicht gegen die gelegentlichen Tiefs eines gesunden Seelenlebens und sie machen die Laune von Gesunden nicht besser. Anders als Opium sind es keine euphorisierenden Substanzen, keine Euphorika. Gesunde bemerken von den trizyklischen Antidepressiva der ersten Generation nichts als die lästigen vegetativen Nebenwirkungen.

> Die neue Generation der serotoninspezifischen Substanzen eignet sich eher zur „Seelenkosmetik". Mit diesem Begriff ist jeder leichtfertige und missbräuchliche Einsatz von psychoaktiven Wirkstoffen gut gekennzeichnet. Nichts gegen Kosmetik, mit der wir anderen einen erfreulichen Anblick bieten möchten. Ein natürlich wirkendes Make-up fürs Gemüt ist jedoch noch nicht erfunden. Leute mit „auf gut gelaunt" geschminkter Seele wirken unecht, überdreht, manchmal geradezu läppisch. Sie werden sich schnell nur noch in der Gesellschaft von ihresgleichen wiederfinden. Es gibt ernstzunehmende Psychiater, die sich fragen, ob der künstlich überhöhte Serotoninspiegel in den Köpfen der Start-up-Unternehmer, Banker und Investoren eine Rolle gespielt hat in den Jahren vor 2000, als die New Economy an der Börse ihren traumhaften Aufschwung nahm. Der Traum ist geplatzt und viel Geld ist futsch. Geblieben ist der Nutzen dieser Wirkstoffe bei Krankheiten, die durch eine Verstärkung des Serotonineffekts im Gehirn gelindert werden können.

Jedes neue Antidepressivum inspiriert die Werbeagenturen der Hersteller zu einprägsamen Slogans mit einer geschickten optischen Umsetzung. Das ist ihr Job und sie machen ihn immer besser. Doch die Grundlagenforscher sind auch nicht faul. Seit Jahrzehnten versuchen sie, der Sache auf den Grund zu gehen, warum antidepressive Medikamente eigentlich wirken. Klar, sie erhöhen das verfügbare Serotonin im Gehirn. Dieser Effekt lässt sich aber bereits nach kurzer Einnahmedauer nachweisen. Trotzdem dauert es zwei bis vier Wochen, bis dem Patienten eine Aufhellung seiner Stimmungslage anzumerken ist. Inzwischen gibt es Hinweise, dass mehr Serotonin im Gehirn das Wachstum von neuen Nervenzellen fördert. Mehr von jenen sprichwörtlichen „kleinen grauen Zellen" zu haben, klingt vielversprechend. Machen die Medikamente schlauer? Das sicher nicht. Aber ein depressiver Mensch wird auf diesem Wege wieder realistischer. Unter dem Stress seiner Belastung hat er Zellen und damit seelisch-geistiges Potential eingebüßt. Er kann mit liebevoller Zuwendung nichts anfangen. Er kann seine Situation nicht mehr abwägend beurteilen. Ihm fällt als Lösung nur noch ein, sich umzubringen. Kurzum: die Krankheit hat ihn seinen „gesunden Menschenverstand" gekostet. Er wird ihn schneller wiedergewinnen, wenn das Gehirn dabei unterstützt wird, die verlorengegangenen Nervenzellen zu ersetzen.

Eine krankhafte depressive Reaktion unterscheidet sich von der gesunden Niedergeschlagenheit durch die unmittelbare Vorgeschichte. Sie hatte eine längere Vorlaufzeit, in der die Gefühle heftig zwischen zwei Möglichkeiten schwankten.

- Sie liebt mich / sie liebt mich nicht.
- Ich könnte schwanger sein / ich bin es nicht.
- Meine Aktien werden wieder steigen / sie fallen weiter.
- Ich kann mich durchsetzen / der Gegner hat die besseren Karten.
- Ich kann mit dieser schwierigen Situation leben / ich schaffe es nicht.

Dieses Schwanken zwischen Hoffen und Bangen stellt offenbar eine besondere Belastung dar. Es endet erst, wenn das ungünstige Ergebnis feststeht. Dann tritt die depressive Reaktion ein. Doch anders als beim normalen Absinken der Stimmungslage nach einem plötzlichen Ereignis sind jetzt die Möglichkeiten zur Gegenregulation bereits erschöpft. Deshalb kann der Kranke nicht auf Trost reagieren, deshalb ist nichts mehr wie gewohnt.

Seit diese Depressionen beschrieben und erforscht werden, ist bekannt, dass sie nach einigen Monaten wieder abklingen. Der menschliche Organismus verfügt über zahllose Möglichkeiten der Selbstheilung. Das Nachwachsen von Nervenzellen gehört dazu. Doch das dauert seine Zeit. Wenn es ein Medikament gibt, das dieses Nervenwachstum fördert, dann ist seine Wirkung nicht von heute auf morgen zu erwarten. Und wenn dem erkennbaren Einsetzen der Depression bereits ein längerer Prozess vorangegangen ist, der „kleine graue Zellen“ gekostet hat, dann wird es nach dem erkennbaren Ende der Depression noch einige Zeit dauern, bis das Gehirn dem Menschen wieder so gut dienen kann wie früher.

Der verhinderte Winterschlaf

Der menschliche Stimmungshaushalt ist erstaunlich gut an die langen dunklen Winter in unseren Breiten angepasst. Die Geschäfte laufen weiter und kommen um Weihnachten und die Jahreswende sogar auf Hochtouren. Wer in dieser Zeit nicht recht mithalten kann, fühlt sich ausgeschlossen und zweifelt an sich selbst. Die einzige Zuflucht ist das Bett, und als Tröster drängen sich Schokolade und ähnliches auf. So sieht eine saisonale Verstimmung aus. Bis in die Zeit unserer Ururgroßeltern dürften die Menschen damit wenig Probleme gehabt haben. In der Landwirtschaft lag wenig Arbeit an. Wer mehr Schlaf brauchte, fiel nicht weiter auf. Auch in den Städten wurden die langen Nächte vornehmlich zum Schlafen benutzt.

Heute beginnen Schule und Kernarbeitszeit rund ums Jahr zur gleichen Minute und wir können mühelos auch die längste Winternacht zum Tage machen. Unser Bewusstsein hat sich abgekoppelt von den jahreszeitlichen Rhythmen. Deshalb finden viele für einen herbstlichen Einbruch an Schwung und guter Laune zunächst persönliche Erklärungen. Ein verdüsterter Blick auf die eigenen Lebensumstände macht den Zustand noch schwerer zu ertragen. Der banale Zusammenhang zwischen Stimmung und Tageslicht ist für viele Betroffene erst erkennbar, wenn sie darauf hingewiesen werden.

Menschen mit einer stark lichtabhängigen Stimmungsregulation brauchen in den dunklen Monaten besonders viel Licht. Im Freien ist die Beleuchtungsstärke, eine physikalische Messgröße, auch an einem trüben Tag sehr viel höher als bei hellstem künstlichen Licht. Häufige Aufenthalte im Freien sind daher das wichtigste Rezept. Johanniskrautextrakte können den heilsamen Effekt des Lichtes möglicherweise gezielt verstärken. Wer das herunterregulierte Energieniveau akzeptieren kann als menschliche Variante des Winterschlafs, braucht vielleicht auch weniger süße Tröster. Die wichtigste Behandlungsstrategie besteht also darin, die saisonale Verstimmung und ihre vorübergehenden Folgen nicht persönlich zu nehmen. Mit der ganzen Natur im Rhythmus des Jahres zu schwingen muss nicht völlig verkehrt sein.

Was der psychiatrische Facharzt können muss

Es ist das erklärte Ziel von Depressionsfachleuten, auch die Ärzte der Primärversorgung kompetent zu machen, um unnötiges Leiden zu vermeiden. Doch sobald das Thema Suizid auftaucht, muss ein Hausarzt sich im eigenen Interesse bei einem Facharzt absichern. Den Facharzt braucht er auch, wenn sein Patient nach zwei Wochen noch keinerlei Anzeichen einer günstigen Veränderung zeigt. Natürlich schon vorher, falls sich die ganze Lage nur zu verschlechtern scheint. Patienten und Angehörige, die – auf dem Weg der Besserung – mehr über die Krankheit wissen wollen, werden von sich aus zusätzlich um die Überweisung zum Facharzt bitten.

Bei großen Kindern und Jugendlichen ist der Hausarzt fachlich überfordert, sobald ein Medikament nötig scheint. Ihr Gehirn entwickelt sich noch stürmisch. Es reagiert anders, als es die Erfahrungen erwarten lassen, die sich aus der Behandlung von zigtausend Erwachsenen ergeben haben. Jugendliche neigen schon von Natur aus zeitweilig zu depressiven Gedanken. „Was ist der Sinn des Lebens, wozu bin ich auf der Welt? Ginge es auch ohne mich?" Das lässt sich im Gespräch mit einem verständigen Erwachsenen wie dem Hausarzt zumeist beantworten. In diesem Alter werfen jedoch auch psychotische Erkrankungen ihren ersten Schatten voraus. Selbst für den Facharzt sind sie von alterstypischen Verstimmungen nur schwer zu unterscheiden. Intensive Zuwendung möglichst ohne medikamentöse Einwirkung auf das sich noch entwickelnde Gehirn, das wird die Richtlinie der Zukunft sein.

Eine baldige Vorstellung beim Facharzt ist allen Patienten zu raten, bei denen eine Veranlagung zur Depression in der Familie zu liegen scheint. Ihr akutes Leiden kann eine jener depressiven Episoden sein, die der Patient oft rückblickend als einen Reifungsschritt erlebt. Es könnte sich aber auch um das erste Auftreten einer völlig anderen Krankheit handeln, um eine bipolare Depression. In der Regel ist auch hier eine Belastungsphase vorausgegangen. Jeder depressiv veränderte Mensch ähnelt seinen Leidensgefährten. Das lernen Psychiater mit dem Spruch: „In der Nacht sind alle Katzen grau." Unmittelbare Vorgeschichte und Krankheitsbild geben daher bei oberflächlicher Betrachtung nicht viel her zur Unterscheidung. Die beste Behandlung – von der medikamentösen Versorgung bis zur psychotherapeutischen Begleitung – sollte jedoch von Anfang an auf dieses spezielle Risiko zugeschnitten sein.

Dann können bipolare Patienten so gut mit ihrer individuellen Besonderheit leben wie Millionen von internistisch oder neurologisch Kranken mit anderen Einschränkungen. Gefahr erkannt – Gefahr gebannt. Genaueres dazu im Kapitel „Bipolare Erkrankungen“.

Die psychotische Depression

Die schlimmste Form einer depressiven Erkrankung, die psychotische Depression, hat äußerlich viel mehr Ähnlichkeit mit dem landläufigen Bild von „Schizophrenie“ als mit einer schweren traurigen Verstimmung. Wer in diesen Zustand geraten ist, braucht Hilfe durch andere Menschen, und diese muss anfangs oft gegen seinen Willen durchgesetzt werden. Eine psychotische Depression erfordert psychiatrische Intensivbehandlung mit Beobachtung rund um die Uhr. Der psychotische Zustand kann mit höchster motorischer Erregung oder völliger Erstarrung einhergehen. Doch in jedem Moment kann ein suizidaler Impuls durchbrechen, der keinerlei Appellfunktion erkennen lässt, sondern todernst ist. Für Kontaktaufnahme im Gespräch, für beruhigenden Zuspruch ist der Patient kaum erreichbar. Auch auf einfache Fragen reagiert er völlig hilflos. Bei älteren Patienten liegt daher die Verwechslung mit einer Demenzkrankheit nahe. Die Äußerungen beschränken sich auf monotone Klagen. Oft werden körperliche Beschwerden geschildert, die außerhalb jeder normalen Erfahrung liegen, ganz ähnlich wie die wahnhaften Körperempfindungen bei schizophrenen Psychosen. Wahnideen und Halluzinationen können das Bild bestimmen. Ein Mann im Rentenalter ist überzeugt, dass alle Bescheid wissen über seine früheren Verfehlungen, wie zum Beispiel Schwarzfahren. Man verachtet ihn, Freunde und Fremde tuscheln hinter seinem Rücken. Er soll vernichtet werden. Sündenstrafe und ewige Verdammnis – der Kranke hat dies nicht mehr zu befürchten, denn für ihn ist es grauenvolle Gewissheit. Die Stimmen, die er hört, lassen keinerlei Zweifel zu. Er sucht und will keine Hilfe, er will in den Tod. Gegen eine Klinikeinweisung sträubt er sich erbittert.

B 3 Psychosen als Programmfehler des Gehirns

Im vorigen Kapitel sind wir ausgegangen von gesunden Gemütslagen, zu denen zuweilen auch die depressive Stimmung gehört. Zum Abschluss taucht der Begriff „Psychose“ auf, um die schwerste Form einer krankhaften Depression zu beschreiben. Das Gegenstück zur psychotischen Depression ist die Manie, ebenfalls eine schwere psychotische Erkrankung (siehe Seite 118). Falls Sie bisher beim Stichwort Psychose nur an Schizophrenie gedacht haben, so sind Sie in guter und zahlreicher Gesellschaft. Psychose ist jedoch ein allgemeiner Überbegriff für sehr verschiedene Krankheitszustände, die sehr verschiedene Ursachen haben können. Ein Alkoholrausch ist genau genommen eine kurze und meist harmlose Psychose. Das Bild entspricht am ehesten einer Manie und ist am nächsten Morgen vorbei.

Harmonieverlust

Wahrnehmung, Erinnerung, Wollen, Fühlen, Bewerten, Denken und Entscheiden greifen beim Gesunden stets ineinander. Nur bei kurzen harmlosen Störungen wird uns bewusst, wie harmonisch diese Elemente ständig ohne unser bewusstes Zutun aufeinander abgestimmt sind. In der Verständigung mit anderen treten als weitere Elemente der mimische und körperliche Ausdruck sowie die Sprache hinzu. Auch hier ist uns in der Regel nicht bewusst, welche Leistung wir ständig in der nichtsprachlichen Kommunikation mit anderen erbringen. In der Psychose kommt es zur Steigerung und Enthemmung von bestimmten Teilfunktionen. Die übergeordneten Kontrollfunktionen fallen aus. Akustische Halluzinationen entstehen dadurch, dass das Hörzentrum, ein bestimmter Bereich der Großhirnrinde, aktiv wird, ohne dazu von einem äußeren Sinnesreiz angeregt worden zu sein. In der mimischen Muskulatur können sich Bewegungen selbständig machen, die normalerweise ein Gefühl ausdrücken, zum Beispiel das erstaunte Hochziehen der Augenbrauen, ein kritisches Stirnrunzeln oder albernes Grinsen. Wenn die übergeordnete Kontrolle ausfällt, können sich Erinnerungen und Bewertungen auf lebensfremde Weise verbinden. So bekommt lange zurückliegendes Schwarzfahren plötzlich den Stellenwert einer zutiefst verächtlichen Missetat. Tröstende Gegenargumente verfehlen ihre Wirkung und steigern die Gefühlserregung. Durch diese Vorgänge geht die Fähigkeit verloren, sich mit anderen zu verständigen. Die Krankheit macht den Leidenden für andere unerreichbar und damit auch unberechenbar. Anders als bei einem Bewusstlosen löst dieser Zustand daher nicht den spontanen Impuls aus, ihm zu helfen. Die natürliche spontane Reaktion ist eher Vermeidung und Furcht.

Vielleicht erinnern Sie sich an irgendeine leicht beunruhigende Begegnung mit einem Unbekannten. Er ist allein unterwegs, doch schon von weitem haben Sie sein lautstarkes Schimpfen gehört. Er klingt sehr gereizt, scheint auf Streit aus zu sein. Wird er sich mit Ihnen anlegen? Die kurze Alarmreaktion legt sich sofort, wenn Sie seinen schwankenden Gang bemerken. Ein Betrunkener in ungemütlicher Laune. Harmlos. Um nichts zu provozieren, vermeiden Sie jeden direkten Blickkontakt und gehen mit einem Sicherheitsabstand an ihm vorbei. Mit einer Person, deren Verhalten ungewöhnlich und daher nicht berechenbar ist, lässt sich niemand ohne Not ein.

Krankheitseinsicht – keine Bringschuld

Zu Psychosen kann es kommen bei Vergiftungen aller Art durch von außen zugeführte Stoffe oder Stoffwechselprodukte. Außerdem bei allen Krankheitsprozessen, die das Gehirn betreffen, wie Verletzungen, Entzündungen oder Tumore. Jeder Psychosekranke ist darauf angewiesen, dass andere seine Veränderung als Alarmzeichen für eine schwere Krankheit erkennen und für ärztliche Hilfe sorgen. Mit der dankbaren Zustimmung ihrer Freunde oder Angehörigen können die Helfer dabei zunächst nicht rechnen. Der Kranke ist seinem Zustand hilflos ausgeliefert und kann nicht die Perspektive der anderen übernehmen. Der psychotisch Depressive ist überzeugt von seiner ewigen Verdammnis – was soll die Medizin da ausrichten?

Viele Krankheiten entwickeln sich so langsam, dass über lange Zeit hinweg niemand eine Gefahr für die Gesundheit vermutet. Schilddrüsenkrankheiten, Leberkrankheiten, Zuckerkrankheit, Bluthochdruck gehören dazu. Die Patienten fühlen sich nicht richtig wohl, aber sie kommen auch nicht auf den Gedanken, krank zu sein. Familie und gute Freunde sind oft die ersten, die erkennen, dass sich ein Arzt um ihren Zustand kümmern sollte. Oft haben sie es nicht einfach damit, ihren Angehörigen davon zu überzeugen. Die schleichende Veränderung hat ihn bereits hilfloser und damit wehrloser gemacht. Er ist darauf angewiesen, dass sein Wohlergehen anderen am Herzen liegt. Besorgte Angehörige und ein widerstrebender Kranker – in der Psychiatrie ist diese Ausgangssituation sehr häufig. Doch darüber sollte nicht vergessen werden, wie ähnlich die Probleme in völlig anderen Gebieten der Medizin sein können. Krankheitseinsicht ist keine Bringschuld der Kranken. Es ist die Aufgabe der teilnahmsvollen Umwelt und der Fachleute, Krankheiten zu erkennen und für Hilfe zu sorgen.

Ausgrenzende Ausdrucksweisen

Manche professionellen Unterstützer vermeiden bei Psychiatriepatienten sorgfältig das Wort „Krankheit" und haben den vermeintlich weniger abwertenden Begriff „Störung" eingeführt. Natürlich liegt diesen Krankheiten immer eine bestimmte Störung der Gehirnfunktionen zugrunde. Doch versetzen Sie sich in einen Menschen, der mit den sozialen Folgen dieser Störung leben muss. Der Ausdruck Krankheit bezeichnet seit undenklichen Zeiten einen Zustand, der Zuwendung und Unterstützung erfordert. Der deutsche Begriff Störung klingt dagegen eher nach einem technischen Defekt, den die Betroffenen mit etwas gutem Willen vielleicht selbst beheben könnten.

Ganz unbrauchbar ist der wohlmeinende Versuch, ernste psychotische Erkrankungen als „psychische Probleme" zu verniedlichen. Gerade das vertieft die Kluft zwischen den Betroffenen und ihrer Umwelt. Probleme und Krisen kennt jeder Mensch, und gleichzeitig haben Gesunde viele Möglichkeiten zur Bewältigung. Wer wegen „psychischen Problemen" einen Facharzt braucht oder gar auf starke Medikamente angewiesen ist, muss doch völlig aus der Art geschlagen sein. Gut gemeint ist eben oft das Gegenteil von gut gemacht.

Die Begriffe schizophren, Schizophrenie haben sich von Fachausdrücken zu Allerweltswörtern entwickelt und werden meistens im abwertenden Sinne gebraucht. Doch nicht anders als die Vorläufer „irre" und „Wahnsinn" taucht „schizo" bereits auch im anerkennenden Sinne auf („schizogeil"). Kein Wunder, dass Patienten und Angehörige diese Bezeichnung vermeiden und lieber allgemein von Psychose reden. Zur Unterscheidung von den affektiven Psychosen Manie und Depression wird statt von Schizophrenie manchmal von kognitiver Psychose gesprochen, was ein zutreffender und neutraler Ausdruck ist.

Ausgrenzende Vorurteile

Vorurteile aus Unwissen machen psychiatrischen Patienten in jeder Hinsicht das Leben unnötig schwer. In der Öffentlichkeit besteht speziell gegen Psychopharmaka eine tief verwurzelte, geradezu abergläubische Abneigung. „Machen abhängig, verändern die Persönlichkeit, sind nur zur Ruhigstellung. Patienten werden damit vollgepumpt. Billiger Ersatz für die besser wirksame Psychotherapie." Diese Vorurteile sind als Anklage gegen Pharmaindustrie und „herrschende" Psychiatrie gemünzt. Doch gleichzeitig bringen sie eine mitleidige Herablassung für die armen, unmündigen Pillenschlucker zum Ausdruck. Natürlich wird diese allgemeine Einstellung zu psychoaktiven Medikamenten zunächst auch von jenen geteilt, bei denen sich später herausstellt, dass sie darauf angewiesen sind. Das erschwert vielen den ersten Schritt auf dem Weg zu einer sinnvollen Behandlung.

Vor rund dreißig Jahren war eine ablehnende Haltung zu „Chemie für die Seele" selbst bei Fachärzten anzutreffen und sie wurde von nahezu allen Psychologen geteilt. Inzwischen ist sich die Fachwelt grundsätzlich einig über den Nutzen der medikamentösen Behandlung. Jetzt wird um die Einzelheiten gestritten. Welches Medikament bei welchem Zustand? In welcher Dosierung und für wie lange? Mit gleichzeitiger Psychotherapie? Das können Fachleute nur in enger Zusammenarbeit mit ihren Patienten entscheiden. Diese sind letztlich die maßgebenden Experten für die Wirkung aller ZNS-Wirkstoffe. Und sie sind es, die diese Medikamente selbstbewusst für sich nutzen möchten, ohne von besserwisserischen Laien behelligt zu werden. Anfallskranke haben es schon seit langem einfacher. Die antiepileptischen Medikamente, die sie brauchen, wirken ebenfalls auf bestimmte Gehirnfunktionen. Sie haben ebenfalls beträchtliche Nebenwirkungen. Doch niemand bestreitet, dass ihr Einsatz sinnvoll ist, um auch Menschen, die an Anfällen leiden, ein möglichst normales Leben zu ermöglichen.

Respekt statt Ausgrenzung

Was macht es heute noch allen Beteiligten so schwer, auf mentale Veränderungen ganz unbefangen zu reagieren? „Vielleicht ist es irgendwas in deinem Kopf, was dich oft so missmutig macht. Lass dich doch mal von einem Psychiater untersuchen! Egal, was der herausfindest, wir stehen zu dir und kümmern uns, dass es wieder besser wird.“ Erst wenn ein fundiertes biopsychologisches Wissen Allgemeingut geworden ist, kann sich die Einstellung der Öffentlichkeit gegenüber psychiatrischen Patienten ändern.

Wir nähern uns bereits dem Ende einer langen leidvollen Geschichte. Körperlich Kranke genossen immer schon Schonung und Unterstützung. Vorzeitliche Skelettfunde beweisen, dass bereits unsere vormenschlichen Ahnen für Artgenossen mit Knochenbrüchen gesorgt haben, bis diese wieder laufen und mithalten konnten. Anders erging es bis in die jüngste Zeit jenen, die nicht mithalten konnten, obwohl ihnen körperlich nichts zu fehlen schien. Für diese eher seltenen Fälle konnte sich in der Evolution keine instinktive Reaktionsbereitschaft entwickeln. Als unberechenbar wurden die Betroffenen oft ganz aus der Gruppe ausgestoßen. Gefürchtet, gemieden und bestenfalls verächtlich geduldet mussten sie die Last ihrer Krankheit allein tragen und die Last eines Makels dazu. Nie hat es an Versuchen gefehlt, auch diese Menschen zu verstehen und wieder in die Gruppe einzugliedern. Sie galten als besessen, verhext oder von unbewussten Konflikten zerrissen und wurden den entsprechenden Behandlungen unterzogen.

Erst seit der Mitte des letzten Jahrhunderts besteht völlige Klarheit darüber, dass Menschen auf vielfältige Weise an krankhaften Veränderungen ihrer Bewusstseinsfunktionen leiden können und dass hier jeweils Besonderheiten des Gehirns zugrunde liegen. Am besten stellen Sie sich die Besonderheiten im Gehirn von Psychosekranken vor wie kleine, aber folgenschwere Entwicklungspannen bei der Konstruktion unseres Luxusgehirns. Auch sorgfältige Hersteller von Computerprogrammen können bei der Markteinführung eines innovativen Produkts noch nicht alle *bugs* (Fehler) erkannt und berichtigt haben. Zur rasanten Größenzunahme des Menschengehirns kam es erst auf einer letzten kurzen

Strecke der Evolution. Deshalb sind seine höheren Leistungen, anders als sonstige körperliche Funktionen, nicht durch zahlreiche biologische Regelkreise und Kontrollmechanismen abgesichert. Einige unter uns zahlen sozusagen den Preis für unsere einzigartig menschlichen Fähigkeiten. In diesem neuen Wissen wird eine aufgeklärte Öffentlichkeit gerade gegenüber den psychisch Kranken eine ganz besondere Verpflichtung verspüren. Es geht darum, mit vereinten Kräften herauszufinden, wie sich die tragischen Auswirkungen eines kleinen „bugs" verhindern lassen. Kranke gehören zu uns. Sie sollen nach ihren Kräften mithalten können, weil wir auch sie brauchen.

B 4 Bipolare Erkrankungen – Das überdrehte Glücksrad bremsen

Lebenmüssen mit dem Risiko von zwei gegensätzlichen krankhaft veränderten Gefühlszuständen. Damit haben jene Menschen Erfahrung, deren Besonderheit von Psychiatern als bipolar affektive Erkrankung diagnostiziert wird. Betrachten wir zunächst die allgemein menschliche Erfahrung, um den Unterschied zu einem beeinträchtigenden Leiden zu erkennen.

Fortuna, die Göttin des Glücks, war in der Antike keine Blümchen streuende Fee. Sie war die zwiespältige Verkörperung des unberechenbaren Zufalls und des Schicksals. Das berühmte erste Stück der Carmina Burana von Carl Orff „O Fortuna" besingt ihre Launenhaftigkeit und beklagt das Auf und Ab der menschlichen Geschicke. Das Glücksrad dreht und dreht sich. Wer auf dem oberen Scheitelpunkt thront, wird bald absteigen. Doch wer unten am Tiefpunkt ist, kann wieder nach oben kommen. Damit enthält das Bild der stetig kreisenden Bewegung auch eine tröstliche Zusage. Wir können dazu beitragen, dass wir uns die längste Zeit irgendwo in der Mittellage befinden. Wer hoch oben ist, darf nicht übermütig werden. Und wer sich dem Tiefpunkt nähert, muss aktiv werden, damit es dort nicht zum Stillstand kommt. So lässt sich eine gewisse Kontrolle erlangen über wechselnde äußere Ereignisse und die damit einher gehende innere Gestimmtheit.

Labile Launen

Im eigenen Interesse und auch mit Rücksicht auf andere versuchen wir, uns nicht allzu sehr anmerken zu lassen, wie uns zu Mute ist. Wir beherrschen einigermaßen die Kontrolle unserer Affekte. Wer das von klein auf geübt hat, zum Beispiel mit dem Würfelspiel „Mensch ärgere dich nicht!", hat später einen Vorteil. Als Fußballer fliegt er nicht vom Platz, weil er selbst in der größten Hitze des Gefechts nicht den Schiedsrichter beleidigt. Teenagern wird die alterstypische Stimmungslabilität von einer wohlwollenden Umwelt zugestanden. Oft passt das Dichterwort „Himmelhoch jauchzend, zu Tode betrübt“. Doch manchmal sind sie in diesem Alter schlichtweg unausstehlich. Die vielen körperlichen und sozialen Veränderungen dieser Jahre überfordern ihre noch unausgereiften Kontrollfunktionen.

Bei einigen Erwachsenen bleibt die Überschwänglichkeit erhalten. Wenn alle sich um etwas Sorgen machen, sind sie völlig außer sich. Auf erfreuliche Ereignisse reagieren sie geradezu euphorisch. Und wenn ihnen etwas in die Quere kommt, lassen sie unbeherrscht ihren Frust ab. Familie und Freunde wissen sie zu nehmen, wie sie sind, denn ihr lebhaftes Gefühlsleben geht oft mit anderen, liebenswerteren Wesenszügen einher. Doch bei der Allgemeinheit haben sie es schwer. Frauen gelten schnell als „hysterisch“, Männern wird das „cholerische“ Aufbrausen verübelt. Launisch zu sein gilt als unerwünscht. *Moody* (gesprochen: >muhdi<) heißt das auf englisch und wird ebenfalls abwertend gebraucht. Unschwer erkennen Sie darin das deutsche Wort Mut. In zusammengesetzten Wörtern wie Schwermut, Übermut, Gleichmut bezieht es sich immer auf bestimmte Affektlagen.

Hier ein Tipp für die Launischen, die es unter den Lesern dieses Buches vielleicht auch gibt. Wenn ein Kollege oder Bekannter Sie darauf ansprechen sollte, dass es mit Ihnen manchmal schwer auszuhalten ist: Fahren Sie nicht aus der Haut und verkriechen Sie sich nicht in den Schmollwinkel! Sie sind dem anderen wichtig. Statt Sie links liegen zu lassen, hat er / sie sich ein Herz gefasst und Sie darauf angesprochen. Wenn auch Ihnen die Beziehung wichtig ist, werden Sie es ändern können. Was Sie brauchen, ist eine freundliche Anleitung zur Selbsterforschung. Sobald Sie wissen, welche Umstände Ihnen besonders gründlich die Laune verderben, können sie üben, damit anders umzugehen. „Aha! Das bringt mich wieder auf die Palme. Jetzt einmal tief durchatmen!“ Stimmungslabilität ist keine medikamentös zu behandelnde Störung. Die beste Medizin heißt geduldiges Einüben von Selbstkontrolle. Es ist noch kein Meister vom Himmel gefallen. Doch auf Dauer wird Ihr Leben erheblich einfacher und befriedigender werden.

Viele gesunde Frauen haben einen unmittelbaren Einblick in den Zusammenhang von körperlichen Veränderungen mit der Affektlage. Das prämenstruelle Syndrom, jene Vielzahl von körperlichen und seelischen Veränderungen in den Tagen vor Einsetzen der Periode, beruht auf den zyklischen Veränderungen der Hormonspiegel und tritt in höchst unterschiedlicher Stärke auf. Weinerlichkeit oder Gereiztheit können einer

Frau ein paar Stunden im Monat das Leben schwer machen. Einige Patientinnen sind jedoch immer wieder so belastet, dass Hilfe nötig ist. Die erste Adresse ist der Frauenarzt, dann erst ein Psychiater oder Psychotherapeut.

Lebensfeindliche Extreme

So lebensfeindlich wie die Polgebiete unserer Erde sind die Krankheitsphasen von bipolaren Patienten. Ihre gesamte mentale Verfassung kann in zwei entgegengesetzte Extremzustände geraten. Damit erfasst die Diagnose Bipolare Erkrankung den springenden Punkt. Die historischen Vorläufer der Diagnose lauteten Manisch-depressives Irresein oder – etwas schonender – Gemütskrankheit. Die einzelnen Episoden können im Schweregrad unterschiedlich sein. In den depressiven Zeiten besteht hoher Leidensdruck und Lebensgefahr durch Suizid. Manische Veränderungen haben auch bei mäßiger Ausprägung oft harte soziale Folgen für die Patienten und ihr Umfeld. Deshalb ist es von größter Bedeutung, Menschen mit diesem Risiko zu erkennen, bevor ihr Leben in Scherben liegt. Statt der Göttin Fortuna treibt eine Besonderheit ihres Gehirns ein böses Spiel mit ihnen. Wer nur das übliche Auf und Ab der Stimmungslage erlebt, hat keinen Zugang zu dieser Erfahrung. Daher sind Selbsthilfegruppen eine wichtige Unterstützung, um dieses schwierige Leben zu bewältigen.

Wie schnell das Rad sich dreht, kann bei bipolar erkrankten Menschen sehr unterschiedlich sein. Viele erleben nach einer schlimmen Zeit von mehreren Monaten viele Jahre, in denen sie wie alle Gesunden ausgeglichen und leistungsfähig sind. Doch in den Höhen und Tiefen des Lebens können sie nicht darauf vertrauen, dass ihre Stimmung von selbst zur Mittellage zurückkehren wird.

– „Ist meine Enttäuschung, mein Ärger, mein schlechter Schlaf wegen dieses Kollegen noch im grünen Bereich? Oder geht es wieder los?“

– „Klar, dass meine Frau sich auf die Hochzeit unserer Tochter freut und allen davon erzählt. Aber gibt sie nicht schon wieder unvernünftig viel Geld aus? Geht es wieder los?“

Ein Leben unter dem Damoklesschwert.

Anderen bipolaren Patienten ist es nie vergönnt, in einer ausgeglichenen Mittellage zu verweilen. Unaufhörlich gleiten sie aus der einen Verfassung nahtlos in die andere hinüber. Dabei kommt es nicht unbedingt zu den extremen Ausprägungen, bei denen eine Klinikbehandlung unvermeidlich wird. Die sozialen Folgen können gerade deswegen noch verheerender sein.

Zum Beispiel Peter: Er ist ein liebenswerter feinfühliger Mann, der einen kreativen handwerklichen Beruf gelernt hat. Was er nie verwinden konnte, ist seine Notaufnahme in einer psychiatrischen Klinik, die fast zehn Jahre zurückliegt. Sicher sei er damals aufgewühlt und durcheinander gewesen. Doch den daran beteiligten Personen, vor allem dem Hausarzt und seinem Bruder, verübelt er immer noch, wie er damals überrumpelt und eingesperrt wurde. Er wurde auf Lithium eingestellt und nahm es anschließend einige Zeit weiter. Dann störte das feine Zittern der Finger bei seiner diffizilen Arbeit und er setzte es ab.

Seit Jahren hat er nun keinen Psychiater und kein Medikament mehr gebraucht. Mit psychologischer Hilfe versucht er, sein angeknackstes Selbstvertrauen wiederzugewinnen. Er bekommt einen einträglichen Auftrag, bei dem Kreativität und handwerkliches Können verlangt werden. Die Arbeit findet an einem auswärtigen Einsatzort statt, sie muss im Team und unter Zeitdruck erledigt werden. Für die Schufterei belohnen er und die Kollegen sich abends mit ausgiebigen Kneipenbesuchen. Seine Zuverlässigkeit leidet nicht darunter. Bei verzwickten technischen Problemen ist er es, der die Lösung findet. Leider kommt es einmal zu einer Panne. Daraus entwickelt sich ein ärgerliches Missverständnis mit dem Chef. Inzwischen ist ihm klar, dass er derartige Aufträge viel besser als Selbständiger ausführen kann. Schluss mit der ewigen Ausbeutung! Ohne Probleme erhält er einen Kredit für das nötige Startkapital. Seine Freundin hat schwere Bedenken. Ihr gefällt überhaupt nicht, wie viel er plötzlich trinkt. Es kommt zum Riesenkrach und sie zieht sich von ihm zurück.

Allmählich kehrt bei ihm Ernüchterung ein. Mit Aufträgen für die eigene Firma sieht es schlecht aus. Er findet keine Lösung, obwohl seine Freundin wieder zu ihm hält und ihm beizustehen versucht. Er ist am Tiefpunkt. Sobald das Rad sich wieder nach oben dreht, wird er voller guten Willens eine neue Arbeit annehmen, seine Schulden zurück-

zahlen, Pläne entwickeln. Doch nie gelingt es ihm, etwas aus seinen Begabungen zu machen und sich eine solide Ausgangsbasis zu schaffen. Das ständige Auf und Ab führt langsam, aber unaufhaltsam in den sozialen Abstieg.

Seine Partnerin und seine wenigen langjährigen Freunde sehen längst, dass etwas nicht stimmt mit ihm. Doch in ihren alternativen Kreisen haben Psychiater mit ihren Pillen keinen guten Ruf. Wenn es Peter schlechtgeht, halten sie zu ihm und richten ihn wieder auf. Sie empfehlen homöopathische Behandlung und wissen immer neue Adressen von ganzheitlichen Lebensberatern. Sie freuen sich mit ihm, wenn es aufwärts geht. Sobald er wieder Unsinn anstellt und auch noch unverschämt wird, ziehen sie sich zurück. Wie alle Laien stellen sie sich unter einer manisch-depressiven Krankheit etwas anderes vor. Viel schlimmer, viel dramatischer.

Tatsächlich hat der Patient nur einmal in jungen Jahren an einer Manie, also an einer Affekterkrankung mit psychotischen Merkmalen, gelitten. Seither kämpft er darum, sich selbst zu verstehen. Es gelingt ihm nicht, weil er seine Erfahrungen nicht nutzen kann. Während seiner Tiefs fühlt er sich wie jeder Depressive hilflos und ohne Kontrolle über sein Leben. Bei jeder neuen Aufwärtsbewegung ist die Erinnerung an frühere finanzielle und berufliche Fehlentscheidungen gelöscht. Wer ihn jetzt vorsichtig daran erinnert, erlebt eine schroffe Abfuhr. Seine formale Intelligenz ist gut durchschnittlich. Aber sein gesunder Menschenverstand ist ständig geknebelt durch wechselnde krankhaft veränderte Gemütslagen. Durch diese Unfreiheit unterscheidet sich der bipolar erkrankte Peter von allen Gesunden, die Höhen und Tiefen erleben.

Chemisch gestütztes Gleichgewicht

Es gibt Hoffnung. Der unberechenbare Kreislauf zwischen extremen Zuständen lässt sich bremsen. Seit Jahrzehnten verdanken Menschen mit bipolarer Erkrankung einem einfachen Wirkstoff ein gutes und erfolgreiches Leben im biochemisch gestützten Gleichgewicht. Lithium ist ein Leichtmetall, das im gesunden Stoffwechsel keine Rolle spielt. Zumindest ist bisher, anders als für Kupfer, Selen, Zink und viele andere Spurenelemente noch keine natürliche Funktion bekannt. Wie andere

Metalle wirkt es in größeren Mengen als Gift. Das mussten Hochdruckpatienten erfahren, die Anfang des letzten Jahrhunderts den Geschmack einer mineralischen Lithiumverbindung als Ersatz für Kochsalz benutzten. Die Entdeckung der Lithiumwirkung auf krankhaft veränderte Affekte gilt als eine der größten Errungenschaften der Psychiatrie. Doch wie üblich zeigten sich nach einem befreienden Durchbruch andere ernste Probleme. Gift bleibt Gift, auch bei sorgfältigster Überwachung des Blutspiegels. Manche Patienten mussten es wegen nicht vertretbarer Wirkungen auf Schilddrüse oder Nieren absetzen und waren wieder dem grausamen Kreislauf ihrer psychotischen Stimmungsphasen ausgeliefert. Seither wurden andere Medikamente als nützlich erkannt zur Vorbeugung der Krankheitsphasen. Im Deutschen spricht man von Mitteln zur Phasenprophylaxe. Als Prophylaxe bezeichnet man in der Medizin die Verfahren zur Vorbeugung und zum Schutz vor Krankheiten. „Phasenprophylaxe" bezieht sich auf jene Patienten mit deutlich abgrenzbaren Krankheitsphasen. Patienten wie der beschriebene Peter können die gleichen Medikamente zur Stabilisierung ihrer ständig wechselnden Stimmungslage nutzen. Deshalb werden sie auch als Stimmungs-Stabilisierer bezeichnet.

Wenn es einem mehr als gut geht

Wer zum ersten Mal im Leben die vielfältigen körperlichen und mentalen Veränderungen durchmacht, die zum bedrohlichen Zustand einer Manie führen, hat nicht die geringste Chance, darin einen Krankheitsprozess zu erkennen. Ganz im Gegenteil. Er oder sie ist der Inbegriff von Gesundheit, Energie und Lebensfreude. Endlich ist der Tag lang genug, um ein Buch zügig durchlesen zu können, um das Spätprogramm des Fernsehens zu nutzen, um die Möglichkeiten des Internet auszuschöpfen, um eine Bastelei oder Handarbeit fertig zu bekommen oder... oder. Lange nach Mitternacht wird das Licht gelöscht, doch zur gewohnten Weckzeit fällt das Aufstehen so leicht wie noch nie und die Routine der Tagesarbeit geht mit Schwung von der Hand. Die Veränderung des Schlafbedarfs stört nicht im Geringsten. Erst erfahrene Psychosepatienten erkennen nach mehreren Katastrophen darin das untrügliche Frühwarnzeichen, das es ist.

Strahlend gute Laune wird zur beherrschenden Grundstimmung. Weg ist der Grauschleier! Alle Farben leuchten intensiver, alltägliche Gegenstände offenbaren unerwartete Reize, mit der Supermarkt-Kassiererin verbindet einen eine tiefe menschliche Nähe. Unerbittlich fest sitzt eine „rosa Brille" auf dem Gemüt. Ein leicht befremdeter Blick der Kassiererin kann hier nicht hindurchdringen. Keinerlei Frust kann aufkommen. Keine Bedenken hindern einen daran, mit attraktiven Personen des anderen Geschlechts zu flirten. Alkohol, der sonst kaum geschätzt wird, kommt ins Spiel und wirkt beim Ausbrechen einer manischen Psychose als unfehlbarer Brandbeschleuniger. Leicht wie das Herz sind auch die Gedanken. Sie verknüpfen sich wie von selbst zu sinnigen Einfällen. Die Lösung für ein mühsames Problem liegt offen zutage. Die Fülle des Lebens mit allen verlockenden Reizen strömt einem zu.

Eine zuverlässige Ehefrau und gute Mutter, die hier Babsi heißen soll, beschließt ihr Shopping wie gewohnt in einem Café der Innenstadt. Etwas ungewöhnlich ist die Menge ihrer Einkaufstüten. Sie hatte einen Glückstag und konnte außer der benötigten Winterjacke noch etliche supergünstige Schnäppchen ergattern. Zur Belohnung sollen ihr ein Cappuccino und ein Kuchen schmecken. Nein, heute zur Feier dieses Tages ein Prosecco. Während sie daran nippt, schweifen ihre Blicke über die anderen Gäste. Sitzt dort an einem Einzeltisch, mit einem Bier vor sich, etwa George Clooney, ihr Lieblingsschauspieler? Natürlich nicht! Aber er hat eine ähnlich hinreißende Ausstrahlung. Er prostet ihr zu, kommt an ihren Tisch und lädt sie zu einem weiteren Gläschen ein. Schnell sind sie in einem sehr persönlichen Gespräch, das vor Erotik knistert. Er schlägt ihr vor, noch ein anderes, gemütlicheres Lokal aufzusuchen. „Nein" sagt Babsi und zeigt auf ihre Tüten. „Jetzt muss ich heim, den Kindern und dem Mann Abendessen machen." Wann sie sich – möglichst bald! – wiedersehen können, will ihre Eroberung wissen. Sie sei die Frau seiner Träume. Babsi fühlt sich unendlich reich mit einem von Liebe übervollen Herzen. Sie wird sich verschenken, sie wird sich ihm hingeben. Telefonnummern werden ausgetauscht. „Bis ganz bald! Wir sehen uns wieder."

Heute fährt sie erst einmal nach Hause. Sie packt ihre Einkäufe aus und versucht, auch ihren Mann dafür zu begeistern. Der gönnt seiner besseren Hälfte ihre Freude. Dass sie gerade ziemlich knapp bei Kasse sind, und dass ihn ihr Verhalten überrascht und eigentlich sogar ärgert, sagt er heute noch nicht.

Lassen wir Babsis Geschichte kurz vor der vollständigen Katastrophe enden. Sie hat die Telefonnummer des attraktiven Fremden verloren und ihre Gefühle für ihn schnell vergessen. Eines Tages werden ihre Familie und sie den Wirbelsturm der Manie überstanden haben. Viel Geld ist weg und in der Nachbarschaft ist Babsis Ansehen etwas angeknackst. Aber das erschreckende Naturereignis, das sich in ihrem Kopf entfesselt hatte, hat wenigstens nicht auch noch die Ehe gefährdet.

Wem das Herz voll ist, dem geht der Mund über. Wer möchte oder könnte soviel Glück für sich behalten? Alle dürfen daran teilhaben, alle sollen die neu gewonnenen scharfsinnigen Erkenntnisse würdigen. Deshalb wird Ausführlichkeit nicht gescheut. Im „Normalbetrieb" steuern Gesprächspartner sich gegenseitig durch ermunternde Signale oder durch Zeichen von nachlassendem Interesse. Ein manisch veränderter Mensch ist zu dieser nonverbalen Leistung nicht mehr fähig. Er schaut seinem Gegenüber ins Gesicht und kann doch nicht darin lesen. Seine höchste menschliche Begabung, seine Kommunikationsfähigkeit, ist schwer beeinträchtigt. Er redet und redet, kommt vom Hölzchen aufs Stöckchen und kann nur durch eine deutliche, meist schon ungeduldige Bemerkung gestoppt werden. Ein erster Missklang trübt das Glücksgefühl, die Stimmung schlägt um in Gereiztheit. Doch angemessen zu reagieren, sich etwas zurücknehmen, genau das ist bei einer krankhaften Affektveränderung nicht möglich. Es ist eben keine überschwänglich gute Laune, mit der jeder von uns einem anderen auch mal auf den Wecker gehen kann. Es ist eine krankhafte Beeinträchtigung jener Fertigkeiten, die bei uns Menschen – im Gegensatz zu anderen sozialen Lebewesen – besonders hoch entwickelt sind. Weil der Kranke nichts bemerkt und ohnehin nichts daran ändern kann, geht der Prozess weiter.

Vom Feuer berührt

Manie, die Raserei, ist die älteste Bezeichnung für einen krankhaften mentalen Zustand. Sie wird seit Jahrtausenden in nahezu gleichbleibender Bedeutung gebraucht wird. Manie galt als schlimme Strafe der Götter. Ein Buch über bipolare Künstler trägt den Titel ‚Touched by

Kreativität und Krankheit

Es fällt nicht schwer, eine Menge Künstler zu nennen, die in einem manischen Ausnahmezustand unsterbliche Werte schufen. Michelangelo soll dazugehört haben. Von Friedrich Händel ist bekannt, dass er sein berühmtestes Werk, den Messias, in sechs Wochen fertig hatte – von der Idee und der Auswahl der Bibeltexte bis zur aufführungsreifen Niederschrift. Vom Feuer des Geistes berührt! Händel unter Lithium – und kein „Messias"? Nirgendwo ertönt sein mitreißendes Halleluja. Eine erschreckende Vorstellung.

Psychoaktive Medikamente stehen allgemein im Verdacht, die menschliche Kreativität abzuwürgen und das Leben arm und langweilig zu machen. Ohne bipolare Künstler wäre die Welt zweifellos ärmer geblieben. Doch sie opfern das Glück ihres Lebens für uns. Tragfähige Liebesbeziehungen scheitern oder kommen gar nicht zustande. Kurze Wochen der Begeisterung werden mit Monaten der Qual in der depressiven Todeszone bezahlt. Menschen, die noch viel zu geben hätten, nehmen sich das Leben. Die Umwelt schätzt ihr genialisches Feuer. Doch wenn es um einträgliche Projekte geht, hält man sich an die langweiligeren, aber zuverlässigen Zeitgenossen. Wenn einer kein Genie ist, sondern lediglich begabt, erleidet auch die Umwelt durch eine unbehandelte Krankheit nur Verluste.

Fire' (Vom Feuer berührt). Wer möchte wohl, wenn er die Wahl hat, von diesem Feuer berührt werden? Überprüfen Sie das anhand der Diagnostischen Leitlinien zum ICD 10, der Internationalen Klassifikation psychischer Störungen:

„***Manie mit psychotischen Symptomen***

...Selbstüberschätzung und Größenideen können in Wahn einmünden; aus Reizbarkeit und Misstrauen kann sich ein Verfolgungswahn entwickeln. In schweren Fällen können Größenideen oder religiöse Wahnvorstellungen, welche die eigene Identität und Rolle betreffen, im Vordergrund stehen. Ideenflucht und Rededrang können dazu führen, dass der Betreffende nicht mehr verstanden wird. Ausgeprägte und anhaltende körperliche Aktivität und Erregung können in Aggression oder Gewalttätigkeit münden. Eine Vernachlässigung der Nahrungsaufnahme

und der persönlichen Hygiene kann zu gefährlicher Dehydratation (Austrocknung) und Verwahrlosung führen.“

Die Ähnlichkeit mit einem Akutzustand bei wahnhafter Schizophrenie ist unverkennbar. Eine richtige Diagnose ergibt sich aus der Vorgeschichte, zu der Angehörige und Freunde ihre Beobachtungen beisteuern müssen. Außerdem kann das Ansprechen auf die medikamentöse Behandlung einen entscheidenden Hinweis geben: Bei Patienten mit affektiver Psychose bessert sich die manische Symptomatik deutlich unter Lithium. Bei schizophrenen Patienten, die in eine antriebsgesteigerte Erregung geraten, zeigt dieses Medikament keine dämpfende Wirkung.

Wahnsinnsgefühle

Besonders erschütternd und belastend ist eine Wochenbettpsychose. In Entbindungskliniken ist sie selten. Nur etwa einmal auf tausend Geburten kommt es zu dieser schweren Komplikation. Für die betroffenen Familien bricht eine Welt zusammen. Sie brauchen schnell Klarheit, um ihre Kräfte vereint in die richtige Richtung zu lenken.

Versetzen Sie sich in die Lage von Marias Familie. Sie hat einen Beruf und ist verheiratet. Planmäßig wurde das junge Paar schwanger. Die künftigen Großeltern stehen bereit, um beide zu unterstützen. Am Ende der Schwangerschaft schläft Maria sehr schlecht, denn das Kind in ihrem Bauch boxt heftig. Ihr Mann sieht ihr deshalb nach, dass sie tagsüber zeitweilig ungenießbar ist.

Die Entbindung klappt wie im Bilderbuch, Mutter und Kind sind wohlauf. Die Hebammen des Krankenhauses rechnen immer mit einigen Heultagen. Die rasante Umstellung der Hormonspiegel nach einer Entbindung macht sich bei vielen jungen Müttern mit dem berühmten Baby-blues bemerkbar. Werde ich meiner neuen Aufgabe gewachsen sein? Was ist das für eine schreckliche Welt, in die ich mein Kind hineingeboren habe? Nichts dergleichen bei Maria. Drei Tage nach der Entbindung ist sie nicht zu bremsen. Mit blitzenden Augen erklärt sie wortreich, dass sie am schlimmsten Krisenherd dieser Erde gebraucht wird, irgendwo im Mittleren Osten. Sie muss sofort dorthin und zwischen den Feinden Frieden stiften. Wie sie gerade jetzt darauf kommt, wird sie gefragt. Weil sie den Erlöser geboren habe. Sie habe Stimmen gehört. Engel und Teufel, die über sie sprachen. Daher weiß sie, welchen Auftrag sie jetzt hat. Stimmen hören? Der erste Einfall aller Laien dazu lautet „Schizophrenie". Der junge Vater und die Großeltern des Babys sind fassungslos.

Der psychiatrische Facharzt wird gerufen. Jetzt kommt alles auf ihn an. Er erfasst Marias Zustand, erklärt ihr, dass sie Schlaf braucht und gibt ihr dazu ein Medikament. Dann redet er ausführlich mit Ehemann und Eltern. Er erfährt von ihrer seltsamen Gereiztheit in den letzten Schwangerschaftstagen. Sonst lassen sich keinerlei Auffälligkeiten in den letzten Jahren erfragen. Die Eltern erinnern sich allerdings an eine Krisenzeit in der zehnten Klasse. Ein Zerwürfnis mit ihrer besten Freundin hatte sie damals wochenlang übertrieben schwer genommen. Doch als die Familie sich ernstlich Sorgen machte und bereits fachliche Hilfe erwog, wurde sie wieder sie selbst.

Die Frage nach psychisch Kranken in der weiteren Verwandtschaft haben sich die Eltern bereits sehr intensiv gestellt. Es ist nichts bekannt. Niemand war in einer psychiatrischen Klinik. Alles lebenstüchtige Leute, bis auf den einen Vetter, der sich immer wieder verschuldet und trotz seiner Begabungen nicht richtig voran kommt „Was hat unsere Tochter? Doch nicht etwa eine Schizophrenie?" Nein, sie können ganz beruhigt sein. Genauso sieht eine Manie mit psychotischen Symptomen aus. Das ist die häufigste psychiatrische Komplikation in den Tagen nach einer Entbindung.

Wenn Maria wieder ansprechbar ist, wird sie erschüttert und beschämt sein. Doch ihre Angehörigen wissen Bescheid. Es wird alles wieder gut. Sie wird eine gute Mutter sein. Um ihre Gemütslage stabil zu halten, wird sie ein geeignetes Medikament nehmen. Kein Wort von „Schizo...irgendetwas." Keine zusätzliche Belastung durch die Erörterung von möglichen „unbewussten Konflikten". Das Leben mit einem Baby, das nachts schreit, und einer Mutter, die dringend ihren Schlaf braucht, ist eine echte Herausforderung für den Vater. Die restliche Familie springt oft ein zur Entlastung der jungen Eltern. Im Hintergrund steht ein Facharzt, der die Patientin in immer größeren Abständen sieht und der die ganze Familie intensiv beraten wird, sobald sich der Wunsch nach einem zweiten Kind meldet.

Kinderwunsch und Krankheit

Der Wunsch nach dem eigenen Kind ist die elementarste Form der Lebensbejahung. Die Frage, ob der Kinderwunsch in Erfüllung gehen soll und wie es dem Kind ergehen wird mit einem kranken oder gefährdeten Elternteil, stellt sich bei schlichtweg jeder ernsteren Erkrankung, die einen chronischen oder nicht vorhersehbaren Verlauf nimmt. Paare, die mutig genug sind, um Eltern werden zu wollen, brauchen gründliche und ganz individuelle Beratung. Die behandelnden Fachärzte – Internisten, Neurologen oder Psychiater – kennen ihre Patienten und können den Schweregrad der Erkrankung einschätzen. Eine Schwangerschaft stellt Höchstforderungen an die körperliche Belastbarkeit der Frau. Geburt und Neugeborenenzeit fordern die mentale Stabilität von beiden Eltern heraus. Hier darf nichts verniedlicht, aber auch nichts dramatisiert werden. Soziale Beratungsstellen können durch Kontakte zu den Angehörigen die Belastbarkeit des sozialen Umfeldes erkunden und auf Angebote zur zusätzlichen Unterstützung hinweisen.

Humangenetische Beratungsstellen müssen oft die Sorge zerstreuen, dass Kinder von kranken Eltern unweigerlich auch erkranken werden. Die statistische Wahrscheinlichkeit, ein gesundes Kind groß zu ziehen, ist in der Regel sehr viel höher. Psychisch kranke Eltern müssen sich zusätzlich von dem Vorurteil befreien, dass sie auch in ihren guten Zeiten auf subtile Weise die seelische Entwicklung ihres Nachwuchses beeinträchtigen könnten. Dabei werden ihnen alle Fachleute helfen, die bestimmte düstere Theorien des 20. Jahrhunderts hinter sich gelassen haben.

Wenn die Entscheidung für ein Kind gefallen ist, muss zuvor noch geklärt werden, welches Risiko für das Ungeborene besteht, wenn die Mutter auf die dauerhafte Einnahme eines Medikaments angewiesen ist. Auch vor diesem Problem stehen nicht nur Psychiatriepatientinnen. Spezielle Beratungsstellen sind durch weltweite Datensammlung immer auf dem neuesten Stand und können realistisch Auskunft geben. Weiteres siehe im Anhang: Fragen und Antworten.

Die Vermischung der Extreme

Wollen Sie versuchen, sich eine gemischt psychotische Episode bei bipolarer Erkrankung vorzustellen? Kombinieren Sie die Merkmale der psychotischen Manie (siehe Seite 118) mit denen einer psychotischen Depression (Seite 106). Ekstase, Wut und Verzweiflung können unmittelbar ineinander übergehen. Hemmung und Erregung wechseln ohne Zusammenhang mit den inhaltlichen Äußerungen. Dazu kommt häufig massive psychotische Angst. Gefühlsausdruck und Handlungsimpulse sind einem irrlichternden Flackern unterworfen. Der oder die Kranke ist zeitweise in einem ruhigen Gespräch erreichbar und wenig später in der eigenen Welt wieder völlig unzugänglich. Häufig erscheinen die archaischen Gegensätze von Himmel und Hölle. Eine Patientin verkündet voller Ekstase ihre göttliche Berufung. Gereizt und mit grobem Schimpfen wehrt sie sich gegen alle Einwände. Im nächsten Moment muss sie sich angstvoll schluchzend an den nächstbesten anklammern.

Was sie alles zu sagen hat, kann ihre Leute zutiefst treffen und verletzen. Damit die Angehörigen sich nicht in ihren eigenen Gefühlen verlieren und den Rückzug antreten, brauchen vor allem sie sachkundige Unterstützung. Es ist nicht ihre Tochter oder Partnerin, die hier spricht. Es ist der Ausdruck eines schweren Ausnahmezustandes, der nichts mit ihren normalen Beziehungen zu tun hat.

Der Akutzustand für sich genommen erlaubt fast nie die richtige Diagnose. Alles, was von akut aufflackernden schizophrenen Psychosen bekannt ist, kann auch bei diesen Kranken beobachtet werden. Die gemischt psychotische Episode eines bipolaren Patienten darf einen Facharzt nicht dazu verleiten, eine bequeme „gemischte Diagnose" zu stellen und eine „gemischte" Behandlung zu verordnen. Die Mischdiagnose lautet „Schizoaffektive Psychose" und sie ist meistens falsch. Sie ist ausschließlich bei Patienten anzuwenden, die gleichzeitig an den zwei ernstesten Krankheitsbildern der Psychiatrie leiden. An einer Stimmungslabilität, die sie in affektive Ausnahmezustände treibt, und zusätzlich an den überdauernden Merkmalen der Schizophrenie. Dazu gehören vor allem erschwertes Denken, Verarmung des Gefühlslebens und sozialer Rückzug (siehe Kapitel „Schizophrenie"). Wenn bei Ihnen oder einem ihrer Lieben jemals die Diagnose „schizoaffektiv“ gestellt wurde, bitten Sie Ihren Facharzt um eine Neubewertung unter den strengen Gesichtspunkten der heutigen psychiatrischen Diagnostik.

„Bin ich wirklich schizoaffektiv?“, das dürfen Sie sich getrost fragen, falls Sie nach einer oder selbst nach mehreren Krankheitsphasen den Faden Ihres Lebens wieder aufnehmen konnten. Das heißt, Sie können Freundschaften pflegen, einen Beruf ausüben, einen Partner für sich gewinnen und gemeinsame Lebensentscheidungen treffen. Fragen Sie Ihren Facharzt, sobald sich der Sturm Ihrer letzten Psychose gelegt hat, und lassen Sie sich am besten dabei begleiten von einem Menschen, der Sie aus dem alltäglichen Miteinander kennt. So ungefähr könnte Ihre Frage lauten: „Ich weiß, dass ich krank war. Ich hatte eine Psychose. Doch die ist jetzt vorbei. Ich bin wieder ich selbst, und die Menschen, die mir nahe stehen, sehen das auch so. Erklären Sie mir bitte, Herr (oder Frau) Doktor, wo Sie bei mir die überdauernden Merkmale einer Schizophrenie erkennen!“ Ein guter Arzt möchte nicht an einer schlechten diagnostischen Gewohnheit festhalten. Die ungünstige Reaktion des Facharztes könnte – zur Karikatur überspitzt – so lauten: „Sie haben doch in Ihrem letzten Schub Stimmen gehört. Nicht irgendwelche Stimmen, sondern den Engel im Zwiegespräch mit dem Teufel. Also Stimmen in Rede und Gegenrede. Das ist der Beweis für eine Schizophrenie.“ Falls Ihr Arzt irgendwelche Besonderheiten aus Ihrem psychotischen Ausnahmezustand heranzieht, aber nicht darauf eingeht, wie gut Sie inzwischen wieder Ihr Leben meistern, wechseln Sie den Arzt! Der Kollege in diesem Beispiel hat irgendwann in den letzten dreißig Jahren den Anschluss verpasst. Mehr dazu in dem Buch der Autorin „Bin ich wirklich schizophren?“ (siehe Literaturverzeichnis, S. 258).

Psychotische Angst

Angst ist nicht gleich Angst. Im speziellen Kapitel über Angst, Furcht und Zwang wurde der Begriff Angst benutzt zur Bezeichnung des qualvollen körperlich-seelischen Alarmzustandes bei unmittelbarer Bedrohung des Lebens. Diese Angst empfindet ein Mensch, der einen Herzinfarkt erleidet. Sie steht ihm ins Gesicht geschrieben. Jeder Notarzt wird den Patienten als erstes mit einer Beruhigungsspritze daraus befreien. Denn ohne diesen Eingriff in seine Gehirnchemie schaukelt sich die Erregung unheilvoll auf und führt zur weiteren Verengung seiner Herzkranzgefäße.

Was bisher nicht zur Sprache kam, ist jene Angst, die nur bei psychotischen Veränderungen auftaucht. Mit Furcht hat sie nichts zu tun. Weit und breit ist nichts, was einen empfindlichen Menschen in den Zustand einer phobischen Panikattacke versetzen könnte. Auch gibt es keine potenziell lebensbedrohenden Signale aus dem Körperinneren, die eine solche in Gang bringen und aufschaukeln könnten. Es spielt sich alles im Kopf ab, und nur dort. Und doch ist es elementare, körperlich begründbare Angst, die auf einer Fehlsteuerung im Gehirn beruht. Auch diese Angst zeigt sich im Gesicht des oder der Kranken. Doch kein noch so liebevoller und einfühlsamer Partner ist darauf vorbereitet oder kann damit umgehen. Der Gefühlsausdruck ist ansteckend, der Gesunde ringt um Fassung und versucht, zu verstehen, was los ist. „Hab keine Angst, es ist nichts. Du siehst Gespenster." Mit besänftigenden Worten ist der oder die Kranke jedoch nicht zu erreichen. Aus dem Körperkontakt einer schützenden Umarmung reißt sie sich los. In höchster Erregung redet sie wirres Zeug. Notfall! Aufnahme in den Schutz einer psychiatrischen Station.

Menschen haben mehr zu verlieren als ihr Leben. Unser Gehirn vermittelt uns das Bewusstsein unserer Individualität, unserer Unteilbarkeit. Das nicht Teilbare, so lässt sich der Begriff Individuum auf Deutsch wiedergeben. Kriegsopfer können drei Gliedmaßen verlieren, Krankheiten können den Körper auf schreckliche Weise verstümmeln. Bei allen seelischen Folgen, die derartige Katastrophen haben, bleibt das Opfer dennoch er oder sie selbst. Unteilbar. Können Sie sich vorstellen, wie es sich anfühlt, wenn die eigene Unteilbarkeit bedroht ist? Kann ein Gesunder sich einfühlen in die besondere Angst eines psychotisch Kranken? Diejenigen, die so etwas von sich behaupten, mögen sich ebenso einfühlen in das Bewusstsein eines Bewusstlosen. Wer die Besonderheit, die Uneinfühlbarkeit des psychotischen Leidens nicht anerkennt, bagatellisiert es und nimmt den davon Betroffenen ihre ganz eigene Würde.

Mitgefühl ist etwas anderes als Einfühlung. Mitgefühl ist immer möglich. Mitgefühl mit denen unter uns, die psychotisch erkrankt und vor Angst außer sich sind. Welche Worte finden sie für ihre Angst? Ein Herzinfarktpatient sagt: „Ich muss sterben." Psychotische Patienten sagen: „Ich bin des Teufels." Oder „Der Weltkrieg ist ausgebrochen."

Oder „Ich bin im Konzentrationslager. Schauen Sie! Hier ist meine Nummer eintätowiert." Oder „Außerirdische haben mir einen Chip ins Gehirn implantiert." Mitgefühl lässt sich bei jedem Menschen wecken, der verstanden hat, dass wahnhafte Äußerungen dieser Art aus Angst erwachsen können.

Diesen Kranken nahe zu bleiben und Beistand zu leisten ist dagegen nicht jedermanns Sache. Das muss auch nicht sein, denn eine der frühesten Formen menschlicher Arbeitsteilung brachte die dafür zuständigen Fachleute hervor, die Schamanen. Diese kannten sich aus mit allem, was einer Seele zustoßen kann. Ihre heutigen Nachfolger sind die Schwestern und Ärzte in psychiatrischen Aufnahmestationen. Sie müssen einen Schutzraum bieten, die Angst hinter wahnhaften Äußerungen erkennen und den Patienten nahe bleiben, bis diese wieder bei sich sind. Sobald die Psychose restlos abgeklungen ist, werden die Patienten sich ihren alltäglichen Sorgen und Ängsten wieder stellen können wie zuvor, so gut oder schlecht wie andere Gesunde auch.

B 5 Schizophrenie – Das schwere Leben im Traum ertragen

Erinnern Sie sich an Ihre letzte Psychose? Diese Frage richtet sich an alle Leser! Hatten Sie das Glück, noch nie daran zu leiden? Dann ist es kein Wunder, dass alles, was Kranke Ihnen erzählen, Sie sehr bestürzt und befremdet. Keine gute Voraussetzung, um einem Leidenden mutig und liebevoll beizustehen. Wenn Sie zur Zeit gesund sind und keine Drogen oder psychoaktiven Medikamente nehmen, liegt Ihre letzte Psychose höchstens zwanzig Stunden zurück. Die Rede ist hier nämlich von jenem besonderen Funktionszustand, in den das Gehirn im Traumschlaf übergeht. Im Kapitel über das Zusammenspiel der Neurotransmitter steht dazu genaueres. Beim Übergang in die folgenden Schlafphasen und zuletzt in den Wachzustand entschwinden die psychotischen Traumerlebnisse in der Regel der bewussten Erinnerung. Trotzdem hat jeder, der sich jemals an einen Traum erinnern konnte, einen gewissen Zugang zum Erleben von psychotisch Erkrankten. Einen begrenzten Zugang, wohlgemerkt, denn die bedrückendsten Merkmale einer schizophrenen Erkrankung sehen anders aus.

Unfassbare Verluste

Die Besonderheit der schizophrenen Krankheitsbilder sind die sehr viel bedeutsameren Negativ- oder Minussymptome. Vielleicht werden diese für Gesunde nie nachvollziehbar sein.

– Ein körperlich gesunder und geistig objektiv leistungsfähiger junger Mann fühlt sich an jeder Praktikumstelle überfordert. Von seinem psychotischen Verfolgungswahn hat er Abstand gewonnen und weiß, dass er krank war. Aber jetzt? Drückt er sich etwa vor einer ganz normalen Belastung? Oder fehlt ihm etwas? Was?

– Eine akademisch ausgebildete junge Frau beklagt seit der Klinikbehandlung ihren Verlust an Vitalität und Kreativität. Sie führt es auf die Medikamente zurück und setzt sich schließlich bei ihrem Arzt durch mit dem Wunsch nach Absetzen. Trotzdem bleibt sie lustlos und unzufrieden, findet keinen Zugang mehr zu ihren früheren Hobbys und würde am liebsten die ganzen Tage im Bett verbringen. Was fehlt ihr?

– Ein Obdachloser im mittleren Alter wurde aus der Klinik in ein Wohnheim entlassen. Er verträgt sein antipsychotisches Medikament gut, nimmt es bereitwillig und wirkt „ganz normal". Seine Eingliederung in den Zweiten Arbeitsmarkt ist geplant. Doch er verschwitzt wichtige Termine und bekommt Schwierigkeiten wegen Schwarzfahren, obwohl er jetzt einen Dauerfahrschein hat. Die ihn betreuende Sozialpädagogin ist frustriert. Kann er nicht oder will er nicht?

Die Frage „Kann nicht oder will nicht?" wurde lange Zeit mit psychologischen, familientherapeutischen und systemtheoretischen Überlegungen aller Art beantwortet. Inzwischen kommen wir nicht mehr an der Erkenntnis vorbei, dass es sich um ein tragisches Nicht-Können handelt. Diese überdauernden Veränderungen der schizophrenen Erkrankung stehen inzwischen im Mittelpunkt der psychiatrischen Aufmerksamkeit.

- Wie können die Patienten ihr Leben einrichten, wenn sie in sozialen Situationen schnell überfordert sind?
- Wie lassen sich Gefühlsleben und Aktivität anregen und aufrecht halten?
- Wie lassen sich Gedächtnis- und Konzentrationsschwäche angehen, um die daraus folgenden Alltagsprobleme zu beherrschen?
- Wann, wie und wodurch entstehen Minussymptome?
- Gibt es Wege zur Früherkennung und Vorbeugung?

Mit den neuen Medikamenten verbindet sich die Hoffnung, dass sie die schleichende Entwicklung von Minussymptomen verhindern können. Aus Einzelfallberichten ist bekannt, dass das richtige Medikament auch bereits davon betroffene Schizophrene wieder aktiv und zielstrebig macht. Bei den früheren Medikamenten war oft kaum zu unterscheiden, ob das schlechte Befinden der Patienten ein Ausdruck ihrer Krankheit war oder ob es sich um den dämpfenden und einengenden Effekt der antipsychotischen Wirkstoffe handelte.

Erregung, Halluzinationen und Wahn werden als schizophrene Positiv- oder Plussymptome bezeichnet (was für Laien so missverständlich ist wie „positiver Befund auf Krebs" oder „Aids-positiv"). Im allgemeinen Bewusstsein drängen sie sich in den Vordergrund, denn sie zeigen eindeutig einen Ausnahmezustand an, den Gesunde im Wachsein nie erleben.

Zusammengefasst: Als Positiv- oder Plussymptome bezeichnet man psychotische Phänomene wie Sinnestäuschungen, Halluzinationen, vermehrte Einfälle, Wahn, Erregung. Unter Negativ- oder Minussymptomen versteht man den Verlust von Antrieb, Willenskraft, emotionaler Lebendigkeit, sozialer Kontaktfähigkeit, Konzentrationsfähigkeit, geordnetem Denkvermögen.

Versetzen Sie sich in einen Menschen, dessen Wachbewusstsein durch eine Veränderung seiner Gehirnfunktion mit Elementen des Traumbewusstseins durchsetzt wird (siehe Kasten S. 133). Er kann nicht erkennen, dass etwas mit ihm in seinem Kopf geschieht. In Ihren nächtlichen Träumen sind Sie sich dessen auch nicht bewusst. Der Kranke wird von Objekten und Handlungen zwingend gefangen genommen. Leider hilft es nichts, ihm zu sagen: „Wach auf, du träumst!" Es ist eine Krankheit und nicht ein Traum. Die fundamentale Verständigung mit anderen, die – auch beim Streiten – mühelos klappt, ist nicht mehr möglich. Darin besteht die Grausamkeit dieser Erkrankung. Ein Kranker ist wie ein Träumender grundlegend allein. Und doch ist er wach und hat es mit anderen Leuten zu tun. Er kann seine Erfahrungen nur so bruchstückhaft mitteilen, wie es jedem ergeht, der die fließende Vielschichtigkeit des Traums mit den Regeln der Sprache wiedergeben möchte. Er droht, verloren zu gehen.

Ein zu langer Weg

Nennen wir den Patienten Daniel Maier, achtzehn Jahre, er macht im nächsten Jahr Abitur. Er spricht von Abhöranlagen und erzählt, dass das Fernsehen persönliche Botschaften für ihn sendet. Normalerweise würden die Eltern auf solche Fantastereien mit scherzhaft ironischen Nachfragen reagieren. Doch Daniels verstörter Gesichtsausdruck zeigt eindeutig, dass er keine Gedankenspielereien ausbreitet. Was tun? Wie ihn beruhigen? „Das kann doch gar nicht sein. Da täuschst du dich." Vielleicht dringt die tröstende Versicherung für einen kurzen Moment zu ihm durch. Doch sofort ist er wieder allein, zwingend dem Geschehen ausgeliefert. Da läuft ein böses Spiel und die Eltern stellen sich ahnungslos.

Den Eltern war bereits aufgefallen, dass der Sohn nachts häufig wach ist. Vielleicht kommt alles wieder in Ordnung, wenn er sich einmal richtig ausgeschlafen hat. Das sieht Daniel anders. Doch er wird bereits vorsichtiger in seinen Mitteilungen und sagt es vielleicht nicht. Schlafen kommt überhaupt nicht in Frage, bevor er durchschaut hat, was los ist. Höchste Wachsamkeit und Scharfsinn werden von ihm gefordert. Krank soll er sein, zum Hausarzt gehen? Wie kommen seine Leute nur auf diese Idee? Sie sind es doch, die von alledem nichts mitbekommen. Das besorgte Drängen der Eltern wird stärker, es bekommt einen ungeduldigen Ton. Das passt Daniel ins Bild. Jetzt ist klar, dass sie ihm feindlich gesonnen sind und ihn als Irren abstempeln. Richtig verstanden haben sie ihn sowieso nie.

Aus Sorge, dass er seinen Zorn bald nicht mehr beherrschen kann, haut er ab. Er taucht bei einer weitläufig verwandten Familie auf und erzählt, es habe Streit gegeben. Ob er für einige Zeit bei ihnen wohnen kann? Die Freunde fanden schon lange, dass Daniels Eltern vielleicht etwas zu streng und fordernd mit den Kindern umgehen. Es gab schon mal eine erregte Diskussion über Erziehungsstile. Voller Verständnis sind sie bereit zur Krisenintervention und besprechen das natürlich mit Daniels Eltern. Nach dem Telefonat sieht es anders für sie aus. Dass die Maiers besorgte und vernünftige Eltern sind, hätten sie nie bestritten. Vorsichtig fragen auch sie ihren Gast, ob er nicht zur Sicherheit zusätzlich einen Arzt aufsuchen möchte. „Warum denn, mir fehlt nichts." Was war das mit der Abhöranlage? Daniel braust auf. „So ein Quatsch! Ich hab's euch ja gesagt. Die drehen völlig durch. Ich brauch nur meine Ruhe." „Also gut, schlaf dich heut mal richtig aus bei uns." Tatsächlich schläft der Junge gut und fest durch und wirkt am nächsten Tag gut gelaunt. Es ist der charmante, schlagfertige Daniel, den sie kennen und mögen. Doch irgendetwas ist auch anders. Aber psychisch krank? Das können sie sich nicht vorstellen.

Einige Tage später hat Daniel seine Ruhe, er wohnt wieder zuhause, geht wieder zur Schule. Die anderen haben gelernt, bei seltsamen Äußerungen nicht mehr nachzufragen, denn das gibt nur Ärger. Er hat gelernt, nichts mehr mitzuteilen von seinen ungewöhnlichen Beobachtungen, denn niemand versteht ihn.

Verständnisbrücke Traum

Wenn Sie Ihren Zugang zu schizophrenen Mitmenschen etwas erweitern möchten, achten Sie bei der Erinnerung an einen Traum nicht nur auf Ihre Wahrnehmungen, sondern auch auf Ihre eigenen Handlungen. Sind Sie gerannt, geflogen, geklettert oder abgestürzt? Haben Sie jemandem etwas erklärt oder sich heftig gestritten? Sie haben alles mögliche gemacht, aber war es Ihr Wille? Oder ist es einfach irgendwie geschehen? Was im folgenden Zitat als typisch für das Traumerleben beschrieben wird, kennen Sie vielleicht aus eigener Erfahrung. Ähnlich ist vermutlich auch das Erleben von schizophren Erkrankten.

„Eine weitere, wichtige Eigenheit des Traumes ist sein zwingender Charakter. Unsere Aufmerksamkeit wird von bestimmten Handlungen oder Objekten gefangengenommen, wir können uns von ihnen nicht lösen, um unser Augenmerk auf etwas anderes zu richten. Der amerikanische Schlafforscher Allan Rechtschaffen sagte paradox, aber treffend, dem Traum mangle es an Phantasie. Im Traume kommen uns nicht wie bei Tätigkeiten im Wachen andere Dinge in den Sinn. Die Traumbilder füllen den Traum völlig, und es bleibt kein Platz für andere »Träumereien«. Diese »Eingleisigkeit« des Traumes bewirkt die eigentümliche Abgeschlossenheit seiner Welt. Obschon andere Personen vorkommen, sind wir im Traum doch grundlegend allein und können niemandem unsere Erfahrungen mitteilen. Wir sind dem Erlebten unmittelbar ausgesetzt, können es nicht überdenken oder kritisch werten. Dies führt dazu, dass wir die unglaublichsten Begebenheiten ohne Überraschung hinnehmen und uns im Traume nicht an den Kopf greifen und sagen: »Das ist doch unmöglich!«“

Zitat aus: A. Borbély, Das Geheimnis des Schlafs.

Jede Erfahrung, jeder Lernschritt bedeutet auf der Ebene des Gehirns den Aufbau von neuen Nervenverbindungen. Frühere Verbindungen, die nicht mehr gebraucht werden, verlieren an Stärke. Auch das Gehirn eines Kranken macht in dieser Hinsicht weiter wie immer. Je länger der veränderte Zustand besteht, desto schwieriger wird die Rückregulation zum gesunden Ausgangszustand. Seit Daniel erstmals die Eltern in ernste Besorgnis versetzte, sind bereits Wochen vergangen. Bei schizophrenen Erkrankungen lassen sich im nachhinein längere Vorstadien erkennen. Weniger Aufgeschlossenheit für Neues, Vertiefung in esoterische oder psychologische Fragen, weniger Erfolg in der Schule, ein mürrisches oder ängstliches Wesen. Natürlich sind das genau die Veränderungen, die viele Jugendliche durchmachen.

Die Forschung fahndet intensiv nach sicheren und eindeutigen Früherkennungszeichen für eine schizophrene Erkrankung. Das wäre eine große Entlastung für Familien, in denen jemand bereits von diesem Leiden betroffen ist (siehe Kasten rechts). Kinder ohne Risikomerkmale könnten gelassen durch ihre stürmischen und schwierigen Zeiten begleitet werden. Andere würden zusätzlich von Fachleuten psychologisch unterstützt. Je früher eine gezielte Behandlung einsetzt, desto weniger Schaden kann eine neurobiologische Besonderheit anrichten. Heute dauert es selbst nach dem Auftreten von eindeutigen Symptomen immer noch viel zu lang, bis die Behandlung beginnt.

Eines Tages erleidet Daniel einen „Nervenzusammenbruch". Er ist außer sich vor Angst, Wut und Verzweiflung. Jetzt schaffen es die Eltern, ihn trotz Widerstreben in eine Fachklinik zu bringen. Damit haben sich für ihn die schlimmsten Vermutungen bestätigt. Er ist abgeschoben in die Klapsmühle. Gerichtsbeschluss – er muss drin bleiben. Doch ein Doppelspiel ist er bereits gewohnt. Er wird mitmachen. Er wird herausbekommen, wie diese Inszenierung hier mit jenen Tests zusammenhängt, die draußen mit ihm veranstaltet wurden. Die Eltern sind nichts als erleichtert, dass ihm jetzt nichts Schlimmes mehr zustoßen kann. Nach der ersten kurzen Untersuchung hören sie „Psychose – Medikamente nehmen." Mit tausend Fragen möchten sie den Arzt bedrängen. Wie kommt so etwas? Wird es wieder gut? Was können wir tun?

Wenn die Eltern später den Weg in eine Selbsthilfegruppe für Angehörige gefunden haben, werden sie wie andere darüber klagen, dass sich die Ärzte keine Zeit für ihre Fragen genommen haben. Auskünfte über ihr Kind bekommen sie nicht. Der Junge ist volljährig. Schweigepflicht. So wird das Trauma einer dramatischen Notaufnahme auch für die Eltern zu einer quälenden Erinnerung. Die Angehörigengruppen arbeiten energisch darauf hin, dass sich das bessert. Wiederholte gemeinsame Gespräche mit dem Patienten wären das mindeste. Hier im engsten Kreis und sofort müsste der „Trialog" beginnen, jener fortlaufende Austausch zwischen dem Kranken, seinen Angehörigen und der zuständigen medizinischen Fachkraft.

Die Metamorphose des jugendlichen Geistes

Zu Beginn des zweiten Lebensjahrzehnts baut sich das kindliche Gehirn um in das eines jungen Erwachsenen. Der junge Mensch tritt in einen Prozess ein, der einer Verwandlung von der Raupe zum Schmetterling gleichkommt. Beim Schmetterling verläuft die Umwandlung, genannt Metamorphose, still im Verborgenen des Kokongespinstes. Der Ab- und Umbau, also die Metamorphose eines menschlichen Gehirns in der Pubertät tritt dagegen oft heftig nach außen in Erscheinung. Die kindliche Unbekümmertheit geht ebenso verloren wie die fraglose Orientierung an den Werten der eigenen Familie. Gleichzeitig entstehen völlig neue Möglichkeiten des Erlebens und des Denkens. Die Menschheitsfrage nach dem Sinn des Lebens stellt sich bei manchen mit unmittelbarer Dringlichkeit. Viele Eltern haben Anlass zur Sorge, und besonders alarmiert sind sie, wenn es in der Familie Menschen mit psychiatrischen Krankheitsbildern gibt. Die gewohnte Verständigung mit ihrem bisher so lieben und vernünftigen Sprössling ist nahezu unmöglich geworden. Denn erstmals versucht das junge Wesen, sich mit sich selbst zu verständigen. Wer bin ich? Bin ich richtig? Wie könnte ich sein? Ich wollte, ich wäre anders. Der werdende junge Mensch zieht sich in sich selbst zurück und wirkt bedrückt. Auf Zuwendung reagiert er unnahbar. Sobald etwas verlangt wird, motzt er. Bei besserer Laune redet er altklug und großspurig daher. Doch schließlich ist es geschafft, der Schmetterling ist geschlüpft. Der junge Erwachsene wendet sich unternehmungslustig seiner Umwelt zu und bringt dabei sein unverwechselbares Wesen zum Ausdruck. Viel Forschung wird noch nötig sein, um krankhafte Abweichungen in diesem Entwicklungsprozess sicher zu erkennen, damit rechtzeitig ausgeglichen und unterstützt werden kann.

Wege und Irrwege der Psychiatrie

Daniel wird wie alle seine Leidensgefährten mit einem antipsychotischen Medikament behandelt. Der Wirkstoff erreicht über die Blutbahn die Nervenzellen des Gehirns und verändert die Vorgänge an den Synapsen so, dass die Dopamineffekte abgeschwächt werden, denn Dopamin, einer der „Antreiber“ im gesunden Gleichgewicht, spielt sich bei psychotischen Zuständen zu sehr in den Vordergrund. „Zuviel Dopamin führt zur Psychose. Überschüssiges Dopamin wegmachen macht die Psychose weg.“ Das war eine zu grobe Vereinfachung, die vor allem die Negativsymptome nicht erklären konnte. Doch hat diese „Dopaminhypothese der Schizophrenie“ immerhin den Leidensdruck bei den Eltern der meist sehr jungen Patienten gelindert. Zuvor quälten sie sich mit Selbstzweifeln, wie gute Eltern es immer tun, wenn ein Kind nicht gedeiht. Bestärkt wurden sie darin von tiefenpsychologischen Experten. Diese sprachen verklausuliert von frühen Bindungsstörungen, aber die Eltern, insbesondere die Mütter, verstanden den Klartext: Du bist schuld. Die Schuldzuweisung an die Eltern ist so alt wie die Psychiatrie als medizinische Disziplin. Auch die heutige Psychiatrie hat damit bisher noch nicht vollständig Schluss gemacht. Doch die Aussichten sind jetzt gut.

Eltern samt Geschwistern, Großeltern, Onkeln, Tanten, Familienfreunden und sonstigen Verwandten sind genau jene Menschen, auf die ein schizophren Erkrankter sich mit einiger Sicherheit verlassen kann. Mit eigenen Freunden und neuen Beziehungen tut er sich schwer. Es kennzeichnet die Grausamkeit dieses Leidens, dass es die Kommunikationsfähigkeit schwächt. Glückliche Ausnahmen gibt es, wenn die Erkrankung erst auftritt, nachdem ein bis dahin gesunder, irgendwie besonderer Mensch eine Liebesbindung an einen Lebenspartner eingegangen ist. „Glück“ werden die beiden nur noch selten erleben, aber eine tiefe Paarbindung fragt nicht danach. Das zeigte auf sehr berührende Weise der Film „A Beautyful Mind“.

Leider wiegen viele Psychofachleute immer noch bedenklich den Kopf, wenn Kranke genau das tun, was das allernatürlichste ist, wenn sie sich vertrauensvoll an ihre eigenen Leute halten. Den Angehörigen bleibt oft keine andere Wahl, als ebenfalls das zu tun, was für

Familien natürlich ist. Sie halten es im häuslichen Zusammenleben irgendwie aus mit dem kranken Mitglied. Gerade für die am schwersten von Negativsymptomen betroffenen Patienten gibt es noch kaum geeignete Einrichtungen, in denen sie gezielt gefördert werden können. Der typische Aufenthalt für chronisch kranke Schizophrene ohne belastbare Familien ist bisher ein personell jämmerlich ausgestattetes Pflegeheim.

Die Dopaminhypothese der Schizophrenie – geschrumpft zu einem Mosaiksteinchen im ganzen Bild. Und was haben wir jetzt? Die ehrliche Antwort wird Sie erst einmal enttäuschen, aber warten Sie noch, bis Sie erfahren haben, warum das so ist. Ehrlich: Was die Krankheit Schizophrenie ist, wie sie verhindert oder wenigstens geheilt werden kann, weiß zur Zeit niemand. Aber es wird ernsthaft daran gearbeitet, und zwar nach wissenschaftlicher Methode. Diese Methode wurde vor Hunderten von Jahren in Europa entwickelt. Verstanden und aufgegriffen wird sie seither überall auf der Welt. Winston Churchill bezeichnete Demokratie als die schlechteste Regierungsform – außer allen übrigen. In seinen Fußstapfen nennen Naturwissenschaftler ihre Methode „den schlechtesten Weg zur Wahrheit – außer allen übrigen."

Der Weg durch das Labyrinth

Der Weg zur Wahrheit ist – nicht nur in der Psychiatrie – der Weg durch ein vertracktes Labyrinth. Probleme sind verschlossene Türen. Jede geöffnete Tür führt in einen Raum, in dem man vor neuen Problemen steht. Im frühen 19. Jahrhundert machten sich aufgeklärte Mediziner auf den Weg. Vom bösen Geist besessen soll dieser arme Mensch sein? Nein, er ist krank. Problem: Was ist seine Krankheit? Eine Erkrankung der Seele, eine Psychose. Ein Begriff war geschaffen, gebildet aus den griechischen Bestandteilen Psyche und dem Anhang -ose, der wie in Arthrose eine krankhafte Veränderung bezeichnet. Eine Tür war geöffnet und ein neuer Raum wurde betreten. Aber bald standen sie wieder vor verschlossenen Türen. Gibt es nur eine Psychose? Sind es verschiedene Krankheiten? Woran sind die Psychosen des schizophrenen Formenkreises zu erkennen? Wie entstehen sie? Was hilft? Wer nach den Ursachen forscht, kann verschiedene Wege gehen. Gene sind wichtig, Besonderheiten der Gehirnstruktur sind wichtig, der Gehirnstoffwechsel ist wichtig, Lebenserfahrungen und die soziale Umwelt können wichtig sein.

Am energischsten rütteln alle an der Tür „Was hilft?". Das ist das Grundproblem, vor dem die Medizin immer steht. „Das Dopaminsystem bremsen, das hilft.“ Die Psychiater der Fünfziger Jahre hatten keine Ahnung, dass es das war, was die neuartigen Medikamente taten. Die ersten antipsychotisch wirksamen Substanzen bekamen eine aus Griechisch und Lateinisch gebastelte Bezeichnung: Neuroleptika, Einzahl: Neuroleptikum. (International ist die aussagekräftigere Bezeichnung Antipsychotika, Einzahl Antipsychotikum gebräuchlich. Gemeint sind die gleichen Medikamente.)

Neuroleptika öffneten nicht nur bildhaft eine Tür. Sie öffneten ganz konkret die Türen der Heil- und Pflegeanstalten in Deutschland und der County-Asylums in USA. Diese Einrichtungen wurden damals „Schlangengruben“ genannt. Es waren Sammelplätze für psychisch auffällige und gesellschaftlich nicht tragbare Menschen aller Art. Zugleich Arbeitsplätze für das Pflegepersonal aus der ländlichen Umgebung und für nur ganz wenige Ärzte. Ihre Patienten drängten ständig auf Entlassung, sie wollten heim, doch das schien hoffnungslos. Nach der Einführung der Neuroleptika sahen die Profis, wie ihre Patienten ruhig, zugänglich und letztlich ganz vernünftig wurden. Die Türen gingen auf, sie durften endlich heim.

Lange währte die freudige Erleichterung nicht. Schnell standen Ärzte und Patienten vor einem neuen Problem, einer neuen verschlossenen Tür. Ein typisches Merkmal der ersten Neuroleptika waren unerwünschte Wirkungen auf das Bewegungssystem. Es kam zu ähnlichen Symptomen wie bei der Parkinson-Krankheit. Die natürliche Beweglichkeit der Patienten wird eingeengt wie in einer chemischen Zwangsjacke. Anders als bei Parkinsonkranken traf es keine mental gesunden Menschen. Hatten sie vor ihrer Einlieferung in die Klinik für Bestürzung und Hilflosigkeit gesorgt, so sah man ihnen nach der Entlassung deutlich an, dass sie anders waren. In das Befremden mischte sich Mitleid. Doch sie blieben gezeichnet.

Es gibt immer Wissenschaftler, die sich auf Dauer zufrieden einrichten in dem neuen Raum hinter einer früher verschlossenen Tür. „Indem wir Neuroleptika geben, machen wir aus einem psychisch Kranken einen neurologisch Kranken. Das ist typisch für eine gute antipsychotische Wirkung. Anders geht es leider nicht.“ So oder ähnlich lautete lange Zeit eine gängige Lehrmeinung. Doch dann wurde die nächste Tür aufgestoßen. Es ging doch anders. Das erste atypische Neuroleptikum Clozapin, mit dem Handelsnamen **Leponex**®, kam auf den Markt. Es wirkte gut gegen die psychotischen Erscheinungen und hatte keinerlei neurologische Nebenwirkungen. Wieder Erleichterung, kurz darauf aber wieder Ernüchterung wegen lebensgefährlicher Veränderungen des Blutbilds.

Doch die aufgestoßene Tür blieb offen. Ein Medikament, dass Psychosekranken hilft, muss nicht zwangsläufig schwere neurologische Fälle aus ihnen machen. Weitere atypische Neuroleptika folgten. Sie legen nicht das gesamte Dopaminsystem lahm. Daher sind die parkinsonartigen Nebenwirkungen sehr viel geringer. Unkontrollierbare Gewichtszunahme ist die häufigste Einschränkung. Patienten mit einem soliden Selbstwertgefühl würden Medikamente mit dieser Nebenwirkung sehr schnell ablehnen. Psychisch Kranke nehmen sie, weil sie darin ihre Chance sehen, mit anderen mithalten zu können. Doch deutlich Übergewichtige sind heute mehr denn je gesellschaftlich stigmatisiert. Versetzen Sie sich in die Lage einer hübschen, ernährungsbewussten jungen Frau, die „durchgedreht" hat. Bei der Entlassung aus der Klinik scheint sie wieder die Alte, aber sie hat zugenommen. Wenige Monate später braucht sie die Kleidung zwei Nummern größer. „Wir machen aus psychisch Kranken Übergewichtige mit erhöhtem Diabetesrisiko. Anders geht es leider nicht." Als Lehrmeinung vertritt das zum Glück keiner der heutigen Psychiater. Das Wettrennen der Forschungsabteilungen geht weiter.

Ein Zwischenziel mit Aussicht

Intelligenz und die ihr zugrunde liegenden kognitiven Funktionen, beispielsweise Gedächtnis, Denk- und Unterscheidungsfähigkeit schienen früher kein Thema, wenn es um Schizophrenie ging. Man war sich einig, dass dieser Bereich durch die Krankheit nicht in Mitleidenschaft gezogen wird. Es seien einzig die psychotischen Veränderungen von Wahrnehmung, Gefühl und Willen, die verhindern, dass die Kranken von ihrer Intelligenz Gebrauch machen können. Dagegen stand schon lange eine andere Auffassung, die jetzt an Boden gewinnt.

Einige Forscher sehen die Ursache der schizophrenen Negativsymptome in Fehlfunktionen der Transmittersysteme des Stirnhirns, also jenes Bereichs, der für Planung und soziales Urteilsvermögen gebraucht wird. Durch zu niedrige Aktivität im Stirnhirn kann sich die Dopaminaktivität im limbischen System ungehemmt auswirken, und erst dadurch, also in zweiter Linie kommt es auch zu Positivsymptomen. Die Grundlage der Schizophrenie wird in einer Veränderungen von kognitiven Funktionen gesehen. Störungen von Gedächtnis und Merkfähigkeit, Aufmerksamkeit und Entscheidungsfindung machen den Betroffenen auf subtile Art das Leben schwer. Erst als Folge davon entwickeln sich unter Stress jene Auffälligkeiten wie Halluzinationen und Wahn, die bisher im Mittelpunkt der Aufmerksamkeit standen. Nach dieser Ansicht haben die schizophrenen

Positivsymptome keinen größeren Stellenwert als eine erhöhte Körpertemperatur. Sie sind das Alarmzeichen, das auf einen ernsten Krankheitsprozess hinweist, aber nicht die eigentliche Krankheit. Daraus folgt, dass es bei Patienten mit schizophrenen Krankheitsbildern nicht genügen kann, das „Fieber“ der Psychose zu senken. Das ist lediglich die Voraussetzung für die eigentliche Behandlung. Und die wäre? Vor diesem Problem steht die Schizophreniebehandlung jetzt. Gezieltere Medikamente könnten wahrscheinlich weiterhelfen. Dazu muss noch genauer erforscht werden, bei welchem Krankheitszustand welche Funktion auf welche Weise verändert ist. Kognitive Verhaltenstherapie kann die beeinträchtigten Funktionen zwar nicht „heilen“, die Patienten jedoch geschickter darin machen, mit ihrer Besonderheit stressfrei zu leben. Für die medikamentöse Behandlung ergibt sich daraus bereits eine wichtige Konsequenz. Wirkstoffe, die von schizophren Erkrankten über lange Zeit genommen werden, dürfen vor allem die geistige Leistungsfähigkeit nicht beeinträchtigen. Das heißt: die Langzeitmedikation darf keine anticholinerge Wirkung haben. Sie erinnern Sie sich an die Bedeutung des Acetylcholin für Gedächtnis und Geistesschärfe. Eine Substanz, die sich in Laborversuchen als deutlich anticholinerg erweist, wird keine großen Chancen bekommen.

Zusätzliche Wegweiser

Haben psychiatrische Fachleute bisher etwas wichtiges übersehen? Lange hatten sie die Lebensqualität der medikamentös behandelten Patienten fast übersehen. Das ist vorbei (siehe Kasten Seite 230). Zur Antwort auf weitere Fragen stehen ihnen seit einigen Jahren andere Fachleute zur Verfügung. Sie sind als Angehörige Experten für die kleinen Besonderheiten, die einem im Nachhinein wieder einfallen, wenn sich beim Kind eine schizophrene Erkrankung zeigt. Als Baby hat er extrem unter bestimmten Geräuschen gelitten. Als Kleinkind war sie weniger verschmust als die anderen Kinder. Noch viele Mosaiksteinchen müssen gesammelt und richtig zusammengesetzt werden. Eltern und andere Verwandte werden eifrig dazu beitragen, sobald sie rückhaltlos respektiert und gefragt werden.

Auch für die Überwachung der Medikamentenwirkung sind aufmerksame Freunde und Angehörige wichtige Partner. Sie sind die einzigen, die den Patienten schon kannten, bevor der Krankheitsprozess in Gang kam. Sie können erkennen, wie viel von seinem gesunden Wesen erhalten geblieben ist. Die schwerwiegenden Negativsymptome in manchen schizophrenen Krankheitsverläufen lassen sich nur aus mitfühlender Beobachtung erschließen. Wer bestimmte Denkfähigkeiten eingebüßt hat, kann darüber nicht selbst reflektieren und sich anderen verständlich machen. Wer unter einer Fehlsteuerung der Affektäußerungen leidet und daher unmotiviert lacht oder ständig missmutig reagiert, wird das weder sich noch anderen erklären können. In den Familien mit einem kranken Mitglied sammelt sich ein Erfahrungsschatz für die alltägliche Bewältigung solcher Besonderheiten. Es käme nur darauf an, dass die Fachwelt ihn nutzt.

Heimkommen

Was Menschen auch bei schweren Krankheiten nie ganz verlieren, ist der Wunsch, dazuzugehören und angenommen zu sein. Sie brauchen die Zuwendung von Angehörigen und Fachleuten. Doch in Selbsthilfegruppen erfahren sie eine andere, eine ganz besondere Zugehörigkeit. Es muss nichts erreicht werden, es muss nichts geredet werden. Einfach da sein können und die Verbundenheit spüren, die aus ähnlichen Leiderfahrungen kommt. Was in Deutschland und ganz Europa noch Zukunftsmusik ist, entwickelt sich bereits in Amerika, von Kanada bis Brasilien: Selbsthilfegruppen nach dem Modell der Anonymen Alkoholiker. Siehe Kasten Seite 86. Sie lassen sich von niemandem sponsern, sie vertreten ihre Interessen nicht in der Öffentlichkeit. Sie sind einfach füreinander da, um Erfahrung, Kraft und Hoffnung zu teilen.

Das folgende ist die Begrüßungsformel für jemanden, der erstmals in einem Meeting auftaucht. Übersetzt von der Autorin, die sich die Freiheit genommen hat, die in Amerika gebräuchliche Abkürzung SA (Schizophrenics Anonymous) durch Schizanon zu ersetzen.

Wir möchten Sie willkommen heißen als Neuling bei Schizanon. Wir wissen, dass Sie vielleicht nicht viel Erfahrung mit Selbsthilfegruppen haben und sich unbehaglich fühlen können. Bitte seien Sie ungezwungen und versuchen Sie, für diese neue Erfahrung offen zu sein.

Eines, was wir dem Neuankömmling geben möchten, ist ein Gefühl von HOFFNUNG. Schizanon-Mitglieder haben über die Jahre gesehen, wie Leute mit Schizophrenie fähig sind zu Riesenschritten in ihrer Genesung und wie sie einen Platz für sich in dieser Welt finden können. Das Leben ist aussichtsreich, sogar für jene, die mit unserer schwierigen Krankheit geschlagen sind.

Bitte machen Sie sich noch etwas klar. Ihre Schizophrenie ist nicht Ihre Schuld; sie ist nicht eine Schwäche Ihres Charakters oder ein Fehler der Persönlichkeit. Nach allem was die Wissenschaft darüber sagen kann, ist Schizophrenie eine Erkrankung des Gehirns, bei der Unausgewogenheiten des Stoffwechsels und manchmal Unregelmäßigkeiten der Gewebsstruktur eine Rolle spielen. Ungefähr neunzig Prozent der Menschen mit Schizophrenie werden durch medizinische Behandlung gebessert, und neue wissenschaftliche Forschung bietet Hoffnung für alle mit dieser Krankheit.

Bitte fühlen Sie sich hier zuhause. Dieses Meeting ist dazu da, um Sie zu stützen. Hier werden Sie akzeptiert. Leute mit Schizophrenie haben eine Welt von Erfahrungen, über die andere nichts wissen.

Zum Beispiel, haben Sie Stimmen gehört oder Visionen gehabt? Das haben andere Schizanon-Mitglieder auch. Haben Sie großartige oder seltsame Vorstellungen gehabt von sich selbst oder Ihrer Umgebung? Das haben andere Schizanon-Mitglieder auch. Haben Sie den Eindruck gehabt, dass Geheimdienste hinter Ihnen her sind? Oder dass im Fernsehen oder Radio zu Ihnen gesprochen wurde? So ging es auch anderen in Schizanon. Haben Sie Psychiater aufgesucht, waren Sie in psychiatrischen Kliniken, haben Sie antipsychotische Tabletten genommen, oder hatten Sie schreckliche Nebenwirkungen von diesen Medikamenten? Wir auch. Haben Sie wegen Schizophrenie die Arbeit verloren, oder sind Sie von anderen deswegen persönlich abgewertet worden? Wir auch.

Wir haben diese Dinge und anderes gemeinsam. Es ist wie eine Art Heimkommen. Sie sind hier willkommen. Wir hoffen, uns hier jede Woche zu treffen, wenn Sie sich entscheiden mitzumachen. Möge Ihnen viel Gutes begegnen.

C

Wirkstoffe für die Seele

C 1 Stoff für Geist und Seele im Alltag

Was Sie hier erwartet: *Dass Naturstoffe nicht „von Natur aus" harmlos sind, zeigt sich nirgends deutlicher als bei den Genussgiften. Sie werden kultiviert und konsumiert, um seelisch-geistiges Befinden zu verändern. Wer sich das Vergnügen damit erhalten möchte, sollte daher auch bei diesen Nicht-Arzneimitteln gut informiert sein über „Risiken und Nebenwirkungen". Eine entsprechende Packungsbeilage werden Sie nirgends finden. Zu Warnhinweisen auf dem Etikett sind neuerdings wenigstens die Zigarettenhersteller verpflichtet.*

Die Leistungsdroge Koffein

Koffein ist ein Naturprodukt, genauer gesagt, ein Pflanzengift. Es wird in verschiedenen Pflanzenarten gebildet und schützt diese vor Schimmelpilzen. Besonders hohe Konzentrationen bilden die Blätter des Teestrauchs und die Früchte der Kaffeepflanze. Bei Menschen tritt keine gefährliche Giftwirkung auf, sondern eine angenehme Belebung. Damit haben sich die Pflanzen seit Jahrhunderten so beliebt gemacht, dass sie gezüchtet wurden und sich über weite Gebiete der Erde ausbreiten konnten. Kakaobaum, Matestrauch und eine südafrikanische Schlingpflanze namens Guarana schlossen sich dieser Erfolgsstrategie an.

Koffein verbessert die Konzentration und damit die geistige Leistungsfähigkeit. Koffein wurde von der WHO nicht unter die suchterzeugenden Substanzen eingereiht und hat sogar Aussichten, von der Liste der verbotenen Dopingmittel gestrichen zu werden. Giftig ist es erst in einer Dosierung, die beim Gebrauch als Muntermacher und als geselliges Genussmittel nicht erreicht wird. Im Vergleich dazu ist eine unabsichtliche Alkoholvergiftung sehr viel schneller passiert.

Bei Kakao und Schokolade muss man an die anregende Wirkung des geringen Koffeingehaltes schon glauben, um sie zu bemerken. Teeblätter enthalten doppelt soviel Koffein wie Kaffeebohnen. Sie sind auch intensiver im Geschmack und werden deshalb vergleichsweise sparsam verwendet. Eine aromatische Tasse Tee enthält daher nur halb so viel Koffein wie eine angenehm kräftige Tasse Kaffee. Bei der üblichen Zubereitung erreichen empfindliche Menschen mit Kaffee schneller die Grenze der unangenehmen vegetativen Wirkungen. Herzklopfen, Schweißausbruch, Zittrigkeit und in manchen Fällen sogar Angstgefühle zwingen manche ganz zum Verzicht auf den Genuss. Die Kaffeezüchter suchen daher nach Sorten, die aromatische, aber sehr koffeinarme Früchte tragen.

Wie bei allen biologisch aktiven Wirkstoffen gibt es äußerst unterschiedliche Stoffwechseltypen, wenn es um die Wirkung und die Verträglichkeit des Koffein geht. Manche halten sich den ganzen Tag damit in Schwung und schlafen nach abendlichen drei bis vier Tassen prompt ein. Andere haben erlebt, wie sich die Empfindlichkeit im Lauf der Jahre veränderte. Auf einmal ist nach einem Nachmittags-Kaffee noch Stunden später an Schlaf nicht zu denken. Wer sich mit Einschlafproblemen herumschlägt, sollte daher in einem simplen ersten Schritt jeglichen Koffeingenuss nach Mittag aus seinem Leben streichen.

Auch bei allen Angststörungen, die immer mit einer Übererregung der vegetativen Nerven einhergehen, ist es naheliegend, auf Kaffee, Tee und Cola ganz zu verzichten. In dieser Verfassung bleibt es nicht bei der erwünschten geistigen Anregung, sondern es kommt auch zur Anregung von völlig unerwünschten Empfindungen. Wer Psychopharmaka einsetzt und die benötigte Menge so niedrig wie möglich halten möchte, hat ebenfalls einen sehr guten Grund, mit Koffein äußerst sparsam umzugehen. Wenn dieser Naturstoff im Körper anwesend ist, verlieren Psychopharmaka einen großen Teil ihrer gewünschten Wirkung, während die Risiken für Nebenwirkungen gleich bleiben.

Da eine ausgeprägte körperliche Abhängigkeit von Koffein nicht entsteht, fällt es gut informierten Patienten in der Regel leicht, eine neue Kosten-Nutzen-Rechnung aufzumachen und auf koffeinfreie Getränke umzusteigen. Während der ersten Tage eines Koffeinentzuges kann außer der vermehrten Müdigkeit leichter Kopfschmerz auftreten. Zur Überbrückung ist der geringe Koffeingehalt des Kakao ausreichend.

Das Suchtgift Nikotin

Auf die Frage, wozu das Naturprodukt Nikotin gut ist, hat die Tabakpflanze eine einfache Antwort. Zum Vergiften von Blattläusen und ähnlichen Fressschädlingen. Bei Insekten wirkt das Alkaloid als starkes Nervengift. Auch im peripheren Nervensystem des Menschen entfaltet es seine Wirkung durch die Ähnlichkeit mit einem natürlichen Botenstoff. Bekanntlich ist das Nikotin einer Zigarette für Kleinkinder tödlich.

Fragen wir noch einmal anders. Was fanden die amerikanischen Ureinwohner an der giftigen Tabakpflanze so gut, dass sie das Kraut anbauten und in feierlicher Runde den Rauch einatmeten? Es half ihnen, aus dem Alltagsbewusstsein in eine gehobene und angeregte geistig-seelische Verfassung zu gelangen. Dieser Brauch machte die Abenteurer aus Europa neugierig und sie überzeugten sich von dem angenehmen psychoaktiven Effekt. Warnungen wegen der schnell erkannten Giftigkeit halfen nichts. Drogenpolizeiliche Erlasse der damaligen Machthaber nützten soviel wie heute, nicht gerade viel. In unglaublicher Geschwindigkeit verbreitete sich die Leidenschaft für den blauen Dunst in Europa. Kautabak und Schnupftabak konnten sich gegen das Ritual des Rauchens nicht durchsetzen.

Heute steht die Nikotinabhängigkeit weltweit an erster Stelle der Suchtkrankheiten. Raucher nehmen Herz- und Kreislaufkrankheiten in Kauf, frühen Krebstod und andere Gesundheitsschäden. Das heilige Kraut der Indianer hat es nämlich in sich. Nikotin führt schnell zu körperlicher Abhängigkeit und zu dem heftigen Verlangen, den Gebrauch fortzusetzen, gegen alles bessere Wissen.

Wie die gefürchtete und verbotene Suchtdroge Kokain entfaltet es seine Hauptwirkung im Belohnungszentrum des Gehirns (siehe auch den Dopamin-Abschnitt). Diese Struktur aus Nervenzellen sorgt dafür, dass Lebewesen spüren, was ihnen nützt und was ihre Fortpflanzung sichert. „Gut gemacht! Weiter so!" funken sie als Belohnung für biologisch sinnvolles Verhalten. Andere Gehirnabschnitte haben zuvor verschiedene Daten verrechnet, aus denen sich ergibt, ob eine Belohnung fällig ist. Ohne Fleiß kein Preis. Ein Suchtgift täuscht das Gehirn. Superpreis ohne jeden Fleiß! Es regt das Belohnungszentrum an, heftig zu funken, und zwar ohne jede Berücksichtigung der sonstigen Datenlage. Das Signal „Gut gemacht! Weiter so!" verdrängt alle anderen Informationen und das Individuum, ob Maus, Makake oder Mensch hat den ersten Schritt zur

Entwicklung einer Abhängigkeit getan. Wie es weitergeht, entscheidet sich an vielen zusätzlichen Faktoren, ganz sicher aber nicht an menschlichen Merkmalen wie Charakterstärke oder emotionaler Reife.

Die Antwort ist klar: Tabakrauch ist gut für die Hersteller von Tabakwaren, für alle, die sonst noch an der Vermarktung verdienen und nicht zuletzt für die Finanzminister.

Wer als Psychiatriepatient Nichtraucher bleibt, ist klar im Vorteil, denn er kommt mit niedrigeren Dosierungen seiner Medikamente aus und muss daher mit weniger Nebenwirkungen rechnen.

Nikotin begünstigt die Entstehung von Angstkrankheiten. Deshalb treten diese bei aktiven und ehemaligen Rauchern überdurchschnittlich häufig auf. Doch Rauchern, die abhängig geworden sind, sichert die Giftzufuhr eine halbwegs ausgeglichene Stimmungslage. Daraus ergibt sich eine wichtige Empfehlung für abhängige Raucher, die sich außerdem mit Ängsten und depressiver Stimmung plagen. Bereiten Sie Ihre Entscheidung zum Nikotinentzug vor und begrenzen Sie Ihr Rauchen bereits, soweit es geht. Aber machen Sie mit dem vollständigen Abschied von der Zigarette erst ernst, wenn Sie mit fachlicher Hilfe wieder in einem ruhigerem Fahrwasser sind. Sie brauchen zum Nikotinentzug gute Nerven und ein positives Lebensgefühl. Dann wird Ihre Verwandlung zum Nichtraucher eine der lohnendsten Herausforderungen sein.

Die Geselligkeitsdroge Alkohol

Alkohol ist in unserem Kulturkreis der Inbegriff eines Genussgiftes. Gesunde genießen ihn zur Steigerung ihres Lebensgefühls. Alkoholkranken vergiftet er das Leben. Die Neigung zu diesem berauschenden Wirkstoff ist keineswegs beschränkt auf menschliche Lebewesen.

Warum überleben Alkoholgenießer?

Was veranlasst ein Lebewesen dazu, sich zu berauschen? Als Bestandteil der Nahrung spricht für den Alkohol sein hoher Kaloriengehalt. Diese Tatsache nutzen Vögel mit einem Stoffwechsel, der auf die rasche Entgiftung von großen Mengen eingestellt ist. Bei uns und anderen Primaten ist das offenkundig nicht der Fall. Warum gehen wir das hohe Risiko der Vergiftung ein? Wer sich besoffen durch die Äste hangelt, bricht sich mit großer Wahrscheinlichkeit das Genick. Auf dem Boden ist ein torkelnder Zweibeiner leichte Beute für jedes Raubtier. Warum hat die Evolution dieses riskante Verhalten nicht längst durch Auslöschung „bestraft"? Rein zweckmäßige Seiten hat der Alkohol durchaus, zum Beispiel seinen keimtötenden Effekt. Wo reines Wasser als Durstlöscher nicht selbstverständlich war, brachte die Mischung mit etwas Wein Schutz vor Darminfektionen. Bei schwerer körperlicher Arbeit war der Kaloriengehalt von leicht alkoholischen Getränken ein zusätzlicher Nutzen. Für Bauarbeiter war Bier bis in die jüngste Zeit das selbstverständliche Brotzeitgetränk. Die Kosten-Nutzen-Rechnung ändert sich, seit es am Bau nicht mehr vorwiegend um Knochenarbeit geht, sondern um die Bedienung von schnell laufenden Maschinen. Pharmakologen ordnen diese chemisch einfach gebaute Substanz bei der Stoffklasse der Narkosemittel ein. Mediziner wissen, wie Alkohol im Körper umgewandelt wird, wie schnell er abgebaut wird und dass er auf längere Sicht als Zellgift wirkt und viele Organe schädigt.

Die kritische Vernunft hat Feierabend

Hoch geschätzt und viel besungen wurden Bier, Wein und Schnaps nie aus praktischen Gründen. Diese Getränke gehören zum gemeinsamen Feiern. Gelöst, leicht euphorisch, kontaktfreudig und gesprächig erleben wir uns selbst sowie Freunde und Fremde in einer dem grauen Alltag entrückten Verfassung. Wir lachen leicht und sind bereit, uns und anderen Dummheiten durchgehen zu lassen, die unter Nüchternen peinlich wären. Im Wein liegt Wahrheit, denn Alkohol senkt die Hemmschwellen. Liebeserklärungen gehen leichter von den Lippen. Auf dem Betriebsausflug kann der Chef endlich einmal erfahren, was man von seinen Führungsqualitäten hält. Freunde und Verwandte, die ein Hühnchen miteinander zu rupfen haben, können jetzt richtig zur Sache gehen. Schöngeister überbieten sich in brillanten Analysen des Kultur- und Weltgeschehens. Wenn der Pegel weitersteigt, können Menschen von cholerischem Temperament unangenehm gereizt werden. Melancholiker versinken wortreich in Weltschmerz. Sanguinische Frohnaturen tanzen auf den Tischen. Die Phlegmatiker sind schon eingeschlafen. Am nächsten Tag ist das meiste vergessen oder wird nicht mehr ernst genommen.

Gemeinsamer Alkoholgenuss ist ein bewährtes Verfahren, um von Zeit zu Zeit die Gruppenbindung zu stärken. Am Abend ist es die geteilte Freude der künstlich gehobenen Stimmung. Am folgenden Morgen das geteilte Leid eines ordentlichen Katers, von dem man noch nach Jahren erzählt wie von einer Heldentat. Manche Trinkkulturen schätzen das Stadium der euphorischen Erregung und versuchen, ein Gelage möglichst in diesem Bereich zu halten. Anderswo erreicht man mit Hochprozentigem schnell das Stadium der großen Wahrheiten, döst bald darauf ein und freut sich am nächsten Tag über das gelungene Fest. Immer geht es um die gemeinsame Erfahrung.

Anders Trinkende

Der kultivierte Weinkenner, allein zuhause mit seinem edlen Tropfen und einem guten Buch, kann eine problematische Erscheinung sein. Der heimliche Trinker ist immer ein Kranker. Dabei kommt es nicht auf die Menge an. So manche Hausfrau gönnt sich nachmittags einen Piccolo, um für das langweilige Bügeln in Schwung zu kommen. Sie denkt sich nichts dabei und verträgt dieses gelegentliche Frusttrinken – hoffentlich! Ihre Nachbarin tut genau das Gleiche, doch mit unguten Gefühlen lässt sie das Fläschchen tief im Hausmüll verschwinden. Sie ist bereits alkoholkrank.

Die Alkoholkrankheit trifft schätzungsweise drei bis fünf Prozent der Alkoholgenießer. Es ist eine Art Unverträglichkeit, die sich tückischerweise erst nach und nach bemerkbar macht. Die Gefährdeten scheinen den Stoff besonders gut zu vertragen, denn bei ihnen entfällt oft der Kater und damit fehlt ihnen diese natürliche Bremse. Manche Kranke finden Jahre später nach etlichen Katastrophen den Weg in eine ganz neue Nüchternheit. Sie erzählen, dass sie bereits bei den ersten geselligen Trinkereien das Gefühl bekamen, bei ihnen stimme etwas nicht. Sie spürten, dass der Alkohol bei ihnen anders wirkt als bei den Zechgenossen. Niemand kann zu diesem Zeitpunkt etwas von der Bedrohung ahnen. Ein Gefährdeter kommt – auch bei Frauen – gut an, denn er ist feinfühlig, gesellig und großzügig. Insgeheim kämpft er bereits gegen den Alkohol. „Heute Abend gehe ich genau wie die Kollegen nach zwei Bier heim.“ Wieder werden es mehr. Er geht nicht heim, sondern schließt sich einer Gruppe von Unbekannten am Tresen an. Die Vorwürfe seiner Freundin sind im Grunde überflüssig. Er weiß selbst, dass er wieder einmal versagt hat und schämt sich zutiefst. Doch noch kämpft er weiter. Er weiß noch nicht, dass er alkoholkrank ist und an dem typischen Kontrollverlust leidet.

Wenn es allgemein auffällt, dass er mehr trinkt, als ihm gut tut, finden alle jede Menge Erklärungen. Eine schwere Jugend, eine nörgelnde Frau und vieles andere. Schon lange bevor die Giftwirkung an Leber, Herz und Gehirn offenkundig wird, kommt es zu schleichenden Veränderungen der Beziehungsfähigkeit. Das merken die Liebespartner als erste und aus Liebe versuchen sie lange, es vor sich und anderen zu vertuschen. Die Kinder wachsen auf mit dem einem Elternteil, der seine Elternrolle nicht erfüllen kann und mit Müttern oder Vätern, die hilflos um ihr Familienglück und gegen die Krankheit kämpfen. Darum herum ist eine Umwelt, die das Scheitern am Alkohol noch längst nicht als schicksalhafte Erkrankung versteht, sondern Schuldige sucht. Enttäuschungen, Stress, die Alkoholwerbung.

Erst wenn ein Leidender den Weg zu den Anonymen Alkoholikern gefunden hat, kann er lernen, dass ein Alkoholkranker trinkt, weil er alkoholkrank ist. Es gibt keinen sonstigen Grund. Es gibt allerdings einen sicheren Ausweg: Das erste Glas stehen lassen, Tag für Tag.

Auch ohne entsprechende Veranlagung kann man sich die Alkoholkrankheit zuziehen. Alkohol wird von vielen Angstpatienten gezielt zur Linderung eingesetzt. Solange sie gesund waren, haben sie ihn wie andere in fröhlicher Runde genossen. Wenn Ängste und Sorgen quälend werden, kennen sie daher bereits die entspannende Wirkung. Jetzt beginnt der Missbrauch. Es wird allein getrunken, und von Fröhlichkeit fehlt jede Spur. Nur die quälende Unruhe und Angst wird gelindert. Auf die Menge kommt es nicht an. Es kann fürs erste bei einem Bier zum Einschlafen bleiben. Niemand ist besorgt. Doch auf diesem Weg sind viele in die Alkoholkrankheit geschlittert. Von der Holperstrecke einer Angstkrankheit geradewegs auf die abschüssige Bahn einer stofflichen Abhängigkeit. Mit Benzodiazepinen ging es den Angstpatienten früherer Zeiten ähnlich. Doch diese Stoffe waren immer verschreibungspflichtig. Seit langem enthält jede Packung den Warnhinweis, dass man davon abhängig werden kann. Das wollen Angstpatienten natürlich nicht. Auf Bier- und Weinflaschen fehlt der Warnhinweis. Er fehlt aber auch in der Packungsbeilage von Melissengeist, dem Hausmittel gegen nervöse Störungen, erhältlich in jedem Drogeriemarkt, mit einem Gehalt von 76 Vol.% Alkohol. Angstpatienten müssen vor dem Elend einer sekundären Alkoholkrankheit bewahrt werden, dazu sind die Gesundheitsfachleute da. Sobald ein Patient Angst ausdrückt oder davon spricht, muss eindringlich davor gewarnt werden, eine verhängnisvolle Selbstbehandlung fortzusetzen.

Alle, die das Glück haben, Wein, Bier und Spirituosen als Genussmittel nutzen zu können, ohne abhängig zu werden, sollten so viel über die Krankheit wissen, dass sie sich gegenüber Betroffenen solidarisch verhalten können. Bitte respektieren Sie es eisern, wenn irgend jemand in irgendeiner Situation einen Drink ablehnt. Vielleicht haben Sie einen Alkoholkranken vor sich, dessen Kraft heute nur für das erste „Nein" reicht. Auch für Sie ist die Situation weniger einfach, als es scheint. Sie bieten alkoholisch beschwingte Gemeinschaft an und werden zurückgewiesen. Doch wenn Sie sich vorstellen, dass der andere einen lebenswichtigen Grund haben kann, werden Sie auf weiteres freundliches Drängen gern verzichten.

Reines Gift für die Empfindlichsten

Für wachsende Gehirne ist Alkohol Gift und sonst nichts. Ungeborene, die über die Nabelschnur Alkohol aufnehmen müssen, kommen geistig behindert zur Welt. Kinder lehnen den Geschmack in der Regel instinktiv ab. Doch sie überwinden den Widerwillen, wenn sie von Eltern und anderen Menschen ihres Vertrauens dazu ermutigt werden. Suchtkranke sind immer auf der Suche nach Gleichgesinnten. Ein trinkfester kleiner Bursche, der sich lustig benimmt, befriedigt das Bedürfnis von kranken Erwachsenen in besonders reizvoller Weise.

In der Pubertät ist keine Verführung mehr nötig. Der Reiz, alles und besonders das Verbotene auszuprobieren, wird für manche Kinder überwältigend. Gut gemeinte Aufklärung appelliert an die Vernunft der Teenager und fordert dazu auf, stärker zu sein als der Alkohol. Das leuchtet allenfalls den vorsichtigen unter ihnen ein. Hochgradig gefährdet sind in diesem Alter jedoch die draufgängerischen Typen. „Stärker sein als Alkohol" kommt rebellischen Geistern geradezu entgegen mit der Aufforderung, ihre Kräfte zu messen und ihre Grenzen zu testen.

Mit der Vernunft ist es bei pubertierenden Kindern nicht weit her. Ihr Gehirn macht gerade eine zweite entscheidende Entwicklung durch.

Es baut ab und es baut um. Dabei geht vieles von ihren bisherigen Fähigkeiten verloren. Zugleich bilden sich die neurobiologischen Voraussetzungen für völlig neue Dimensionen des Fühlens und Denkens. Aus dieser stürmischen Zeit gehen sie schließlich als noch sehr junge Erwachsene hervor. Auch wenn die völlige Ausreifung des Gehirns erst im dritten Lebensjahrzehnt vollendet ist, brauchen Kinder in dieser besonders empfindlichen Durchgangsphase allen Schutz, den die Gesellschaft bieten kann. Wenn die turbulente Umbruchszeit der Gehirnentwicklung abklingt und vernünftige Warnungen wieder wirken könnten, ist es für manche schon zu spät.

Cannabis – die Droge der Selbstversenkung

Die psychoaktiven Produkte der Hanfpflanze Cannabis, vor allem das harzhaltige Kraut (Haschisch), aber auch die getrockneten Blätter und Blüten (Marihuana), sind zur Zeit die am häufigsten konsumierten illegalen Substanzen. Ausgehend von den Ländern, wo das Rauchen dieser Substanzen, das Kiffen, eine umstrittene Tradition war, hat sich der Gebrauch über die ganze Erde verbreitet.

Cannabis ist weder besser noch schlechter als Alkohol, unter dem Strich weder schädlicher noch harmloser. In vieler Hinsicht wirkt es anderes. Auf andere Weise als Alkohol verändert es die Fahrtüchtigkeit, doch das Risiko für die übrigen Verkehrsteilnehmer ist genauso hoch. Cannabis ist nichts als eine weitere Substanz, die Menschen freiwillig anwenden, um sich in einen veränderten mentalen Zustand zu bringen. Für ein gesetzlich verankertes Tabu sprechen derzeit noch gute Gründe. Die Droge ist gerade erst dabei, im westlichen Kulturkreis Fuß zu fassen. Sobald die Genussmittelindustrie mit einen Stoff dieser Art hohe Gewinne erzielt, wird eine kritische Erforschung und die öffentliche Kosten-/Nutzen-Diskussion nahezu unmöglich. Bekanntlich musste das Zugeständnis, dass Nikotin ein gefährlicher Suchtstoff ist, der Tabakindustrie in jahrzehntelangen Kämpfen abgerungen werden.

Der wichtigste psychoaktive Wirkstoff des Cannabis verändert die Eigenschaften der Nervenzellmembran. Dazu ist er in der Lage, weil er einem körpereigenen Botenstoff ähnlich genug ist, um dessen Andockstelle zu besetzen. Für den Konsumenten zählt als angestrebte Wirkung die wohlig heitere Entspannung. Störende Reize von außen und innen werden ausgeblendet. Sinneseindrücke vertiefen sich. Ungewollt stellen sich Einfälle und Gedanken ein und verknüpfen sich auf bedeutungsvoll scheinende Weise. Menschen mit künstlerischen Neigungen fühlen sich inspiriert. Mit dem Abklingen der Wirkung entschwindet das meiste der Erinnerung. Zurück bleibt das Gefühl, in diesem Zustand etwas wertvolles für sich gewonnen zu haben. Das wird bei Gelegenheit wieder aufgefrischt. Warum nicht?

Der Werbefeldzug für Cannabis

Nach den Kriegskatastrophen des letzten Jahrhunderts war die Welt für die jungen Leute im Westen einigermaßen in Ordnung. Der Wohlstand wuchs, das Leben war sicher, die Erwachsenen waren selbstgefällige Spießer. Unter Studenten tauchte ein lockender Begriff auf: Bewusstseinserweiterung. Was könnte es jenseits des Alltagsbewusstseins zu entdecken geben? Die Kraft der Hanfpflanze öffnete das Tor zu anderen Wahrnehmungen und zu anderen Welten. Und außerdem war ihr Gebrauch sehr geeignet, sich von den Alkohol trinkenden Spießern abzugrenzen. Im psychiatrischen Krankenhaus stießen sie aufeinander. Arbeiter und Familienväter, die dem Alkohol erlegen waren, und jugendliche Langhaarige, die mit Haschisch gescheitert waren. Voller Verachtung sahen die einen auf die anderen herab. Lautstark lieferten sie sich die gleichen ideologischen Kämpfe, die damals auch die Öffentlichkeit erregten. Ausreichende Erfahrung mit der schädlichen Wirkung konnte noch niemand vorweisen, und so wirkte sich der Feldzug gegen die Drogengefahr eher wie eine Werbekampagne aus.

Inzwischen hat sich der Pulverdampf verzogen. In allen sozialen Schichten und in jeder städtischen und ländlichen Lebenswelt haben Jugendliche die Möglichkeit, das verbotene Kraut auszuprobieren. Cannabis entspannt und hebt die Stimmung, und es lässt sich ohne großes Risiko mit den gebräuchlichen Alltagsdrogen kombinieren. Von einem geheimnisvollen Mittel zur Bewusstseinserweiterung ist es herabgesunken auf den Rang einer Allerwelts-Freizeitdroge.

Die Verliererstraße

Wie beim Alkohol gibt es auch unter den Cannabisnutzern einen bestimmten Anteil, der besonders empfindlich auf den Stoff reagiert. Für sie ist die Cannabiswirkung zu gut, um gut zu sein. Deshalb wird sie in immer kürzeren Abständen, zuletzt mehrmals täglich angestrebt. Wen es treffen wird mit der bösartigen Entwicklung einer Abhängigkeit, das weiß keiner von den jugendlichen Probierern, wenn sie den Musikgenuss bei einem Konzert mit dem Joint steigern. Geschätzt wird, dass die Risikorate bei 20 bis 30 Prozent liegt. Wer Glück hat, erlebt eines Tages statt des erstrebten Wohlgefühls unheimliche Ängste und lässt ab dann die Finger davon. Im späteren Leben tauchen bei dieser Vorgeschichte oft Angststörungen auf. Die meisten jungen Leute wenden sich irgendwann anderen Freizeitgewohnheiten zu.

Wer abhängig geworden ist, ist auf der Verliererstraße. Als erstes gehen die bisherigen Freunde verloren, denn sie langweilen sich mit dem Dauerbedröhnten. Dann verliert er in der Ausbildung den Anschluss, denn die Gedächtnisleistungen sind schnell deutlich vermindert. Auch Sport und sonstige Hobbys verlieren ihren Reiz. Positive und negative Signale aus der Umwelt dringen nicht mehr richtig durch zu jemandem, der entspannt in seiner Versenkung verschwunden ist. Zu Energieausbrüchen kommt es nur dann, wenn Forderungen von Familie oder Lehrern aggressiv abgewehrt werden. Die schleichende Veränderung der Persönlichkeit führt zum Stillstand der alterstypischen Entwicklung. Zwanzigjährige verhalten sich wie pubertierende Kinder. Individuelle Begabungen bleiben ungenutzt. Lebensziele müssen nach unten korrigiert werden.

Zu Beginn des vorigen Jahrhunderts kannte die Fachwelt den Begriff Cannabisdemenz. Auch wenn er nicht mehr in Gebrauch ist, kennzeichnet er anschaulich den hirnorganischen Abbauprozess durch fortgesetzte Giftwirkung. Heilung ist nur möglich, wenn irgendein Ereignis stark genug ist, um dem Abhängigen seine Verluste bewusst zu machen. Das Gehirn eines sonst gesunden jungen Patienten kann sich bei konsequenter Abstinenz weitgehend erholen, so dass mit einiger Verzögerung doch noch der Anschluss an die Gleichaltrigen gelingt.

Einstieg in die Psychiatriekarriere

Noch schlimmer wirkt Cannabis bei jenen, die nicht nur abhängig werden, sondern an einer Drogenpsychose erkranken. Das Krankheitsbild ist auch für gründliche Untersucher oft nicht von einer schizophrenen Erkrankung zu unterscheiden. Manchmal ist es dieses Ereignis, das die Wende zu einem drogenfreien Leben herbeiführt. Häufig ist die Abhängigkeit jedoch schon so ausgeprägt, dass die Kranken sich eher mit der vielleicht falschen Diagnose Schizophrenie anfreunden und lieber zusätzlich Psychopharmaka schlucken, als sich aus der Bindung an die Droge zu lösen. Cannabisgebrauch erhöht auch das Risiko, früher und schwerer an einer schizophrenen Psychose zu erkranken, sofern eine Veranlagung dafür gegeben ist. Viele Menschen leben, ohne es zu wissen, auf einem schmalen Grat zwischen mentaler Gesundheit und psychotischer Krankheit. Ihr Risiko kann unter günstigen Umständen durch viele Schutzfaktoren so vermindert werden, dass sie gut durchs Leben kommen. Cannabis offenbart ihre Gefährdung und verurteilt sie zum Leben als Psychiatriepatient. Auf eine derartige „Wahrheitsdroge" hätten wohl alle Betroffenen gern verzichtet.

Wer als Angstpatient auf den gewohnten Cannabisgenuss am Wochenende nicht verzichten will, kann sich den Besuch beim Psychofachmann gleich ersparen. Jemand, der nie einen schlechten Trip auf Cannabis hatte und plötzlich mit einer Angstkrankheit kämpft, sieht diesen Zusammenhang nicht von selbst. Mit einem vermeintlich unschuldigen Vergnügen belohnt er sich gelegentlich dafür, dass er trotz Angst und Unbehagen weiter recht und schlecht seine Pflichten erfüllt. Aber der Joint ist längst nicht mehr sein Freund. Scheiden tut weh. Doch wenn es darum geht, eine Psychiatriekarriere zu vermeiden und wieder auf sicherem Boden zu stehen, sollte der Abschied vom Cannabis nicht allzu schwer fallen.

Abhängigkeit mit Verlust von Motivation und Lebenstüchtigkeit. Psychotisches Leiden statt Leben im labilen Gleichgewicht. Das sind die Risiken, die jeder jugendlich neugierige Cannabiskonsument auf sich nimmt. Hier sollte eine gezielte Aufklärung ansetzen:

Finger weg, wenn in deiner Familie bereits andere an anderen Abhängigkeiten erkrankt sind! Finger weg, wenn es in deiner Familie

Psychosekranke gibt! Wer das Glück hatte oder hat, Cannabis ohne Nachteile zu nutzen und zu genießen, sollte aufhören, es leichtfertig zu verharmlosen. Es ist ein Genussgift wie alle anderen, in der vollen Doppelbedeutung des Wortes.

C 2 So kommt das Medikament in den Badezimmerschrank

Was Sie hier erwartet: *Wenn Sie an einer chronischen oder langwierigen Krankheit leiden, wird das richtige Medikament zu einem Bestandteil Ihres Lebens. Mit dieser Tatsache sollten Sie sich ohne Vorbehalte anfreunden können. Deshalb erfahren Sie hier, wie es zur Entwicklung von Medikamenten kommt, wie ihre Wirkung und Sicherheit getestet wird und wozu die Packungsbeilage dient. Eine Übersicht über einige Begriffe, die in den folgenden Abschnitten benutzt werden, soll Ihnen den „Durchblick" erleichtern.*

Medikamente werden am besten aufbewahrt in einer Hausapotheke, die meistens im Badezimmer ihren Platz hat. Sehen Sie bitte nach bei Ihren Vorräten „für alle Fälle"! Was nehmen Sie, wenn Sie, wie es jedem mal ergeht, Kopfweh haben? Mit größter Wahrscheinlichkeit greifen Sie zu Tabletten mit dem Wirkstoff **Acetylsalicylsäure**, abgekürzt **ASS**. Vielleicht haben Sie in der Apotheke gezielt das Originalpräparat **Aspirin**® verlangt. Es kostet dreimal soviel wie gleich starke **ASS**-Tabletten, die 15 andere deutsche Hersteller anbieten. Gleichgültig, was Sie an einem Kopfwehtag schlucken: wenn Sie sich wieder wohler fühlen, hat sich die Geldausgabe für Sie gelohnt. Selbst bei einem preisgünstigen Mittel wurde ausreichend verdient an Ihrem Entschluss, nicht unnötig lange zu leiden. Ihr Doktor ging bei diesem rezeptfreien Medikament zwar leer aus, aber Hersteller, Zwischenhändler und Apotheker haben sich genau genommen an Ihrem Schmerz bereichert. Ist das unethisch?

Die Diskussion über „Geschäfte mit der Gesundheit" wird oft in moralisch empörter Tonlage geführt. Verschwörungstheorien sehen die finsteren Machenschaften der Pharmaindustrie hinter nahezu allen Missständen im Gesundheitsbereich. Ein selbstbewusster und gut informierter Patient wird sich daran nicht stören. Wenn sein Arzt ihn überzeugt hat und erst recht wenn er spürt, dass es ihm besser geht, nutzt er jedes bewährte Produkt und jeden Fortschritt der Pharmaforschung. Für die Kosten kommt trotz gestiegener Zuzahlung überwiegend seine Krankenversicherung auf.

Anders ergeht es den Patienten und ihren Familien, die erstmals mit einer psychiatrischen Erkrankung konfrontiert sind. Plötzlich ist nichts mehr selbstverständlich und vieles Vertraute wird unheimlich. Kann eine chemische Substanz der richtige Weg sein, um eine verstörte Seele zu heilen? Bräuchte der Kranke nicht nur Ruhe und verständnisvolle Zuwendung? Der Facharzt hat etwas über eine Störung im Gehirnstoffwechsel erzählt. Sieht er denn die ganze Dimension des Leidens nicht? Ist er womöglich nur der Erfüllungsgehilfe einer profitgierigen Pharmaindustrie? Man hat doch schon so viel gehört. Was ist richtig?

Richtig ist zweifellos, dass die Pharmaindustrie ein Wirtschaftszweig ist, der Gewinne erzielen muss. Richtig ist aber auch, dass sie bei verschreibungspflichtigen Medikamenten auf die Verordnung durch selbständig entscheidende Ärzte angewiesen ist. Richtig ist leider, dass Ärzte oft nicht völlig frei entscheiden. Massive Pharmawerbung einerseits, Vorschriften und Kostendämpfungszwänge andererseits setzen sie aus verschiedenen Richtungen unter Druck. Nur mit dem Patienten zieht der Arzt am gleichen Strang. Beiden liegt daran, dass eine Behandlung zum gemeinsamen Erfolg wird, und beide können ihren Teil dazu beitragen.

Viele wichtige Medikamente wurden im 20. Jahrhundert entwickelt, als nach und nach die wirksamen Bestandteile von Naturheilmitteln entdeckt und analysiert wurden. Entsprechende Moleküle wurden synthetisch hergestellt und chemisch abgewandelt, um ihnen neue Eigenschaften zu geben. Bessere Löslichkeit, bessere Verträglichkeit, schnellere oder anhaltendere Wirksamkeit. Andere Medikamente, wie die ersten Psychopharmaka, verdanken ihre Anwendung einzig und allein dem Zufall, allerdings in Verbindung mit der wachen Beobachtungsgabe von Medizinern. Erst die Fortschritte der Molekularbiologie ermöglichen die gezielte Entwicklung eines Medikaments „am Reißbrett“. Dazu gehören auch die neueren ZNS-Wirkstoffe.

Was sollte noch verbessert werden? In den folgenden Abschnitten zu speziellen Wirkstoffen werden Sie immer wieder darauf stoßen, dass die individuelle Verträglichkeit und die sinnvollste Dosierung bisher nicht sicher vorausgesagt werden können. In geduldiger Zusammenarbeit zwischen Arzt und Patient muss dieses oft ausprobiert werden. Bei Misserfolgen fühlen sich heutige Patienten daher manchmal wie

Der Weg eines Medikaments

Verfolgen wir den Weg des Wirkstoffs ASS, der Acetylsalicylsäure. Wie kam es dazu, dass diese Packung jetzt in Ihrem Badezimmerschrank bereitliegt? Wie so oft in diesem Buch beginnt es in grauer Vorzeit. Entzündlich rheumatische Schmerzen sind sicher schon seit Urzeiten eine Plage der Menschheit gewesen, vor allem in feuchten Gebieten in der Nähe von fließenden Gewässern. Dort wachsen bekanntlich oft Weidenbäume mit dem botanischen Namen Salix. Vielleicht hat ein Rheumageplagter in Hungersnot Weidenrinde gekaut und bemerkt, dass seine Schmerzen nachließen. Dieses Naturheilmittel sprach sich herum und wird bereits in den ältesten schriftlich überlieferten Medizinlehrbüchern erwähnt.

Dann geschah lange nichts, bis im 19. Jahrhundert in Europa die Chemie weit genug war, um die Weidenrinde auf ihre wirksamen Bestandteile zu untersuchen. Es fand sich ein einfaches Molekül, das zu Ehren des Baumes Salicyl genannt wurde. Das reine Pulver zu schlucken war schon erheblich einfacher, als Weidenrinde zu kauen oder daraus Tee zu machen. Deshalb wurde diese bittere Medizin zum Goldstandard für rheumatische und andere Schmerzen. Allzu viele Patienten mussten aber auf ihren Nutzen verzichten, weil sie extrem unfreundlich zum Magen ist.

Inzwischen blühte die chemisch-pharmazeutische Industrie auf. In einem dieser Start-up-Unternehmen, Bayer in Leverkusen, arbeitete ein Chemiker solange an einer Veränderung des Salicyl-Moleküls, bis er etwas hatte, das schmerzlindernd und trotzdem einigermaßen verträglich war. 1899 wurde Aspirin zum Patent angemeldet. Das Medikament machte nicht nur die Aktionäre reicher. Die erfolgreiche Firma konnte auch ihren Forschungsetat aufstocken und neue Medikamente entwickeln. Nach einer gewissen Zeit erlischt der Patentschutz, und der Wirkstoff kann von beliebig vielen Pharmaherstellern zu einem niedrigeren Preis als Generikum (Mehrzahl: Generika) angeboten werden. (Zu den Generika siehe auch S. 168.)

Versuchskaninchen. Weitere wissenschaftliche und technische Fortschritte könnten diesen Prozess vereinfachen. Unter „Theragnostics" wird eine Kombination von diagnostischen und therapeutischen Verfahren verstanden. Damit könnte die Medikamentenbehandlung von vorneherein auf jeden Patienten individuell zugeschnitten werden.

Konkurrenz und Kontrolle

Mit Medikamenten muss Geld verdient werden. Deshalb betreiben Pharmakonzerne mit großem Aufwand Imagepflege und intensives Marketing. Die Pharmawerbung zielt auf Hoffnungen, Wünsche und Erwartungen bei Kranken und Ärzten. Doch allein mit hohem Werbeaufwand kann kein Pharmariese ein beliebiges Produkt durchsetzen. Man hat sich darauf geeinigt, dass ein Medikament nach festgelegten Regeln den Wirkungsnachweis erbringen muss. Die heute allgemein akzeptierte Regel ist eine randomisierte doppelblinde placebokontrollierte Arzneimittelstudie.

Zur Erläuterung: Es werden mehrere – im einfachsten Fall zwei – vergleichbare Patientengruppen gebildet. Die Versuchspersonen beider Gruppen leiden an der gleichen Krankheit mit vergleichbarem Schweregrad und dürfen sich auch sonst nicht deutlich unterscheiden, etwa bezüglich Alter und Geschlecht. Die Teilnehmer müssen um ihre Zustimmung zu dem Versuch gebeten werden, denn jeder zweite Teilnehmer wird nur mit einem Scheinmedikament behandelt, mit einem Placebo. Wer welcher Gruppe zugeteilt wird, entscheidet das Los, dadurch sind die Gruppen randomisiert (zufallsverteilt). Alle Beteiligten müssen verblindet sein. Das heißt: Weder die Patienten noch die behandelnden Ärzte dürfen vor Abschluss der Studie wissen, wer Placebo und wer „das richtige Mittel", das Verum erhält.

In den Placebogruppen treten regelmäßig erstaunlich hohe Besserungsraten auf, und auch diese Placebowirkungen gehen mit teilweise ernsten Nebenwirkungen einher. Nur ein Wirkstoff, der „unter dem Strich" mehr von den angestrebten Wirkungen herbeigeführt hat als das Scheinmedikament, hat die strenge Prüfung bestanden. Erst dann wird er für die Behandlung eines bestimmten Krankheitsbildes zugelassen. Gleichzeitig lässt sich dabei die statistische Häufigkeit der Nebenwirkungen bestimmen, wie sie dann in den Beipackzetteln aufgelistet sind. Diese Zulassungsstudien sind ein bedeutender Kostenfaktor, der sich beim Apothekenpreis auf jeder Packung niederschlägt. Ein neu zugelassener Wirkstoff ist nämlich für einige Zeit patentgeschützt und damit sehr viel teurer als ein ganz ähnlich wirkendes älteres Mittel.

Jede Marketingabteilung beteuert den innovativen Durchbruch mit ihrem Produkt und bombardiert die Ärzte mit Reklame. Ärzte hoffen immer, dass sie ihren Patienten noch besser helfen können. Doch am Ende ist es der Patient, der über den Erfolg eines jeden Medikaments entscheidet. „Mit XXX komme ich wirklich viel besser zurecht als mit QQQ und allem, was ich sonst schon kenne." Das hört jeder Arzt gerne. Dieses Präparat wird er auch anderen Patienten verschreiben. Teure Innovationen sind kein unüberwindbares Problem, solange die Zuzahlung für gesetzlich Versicherte einen Höchstbetrag nicht überschreitet. Andere Länder haben andere Lösungen, um auch finanzschwache Patienten am pharmakologisch-medizinischen Fortschritt teilhaben zu lassen.

Ärzte waren bisher prinzipiell im Nachteil gegenüber der Pharmaindustrie und ihren Forschungsabteilungen. Natürlich sind Ärzte auch nur Menschen und lassen sich durch Werbung beeindrucken. Doch zugleich möchten sie sicher wissen, welche Vorteile ein neues Medikament bietet und auf welche Risiken sie bei ihren Patienten zu achten haben. Dazu informieren sie sich am Ergebnis der Zulassungsstudien. Niemand verdenkt es Werbeleuten, wenn sie zu ihrem Produkt nur vorteilhafte Aussagen machen, denn die großen Pharmafirmen sind ihren Aktionären gegenüber zu möglichst hohem Gewinn verpflichtet. Doch gleichzeitig spielen sie in der Medizin von heute eine bedeutende Rolle als Forschungseinrichtungen. Hier sind sie den Standards der Wissenschaft verpflichtet. Selbstverständlich müssen die Autoren von wissenschaftlichen Arbeiten ihre Verbindungen zur Industrie offenlegen. Außerdem haben Ärzte und ihre Organisationen inzwischen die Geduld verloren mit dem grundsätzlichen Vertuschen und Unterschlagen von ungünstigen oder geradezu alarmierenden Ergebnissen. Alle durchgeführten Studien gehören vollständig veröffentlicht. Da die forschende Pharmaindustrie und die Ärzteschaft aufeinander angewiesen sind, wird sich eine Lösung finden, mit der alle für die nächste Zeit leben können.

Bei der Entwicklung und beim Einsatz von Medikamenten sind viele und oft widerstreitende Interessen am Werk, und das wird so bleiben. Bleiben wird es aber letztlich auch bei dem übergeordneten Ziel, alltägliche Beschwerden und ernste Erkrankungen wirksam und sicher behandeln zu können.

Lesen Sie die Packungsbeilage!

Sie haben Kopfweh und keine Lust, Weidenrinde zu kauen. Sie greifen zum bewährten Chemieprodukt **ASS** und schlucken es mit etwas Wasser herunter. Aber halt! Sie sollten doch vorher genau den Beipackzettel gelesen haben! Diesen langen, eng bedruckten Papierstreifen. Bei frei verkäuflichen Medikamenten muss der Text auch medizinischen Laien verständlich sein, das macht ihn besonders umfänglich. Asthmakranken wird von der Einnahme dieses Medikaments grundsätzlich abgeraten. Wenn Sie gewissenhaft weiterlesen, erfahren sie, dass in Ihrer Hausapotheke ein rezeptfreies Mittel bereit liegt, das zu Magenbluten, Gichtanfällen und anderen üblen Zuständen führen kann. Ob die Einnahme das Risiko wert ist, müssen Sie selbst entscheiden. Zuletzt wird eindringlich davor gewarnt, dieses oder ein sonstiges rezeptfreies Medikament über längere Zeit zu nehmen, ohne einen Arzt einzuschalten.

In den folgenden Kapiteln werden überwiegend rezeptpflichtige Medikamente besprochen. Die Beipackzettel sind in der Regel nicht besonders laienfreundlich abgefasst. Sie listen penibel alle Risiken und Nebenwirkungen auf, die jemals beobachtet wurden. Die Reihenfolge der Aufzählung ist nicht willkürlich, sondern streng nach der Häufigkeit angeordnet. Häufige Probleme führen die Liste an und was unter „selten“ oder gar „Einzelfälle“ ganz unten steht, braucht einen praktisch nicht zu bekümmern. Trotzdem: Wer durch seinen Zustand ohnehin sehr geängstigt ist, sollte auf die Lektüre vielleicht lieber eine Zeitlang verzichten.

Doch sobald sich eine erste Entspannung eingestellt hat, ist auch ein Psychiatriepatient im eigenen Interesse dazu verpflichtet. Im besten Fall wird ein liebevoller Freund oder Angehöriger mit dem Patienten die einzelnen Angaben durchgehen. Dabei können Hinweise auftauchen, die von individueller Bedeutung sind. Jemand litt als Kind an einem Anfallsleiden, wurde erfolgreich medikamentös behandelt und lebt seit vielen Jahren anfallsfrei und ohne Medikamente. Jetzt benötigt er einen ZNS-Wirkstoff und findet im Beipackzettel unter Nebenwirkun-

Wie häufig ist häufig?

Prozentangaben zur Häufigkeit von Nebenwirkungen

Damit Ärzte und Patienten sich ein ungefähres Bild von der Häufigkeit der Nebenwirkungen machen können, hat man sich darauf geeinigt, welche Prozentzahlen sich hinter unbestimmten Ausdrücken wie „gelegentlich" verbergen. Eine internationale Angleichung wird angestrebt, doch zur Zeit gibt es noch zwei Lesemöglichkeiten.

	Bisher	**In Zukunft**
Mehr als 10 %	häufig	sehr häufig
Zwischen 1 % und 10 %	gelegentlich	häufig
Zwischen 0,1 % und 1 %	selten	gelegentlich
Zwischen 0,01 und 0,1 %	sehr selten	selten
Unter 0,01 %	sehr selten	Einzelfälle

Sie können erkennen, dass das Auftreten von Nebenwirkungen künftig strenger bewertet wird. Machen Sie sich daher bitte klar, dass eine „häufige" Nebenwirkung höchstens einen von zehn Patienten betrifft. Die anderen neun vertragen es ohne diese Beschwerden.

gen das Stichwort Krampfanfälle. Zwei Fehlentscheidungen sind hier möglich und die eine ist so dumm wie die andere. „Das nehme ich nicht, davon bekomme ich wieder Anfälle." Oder: „Der Doktor wird schon wissen, was er tut." Doktor Allwissend ist eine Gestalt aus dem Märchenbuch. In der Wirklichkeit ist jeder Arzt auf die umsichtige Mitarbeit des Patienten angewiesen. Die einzig richtige Reaktion des Patienten ist ein Anruf in der Arztpraxis.

Menschen, die jemals eine psychiatrische Erkrankung durchgemacht haben oder noch in Behandlung stehen, sollten auch die Beipackzettel von allen anderen Medikamenten, die sie brauchen, genau durchlesen. Harmlose Nebenwirkungen im Bereich Nervensystem und Psyche können nahezu bei jeder biologisch wirksamen Substanz auftauchen. Bei einigen Stoffklassen sind sie ernsterer Natur, wenn auch selten. Für die Allgemeinheit ist das Nutzen-Risiko-Verhältnis daher günstig. Doch ein Psychiatriepatient muss beispielsweise wissen, dass bestimmte Antibiotika zu psychotischen Zuständen führen können. Daher muss jeder Patient seine Ärzte über sein höheres Risiko informieren. Nur gemeinsam können sie eine sinnvolle Entscheidung treffen.

„Zu Risiken und Nebenwirkungen lesen Sie die Packungsbeilage und fragen Sie Ihren Arzt oder Apotheker!" Wenn Sie bei Medikamenten den größten Vorteil für sich herausholen wollen und sich vor vermeidbarem Schaden schützen wollen, kommen Sie nicht darum herum. Lesen Sie die Packungsbeilage! Lassen Sie sich Unklarheiten vom Apotheker erklären! Fragen Sie Ihren Arzt, wenn Sie für Ihren Fall ein Risiko sehen!

Wie heißt das Mittel, das ich nehme, und wozu soll es gut sein?

Konkurrenz belebt das Geschäft. Deshalb werden viele Wirkstoffe von verschiedenen Herstellern unter verschiedenen Markennamen angeboten. Das kann über den Preiswettbewerb auch den Verbrauchern zugute kommen. Manche Firmen vermarkten denselben Wirkstoff für verschiedene Anwendungszwecke unter verschiedenen Namen. Kurz gesagt: es gibt wesentlich mehr Markennamen (zur Zeit in Deutschland 8933, laut Roter Liste) als Wirkstoffe (2359). Jeder Wirkstoff hat einen internationalen Freinamen, den generic name. Der Markenname ist Teil der Marketingstrategie. Er kann anschaulich sein, wie **Halbmond**® für ein Schlafmittel oder anpreisend wie **Abilify**®, das englische Wort für befähigen, bei einem Mittel für psychotisch Kranke, klangmalerisch-einschläfernd wie **Valium**® oder neutral wie **Risperdal**® für **Risperidon**. In Fachartikeln werden ausschließlich die Freinamen benutzt und auch in Arztbriefen geht man dazu über. Patienten orientieren sich weiterhin am großgedruckten Markennamen und wissen oft nicht, welchen Wirkstoff sie einnehmen.

Wenn Sie in diesem Buch Angaben zu einem Medikament suchen und den Markennamen im Register nicht finden, suchen Sie bitte nach dem Namen des Wirkstoffs. Er steht etwas kleiner gedruckt auf jeder Packung. Wenn Sie unsicher sind, fragen Sie Ihren Arzt oder Apotheker, welcher Wirkstoff Ihnen verordnet wurde. Mit Neueinführungen ist auf dem dynamischen Pharmamarkt ständig zu rechnen. Dieses Buch (abgeschlossen im Herbst 2005) wird daher bald unvollständig sein. Vielleicht sollen Sie eine neu zugelassene Substanz nehmen. Den Namen des Wirkstoffs werden Sie hier nicht finden können. Doch jeder Wirkstoff gehört zu einer bestimmten Wirkstoffklasse. Die Hauptmerkmale der Wirkstoffklasse, die hier beschrieben sind, werden auch für eine Neuzulassung zutreffen.

Nach Wirkstoffklassen sind auch die üblichen Verzeichnisse geordnet, etwa die von Ärzten benutzte Rote Liste.

Der Verlag hat zu diesem Buch eine Internet-Seite eingerichtet, auf der Sie aktuelle Informationen zu neuen Medikamenten finden: www.wegweiser-psychopharmaka.de. Siehe auch Seite 260.

Die Überschriften der folgenden speziellen Kapitel beziehen sich auf die angestrebte Wirkung der Medikamente. Sie erfahren, welche Wirkstoffklassen zu welchen Zwecken angewendet werden. Danach folgt eine kurze Darstellung von einigen Vertretern dieser Klasse. Von der Wirkstoffklasse lässt sich – nicht immer ganz genau – das Wirkprinzip unterscheiden. Den Arzt interessiert nicht so sehr die chemische Formel des Wirkstoffs, das muss er den Apothekern überlassen. Der Arzt fragt nach dem biologischen Wirkprinzip einer Substanz. Was macht dieses Molekül an den Nervenzellen? Wie verändert es das Zusammenwirken der Neurotransmitter?

Das Wirkprinzip auf molekularbiologischer Ebene ist bei vielen bewährten Wirkstoffen immer noch nicht genau bekannt. Falls doch, lässt es sich selten mit wenigen Worten charakterisieren. Bei den neueren Wirkstoffen ist das anders. Hier wurde ein ganz bestimmtes Wirkprinzip gezielt angestrebt. Molekularbiologische Methoden machen es möglich, aus Tausenden von Molekülen die herauszufinden, die sich an bestimmte Rezeptoren binden. Danach geht es um Giftigkeit und Verträglichkeit. Erst in der klinischen Anwendung zeigt sich, ob der neue Stoff einen echten Fortschritt darstellt. Sollte in nächster Zeit ein wirklich neues biologisches Wirkprinzip in die psychiatrische Behandlung eingeführt werden, so kann es erst in der nächsten Auflage dieses Buches besprochen werden. Echte Innovationen sind jedoch selten. Wer damit behandelt wird, ist ohnehin auf engste und vertrauensvolle Zusammenarbeit mit seinem Arzt angewiesen.

Beispiele zur Klärung der Begriffe

Wirkung: beruhigend

Wirkprinzip	Verstärkung des GABA-Effektes	
Wirkstoffklasse	Benzodiazepin	
Wirkstoff	Diazepam	Lorazepam
Markenname	Valium®	Tavor ®

Wirkung: antipsychotisch

Wirkprinzip	Blockade der D2-Rezeptoren des limbischen Systems (unter anderem)	
Wirkstoffklasse	atypisches Neuroleptikum	
Wirkstoff	Clozapin	Clozapin
Markenname	Leponex®	Elcrit®

Wirkung: antidepressiv, beruhigend

Wirkprinzip	Bindung an serotonerge, cholinerge, histaminerge u. a. Synapsen	
Wirkstoffklasse	trizyklisches Antidepressivum	
Wirkstoff	Amitriptylin	Doxepin
Markenname	Saroten®	Aponal®

Wirkung: antidepressiv

Wirkprinzip	siehe Wirkstoffklasse	
Wirkstoffklasse	SSNRI (Selektive Serotonin-Noradrenalin-Rückaufnahme-Hemmer)	
Wirkstoff	Venlafaxin	Duloxetin
Markenname	Trevilor®	Cymbalta®

Wirkung: antiepileptisch bzw. Mood-Stabilizer

Wirkprinzip	Senkung der glutamat-vermittelten Erregbarkeit der Nervenzellen	
Wirkstoffklasse	Antiepileptikum	
Wirkstoff	Lamotrigin	Lamotrigin
Markenname	Lamictal®	Elmendos®

C 3 Wirkung – Nebenwirkung – Wechselwirkung

Was Sie hier erwartet: *Möchten Sie Ihren Arzt dabei unterstützen, dass die Verordnung eines Mittels gegen Ihre Beschwerden zu einer gemeinsamen Erfolgsgeschichte wird? Hier finden Sie wichtige Hinweise, woran zu denken ist und wonach Sie von sich aus fragen sollten.*

Wer sich zur Einnahme eines Medikaments entscheidet, hat vorher immer Nutzen und Risiko gegeneinander abgewogen. Bei rezeptfreien Mitteln, die gegen akute Beschwerden und eher selten gebraucht werden, ist die Abwägung einfach. „Das Kopfweh will ich loswerden. Zu einer Magenblutung wird es von ein, zwei Tabletten schon nicht kommen." Völlig anders sieht die Abwägung aus für Menschen, die wegen eines dauerhaften Zustandes auf die langfristige Einnahme eines Medikaments angewiesen sind. Das ist bei der „Antibabypille" nicht anders als bei einem blutdrucksenkenden Mittel oder einem psychoaktiven Wirkstoff. Wer sich dafür entscheidet, sollte vorbereitet sein auf die unerwünschten Nebenwirkungen, die er / sie in Kauf nimmt, um die angestrebte Hauptwirkung zu erzielen.

Wirkungsweise

Alle biologisch aktiven Substanzen entfalten ihre Wirkung auf der Ebene der Zellen, also an den kleinsten Bauelementen unserer Organe. Über Blut und Gewebeflüssigkeit erreichen die Moleküle des Wirkstoffs die Zellmembran und verändern deren Zustand. Ideal ist ein Medikament, das nur ganz bestimmte Funktionen von ganz bestimmten Organen verändert. Diese Wirkungsweise nennt man selektiv und sie ist das Ziel der pharmazeutischen Forschung. Doch auch von einem derartigen Mittel sind Nebenwirkungen zu erwarten. Warum? Der Organismus reagiert als Ganzheit. Zellen und Organe stehen in ständigem Informationsaustausch und beeinflussen sich gegenseitig. Die Veränderung an einer Stelle löst daher Anpassungsreaktionen an anderer Stelle aus. Die meisten altbewährten Medikamente wirken nicht sehr selektiv. Noch

Unterschied zwischen Originalpräparaten und Generika

Haben die teuren Originalpräparate der forschenden Pharmaindustrie eine bessere Wirkung als die kostengünstigeren Generika (Nachahmerpräparate), die jeweils nach einiger Zeit auf den Markt kommen? Wenn Sie den Zellen oder speziell den Synapsen diese Frage stellen, ist die Antwort ein klares Nein. Jedes Molekül eines bestimmten Wirkstoffs hat chemisch exakt die gleichen Eigenschaften, und daher spielt es am Wirkungsort keine Rolle, aus welcher pharmazeutischen Produktion es stammt und was das Medikament gekostet hat.

Doch vorher muss der Wirkstoff zur Nervenzelle gelangen. Ein eher technisches Gebiet der Arzneimittelherstellung wird als Galenik oder galenische Zubereitung bezeichnet. Hierbei geht es darum, den Wirkstoff durch Hilfsmittel so zu strecken und zu verpacken, dass er angenehm zu schlucken ist, sich im Magen-Darm-Trakt vollständig auflöst und sich gut in Blut und Gewebsflüssigkeit verteilt. Diese Eigenschaften eines Präparates werden als Bioverfügbarkeit bezeichnet. Auch hier dürfen keine Unterschiede zwischen den Produkten verschiedener Firmen nachweisbar sein. Die Präparate müssen in ihrer Bioverfügbarkeit übereinstimmen. Diesen Nachweis haben die Hersteller von Generika durch Untersuchungen an Versuchspersonen zu erbringen. Dabei wird ihnen gesetzlich ein gewisser enger Spielraum für Abweichungen zugestanden, der praktisch kaum von Bedeutung ist. Bestimmte Darreichungsformen, zum Beispiel schnell im Mund lösliche Schmelztabletten, werden von den Patienten angenehmer empfunden als andere. So entsteht eine gewisse psychologische Bindung an ein ganz bestimmtes Markenpräparat. (Zu den Generika siehe auch Seite 159.)

viel weniger die beliebten Pflanzenextrakte, die aus einem Gemisch von verschiedenen Molekülen bestehen. Die meisten Wirkstoffe werden in der Leber, unserer körpereigenen Chemiefabrik, zunächst durch Enzyme chemisch verändert und schließlich über Nieren und Darm ausgeschieden. Die Wirkungsdauer einer einmaligen Dosis hängt davon ab, wie schnell der Stoff im Körper abgebaut und wieder ausgeschieden wird. Als Messgröße wird die Halbwertszeit angegeben. Sie besagt, nach welcher Zeit nur noch die Hälfte der ursprünglichen Konzentration im Blut nachzuweisen ist.

Nebenwirkungen

Bei der folgenden Beschreibung einzelner Wirkstoffklassen werden Sie auf die häufigsten Nebenwirkungen hingewiesen. Einige treten hauptsächlich beim Beginn der Einnahme auf. Nach einiger Zeit hat sich der Organismus darauf eingestellt, und das Medikament ist ab dann gut verträglich. Einige Anpassungsbeschwerden können sogar therapeutisch sinnvoll sein. Antipsychotische Wirkstoffe machen anfangs oft müde. Wer sie benötigt, hat jedoch in der Regel eine anstrengende Zeit durchgemacht und schon länger schlecht geschlafen. Die medikamentös bedingte Schläfrigkeit schafft hier den Ausgleich, sorgt für inneren Abstand zum psychotischen Erleben und wird sich nach einiger Zeit geben.

Vor ernsten Problemen stehen Patient und Arzt bei den bleibenden Nebenwirkungen. Die Aufzählung der Nebenwirkungen im Beipackzettel ist nur eine Wahrscheinlichkeitsangabe. Für den Einzelfall erlaubt sie keinerlei Vorhersage, weil hier die Individualität des Patienten ins Spiel kommt. So einmalig wie Sie als Person sind, sind Sie auch in den Feinheiten Ihres Stoffwechsels. Selbst Medikamente aus der gleichen Wirkstoffklasse können sich deshalb in der individuellen Verträglichkeit deutlich unterscheiden.

Verhandeln statt schlucken!

Bei dauerhaften und störenden Nebenwirkungen muss die Nutzen-/Risiko-Berechnung immer wieder neu angestellt werden. Dazu gehören zwei, Patient und Arzt. Bei sehr hilflosen Patienten sollten sich auch die Angehörigen an der Verhandlung beteiligen. Als Patient erlebt man am deutlichsten die Belastung durch die Nachteile der Medikation. Eine bessere mentale Verfassung fällt dagegen oft zuerst den Angehörigen auf. Der Arzt kann vermitteln. Er muss den Nutzen der Medikation und das Risiko bei einem Verzicht auf sie ins richtige Verhältnis setzen zum

Sexuelle Gesundheit und die Psychiatrie

Die Medizin entdeckt Sex und Liebe als elementare Kraftquelle und versucht, Störungen zu beheben. Die Sexualmedizin hat das wichtigste menschliche Geschlechtsorgan erkannt. Es ist nicht irgendwo „da unten". Es ist das Gehirn mit seinem unerschöpflichen kreativen Potential. Die Psychiatrie hinkt noch etwas hinterher. Sexuelle Funktionsstörungen wie mangelnde Lust oder Unfähigkeit zum Orgasmus wurden lange als schicksalhafter Ausdruck der Grundkrankheit gesehen. Immer noch werden Nebenwirkungen der Psychopharmaka wie ausbleibende Periode und Erektionsstörungen schulterzuckend abgetan. Sollten Sie unmittelbar oder als Partner davon betroffen sein, helfen Sie bitte mit, dass sich das schnell ändert! Wenn Sie, zu welchem Zweck auch immer, einen ZNS-Wirkstoff nehmen und seitdem bemerken, dass Ihre sexuelle Erregbarkeit und Genussfähigkeit abnimmt, reden Sie mit Ihrem Arzt darüber! Psychiater haben nur ein Spezialgebiet, nämlich alles, was sich im Kopf abspielt. Die Bedeutung von medikamentösen Auswirkungen auf die Sexualität wird ihnen durch Fachliteratur und ähnliches inzwischen energisch nahe gebracht. Trotzdem: Ein guter Psychiater wird Sie zwar jedes Mal nach Ihrem Schlaf fragen, ob er aber schon zu denen gehört, die auch routinemäßig nach Beischlaf fragen, ist noch nicht so sicher. Fragen Sie ihn! Oder fragen Sie Ihren Hausarzt, den Spezialisten für alle menschlichen Leiden. Frauen können zusätzlich den Spezialisten für „da unten" fragen. Finden Sie sich nicht verschämt, verschwiegen und zusätzlich geknickt mit Einschränkungen ab, die sich womöglich beheben lassen! Sie helfen damit nicht nur sich und ihrem Partner. Sie helfen vor allem den Medizinern, diese Probleme ernstzunehmen und nach Lösungen zu suchen.

Ausmaß der störenden Effekte. Gegenseitiger Respekt führt zu den besten Verhandlungsergebnissen.

Bleibt eine Besserung unbefriedigend, lohnt es sich, auch über die Dosierung zu verhandeln. Die vom Hersteller angegebenen Richtwerte wurden in den Anwendungsstudien statistisch ermittelt und gelten für die große Mehrzahl der Patienten. Im Einzelfall kann schon eine wesentlich niedrigere Dosis gut wirken oder erst eine deutlich höhere den Erfolg bringen. Auch das liegt an den individuellen Unterschieden der Stoffwechselfunktionen. Zur Frage der individuell richtigen Dosis wird eifrig geforscht. Der Blutspiegel vieler Medikamente lässt sich bereits im Routinelabor bestimmen, wodurch zumindest riskante Überdosierungen erkannt werden. Doch dieses Vorgehen ist noch nicht zur psychiatrischen Routine geworden. Nach wie vor ist das Befinden des Patienten der zuverlässigste Anhaltspunkt. Das bedeutet für die Dosierung schlicht und einfach: Ausprobieren! Der Patient ist dabei nicht das hilflose Versuchskaninchen, als das sich manche gerne sehen. Er ist der Maßstab, an dem der Arzt seine Bemühungen ausrichtet.

Engagierte Ärzte sind darauf angewiesen, dass ihre Patienten nicht fraglos, klaglos alles schlucken und sich allenfalls im Bekanntenkreis über Nebenwirkungen beschweren. Wenn Sie mit der Behandlung unzufrieden sind, können Sie viel zur Verbesserung beitragen. Interessieren und informieren Sie sich, was und vor allem wie viel Sie von jedem Wirkstoff zu sich nehmen. Bereiten Sie sich auf den Arztbesuch vor, wie auf eine Verhandlung, bei der es auf Sie ankommt. Um den „Zahnarzteffekt" zu vermeiden – plötzlich tut nichts mehr weh – notieren Sie bitte vorher, was Sie stört, was Sie anders haben möchten und was Sie wissen wollen. Vor allem aber: Informieren Sie Ihren Doktor über alle Medikamente, die Sie von anderen Ärzten verordnet bekommen haben, und über alle rezeptfreien Medikamente, die Sie öfter nehmen.

Wechselwirkungen

In bestimmten Kombinationen können selbst sichere und gut verträgliche Arzneiwirkstoffe gefährlich werden. Wie kommt das? Etliche Substanzen werden in der Leber durch das gleiche Enzymsystem abgebaut. Ihre Bezeichnungen, etwa Cytochrom-P-450, müssen Sie sich nicht merken, sie werden diesen Begriffen aber in manchen Beipackzetteln begegnen. Stellen Sie sich darunter Spezialabteilungen der Leber vor, die für Entgiftung zuständig sind. Wenn diese gleichzeitig verschiedene medikamentöse Wirkstoffe entsorgen sollen, kann es zu Störungen kommen. Auch ein natürlicher Bestandteil des Grapefruitsaftes kommt dem Abbau von manchen Medikamenten in die Quere. Dadurch entstehen entweder zu hohe Wirkspiegel im Blut oder die Substanzen werden beschleunigt abgebaut und verlieren einen Teil ihrer Wirksamkeit. Unversehens erreichen Sie eine Überdosierung oder Sie belasten Ihren Körper mit einer Substanz, ohne dass diese die erwartete Wirkung bringen kann. In den Packungsbeilagen wird auf alle bekannten Wechselwirkungen hingewiesen, und diese Information braucht jeder Arzt, der Ihnen etwas verschreiben möchte. Frei verkäufliche oder pflanzliche Mittel sind keine Ausnahme, auch dadurch kann es zum Wirkungsverlust von anderen Medikamenten kommen.

Am besten zeigen Sie dem Arzt bei jedem Besuch die Beipackzettel von allem, was Sie einnehmen, zumindest aber eine Liste Ihrer Medikamente.

Bei Psychopharmaka wird eine große therapeutische Breite angestrebt. Damit ist der Abstand gemeint zwischen einer wirksamen Dosis und einer Dosis, die zu Vergiftungen führt. Als Einzelmittel genommen, sind die heute üblichen Wirkstoffe auch bei hoher Dosierung sicher. Völlig anders sieht es aus, wenn mehrere Psychopharmaka kombiniert werden. Auch in anderen Fachgebieten werden psychoaktive Wirkstoffe eingesetzt, oft ohne dass die Patienten sich dessen bewusst sind. Unproblematische Eigenschaften der einzelnen Stoffe können sich dann summieren und den Patienten ernsthaft gefährden. Auch aus diesem Grund muss Ihr Psychiater einen vollständigen Überblick haben, über alle Wirkstoffe, denen Ihr Gehirn ausgesetzt ist. Patienten haben manchmal Hemmungen, die zusätzlichen Behandlungsversuche, die sie unternehmen, „zu gestehen". Im eigenen Interesse müssen sie dann wenigstens einen Apotheker ins Vertrauen ziehen.

Vergiftungserscheinungen

Sollte es unter einer psychoaktiven Substanz oder unter der Kombination von mehreren Substanzen, einschließlich Drogen, zu Veränderungen kommen wie Unruhe, Benommenheit, Verwirrtheit, Temperaturanstieg oder unwillkürliche Bewegungen, so ist der Patient ein Notfall! Es muss sofort für die Klinikeinweisung gesorgt werden.

Medikamente in Ihrem Alltag

Jedes Medikament, das über längere Zeit einzunehmen ist, muss sich mit der alltäglichen Lebensführung des Patienten vertragen. Vorbei sind die Zeiten der magischen „Dreimal täglich"-Verordnungen. Für aktive oder berufstätige Menschen war die mittägliche Einnahme von verschiedenen Tropfen, Tabletten und Dragees selten praktikabel. Sehr gleichförmig verläuft in der Regel der Morgen vom Weckerklingeln bis zum Arbeitsbeginn. Hier kann die Einnahme einer Tagesdosis zum Bestandteil des Morgenrituals werden, sofern es sich nicht um ein ausgesprochen schlafförderndes Mittel handelt. Einige Medikamente können den Schlaf stören und müssen daher in der ersten Tageshälfte genommen werden. Ausreichend magenfreundlich sind die meisten ZNS-Wirkstoffe, deshalb spricht nichts dagegen, sie auf nüchternen Magen zu schlukken. Probieren Sie aus, wie es am angenehmsten für Sie ist!

Ins Einschlafritual lassen sich alle müde machenden Substanzen einbauen. Der Schlaf ist gesichert und der ausgleichende Effekt eines Antidepressivums oder Antipsychotikums wirkt noch in den folgenden Tag hinein bis zur nächsten Abenddosis.

Letztlich können nur Sie entscheiden, bei welcher Einnahmezeit Ihnen welcher Wirkstoff zu Tagesfrische und gutem Schlaf verhilft. Vielleicht reagieren Sie anders, als allgemein zu erwarten ist. Probieren Sie in Absprache mit Ihrem Arzt ruhig herum, bevor Sie wegen unbefriedigender Wirkung auf ein anderes Medikament umstellen! Es hat manchmal schon Wunder gewirkt.

Auch jugendliche Patienten sollten sich nicht scheuen, eine Dosierungshilfe, das bewährte Hilfsmittel der Senioren, zu benutzen, solange die Dosierung schrittweise geändert wird. Vielleicht schenkt Ihnen der Apotheker eines dieser kleinen Plastiktabletts mit Fächern und der Beschriftung „Montag früh" usw. Wer in einer Klinik war, weiß, dass damit auch das Pflegepersonal die Medikamentenausgabe vorbereitet, damit alles genau stimmt. Sorgen Sie gut für sich und machen Sie es sich einfach! Einmal wöchentlich aufmerksam und in Ruhe die Kästchen mit der richtigen Menge füllen – und für den Rest der Woche nicht mehr rechnen und zählen müssen.

Bedingte Gesundheit und Compliance

Ist ein Anfallskranker krank oder gesund? Die Frage scheint widersinnig, denn die Epilepsie ist eine der typischen chronischen Krankheiten, für die es in den meisten Fällen noch keine kausale, d. h. ursächliche Behandlung gibt. Trotzdem leben immer mehr Anfallskranke wie Gesunde unter uns. Sie üben ihre Berufe aus, gründen Familien und bekommen Kinder, von denen die meisten ganz gesund sind. Gut informierte und kompetent behandelte Menschen mit Epilepsie führen ein Leben in bedingter Gesundheit. Ähnliches gilt für unzählige Diabetiker, für Menschen, die einen Herzinfarkt oder Schlaganfall hinter sich haben, und für viele andere Leiden. Akute Ereignisse oder schwerwiegende Diagnosen verändern das Leben zunächst tiefgreifend. Doch die Betroffenen können Mut fassen. Sie sind nicht allein. Leidensgenossen können ihre Erfahrungen mit ihnen teilen, Ärzte und andere Therapeuten bemühen sich um sie, und die Forschung kommt trotz aller Um- und Irrwege voran.

Um gute Behandlungsergebnisse zu erzielen, müssen sich Ärzte aller Fachrichtungen um die Compliance ihrer Patienten bemühen. Das englische Wort *compliance*, ausgesprochen >kommplaienß<, Betonung auf dem ai, kann übersetzt werden als Gefälligkeit oder Gefügigkeit. Als medizinischer Fachbegriff bezeichnet es jedoch eher das Gegenteil von Gefügigkeit, nämlich die informierte Mitarbeit des Patienten bei allen ärztlichen Maßnahmen. Bei chronischen Krankheitsbildern ist eine gute Compliance die unabdingbare Voraussetzung für einen möglichst günstigen Verlauf. Sie steht und fällt mit einer gelingenden Verständigung zwischen Fachmann und Patient. Der Patient muss verstehen können, was mit einer Behandlung bezweckt wird, und der Arzt muss verstehen, was dem Patienten am wichtigsten erscheint.

In der Psychiatrie versucht man mit Informationsbroschüren und psychoedukativen Gruppen, das Verständnis der Patienten für ihren Zustand zu verbessern und ihnen den Zweck der Medikamente zu erläutern. Besonders bemüht man sich um das Verständnis von schizophren Erkrankten. Sie haben durch die Medikation viel zu gewinnen, können aber ihre Probleme zunächst oft nicht als Ausdruck einer Krankheit verstehen. Dem besseren gegenseitigen Verständnis von Patienten und Fachleuten sollen sogenannte Psychoseseminare dienen, bei denen ein intensiver Austausch von Erfahrungen zwischen den Beteiligten stattfindet, wo also auch die Fachleute etwas von den Betroffenen lernen. Aufschlussreich sind die Erfahrungen von Menschen, die ihr psychotisches Erleben anschaulich schildern können. Menschen, die unter der Negativsymptomatik leiden, können das häufig nicht. Doch auch sie bringen ihr Unglücklichsein deutlich zum Ausdruck, indem sie über die Medikamente klagen. Selbst engagierte Fachleute reagieren darauf oft ratlos und frustriert.

Ein neuer Forschungsansatz beschränkt sich darauf, die Patienten zu befragen, wie sie sich unter einem bestimmten Medikament fühlen. Wie gut können sie sich konzentrieren, wie wach und lebendig fühlen sie sich? Zum Erstaunen der Fachwelt entspricht die Selbstwahrnehmung der Patienten sehr genau den objektiven Urteilen von Experten. Auch Menschen, die gerade wegen ihrer Krankheit nicht gut beschreiben können, wie und woran sie leiden, können offenbar klar erkennen, welches Medikament ihnen gut tut. Sie müssen danach gefragt und ernst genommen werden. Compliance beruht auf Gegenseitigkeit.

Zur praktischen Erleichterung sollen auch verschiedene Darreichungsformen beitragen. So kann bei den sogenannten Retardformen der Wirkstoff aus einer Tablette oder Kapsel über den Tag verteilt abgegeben werden. Dies vereinfacht die Einnahme und sorgt für eine gleichmäßig anhaltende Wirkung. Noch einfacher ist die Anwendung eines Depotpräparates: das Mittel wird gelöst in Öl und tief in die Gesäßmuskulatur injiziert. Aus diesem Depot wird der Wirkstoff über einen Zeitraum von ein bis vier Wochen langsam ins Blut abgegeben. Mehr dazu im Abschnitt über **Risperdal Consta®** Seite 226.

C 4 Wirkstoffe zum Schlafen

Was Sie hier erwartet: *Fast jede Hausapotheke enthält ein Schlafmittel „für alle Fälle". Eine Zwanziger-Packung sollte für mindestens ein Jahr reichen, dann dürfte es sich um einen sinnvollen Gebrauch handeln. Bei häufigerem Bedarf sind die Schlafgewohnheiten zu überprüfen. Hier erfahren Sie, warum es noch kein ideales Schlafmittel für den häufigeren oder gar langfristigen Einsatz gibt.*

Der Gebrauch von Substanzen, die den Schlaf herbeiführen, lässt sich in den frühesten Kulturen nachweisen, denn seit vorgeschichtlicher Zeit waren die psychoaktiven Eigenschaften von bestimmten Pflanzen bekannt. Produkte aus verschiedenen Giftpflanzen wirkten zwar sicher, doch die therapeutische Breite war zu gering. Ähnliches gilt für die schlaffördernde Wirkung des Alkohols. Als Notlösung erwiesen sich auch die ersten Produkte der Pharmaforschung, bromhaltige Schlafmittel und Barbiturate. Sie sind seit langem nicht mehr zugelassen, weil sie stark abhängig machen

Anforderungen an ein Schlafmittel

Die Wunschliste an ein Schlafmittel, das auch über längere Zeit genommen werden kann, ist lang.

- Es soll schnell und zuverlässig wirken. Das ist bei risikofreien Pflanzenwirkstoffen nur bedingt der Fall.
- Es soll wenig giftig sein im Fall von versehentlicher oder suizidaler Überdosierung.
- Es muss vom Körper schnell abgebaut werden, um nicht in den Tag hinein müde zu machen.
- Es darf nicht zu körperlicher Gewöhnung und Abhängigkeit führen.
- Es soll die natürliche Schlafarchitektur (siehe Seite 47) nicht verändern.

Um es kurz zu machen: Keines der bisher verfügbaren Schlafmittel entspricht allen diesen Anforderungen. Schlafmittel sind eine Krücke für Zeiten, wo es nicht anders geht. Dann können sie eine wertvolle Hilfe sein.

Schlummertrünke

Alkohol, chemisch Äthanol, ist ein einfaches Molekül mit einer komplexen psychoaktiven Wirkung. In geringen Mengen wirken alkoholische Getränke anregend, erst bei fortgesetzter Einnahme tritt der entspannende Effekt in den Vordergrund. Nur wer erheblich über den Durst getrunken hat, verfällt in einen der Narkose ähnlichen Schlaf. Als „natürliches Schlafmittel" kommt er daher nicht in Frage.

Chloraldurat ist chemisch und in der narkoseartigen Wirkung dem Alkohol ähnlich. Es ist ein reines Einschlafmittel, denn die Wirkung klingt bereits nach vier Stunden ab. Wie Alkohol kann es zur Entstehung einer Abhängigkeit führen und ähnlich wie dieser belastet es die Leber. Wegen des unangenehmen Geschmacks muss es in ziemlich großen Kapseln geschluckt werden. Psychologisch kann es bei sonst gesunden Leuten als Krisenhilfe gerechtfertigt sein. Die Erwartungsangst, wieder nicht einschlafen zu können, wird damit betäubt. Angesichts der Risiken ist es jedoch sicher besser, einer Einschlafstörung anders zu begegnen. Siehe Kapitel „Schlaf", S. 46.

Beruhigungs- und Schlaftees werden in unendlicher Vielfalt unter teilweise poetischen Namen angeboten werden. Einige Pflanzenextrakte haben nach den Regeln der medizinischen Beweisführung ihren Wirkungsnachweis erbracht. Dazu waren jedoch Dosierungen erforderlich, die mit Teezubereitungen nicht zu erreichen sind. Ein Schlummertrunk aus dem Kräuterreich wird das Umschalten von der Tagesaktivität auf Schlafbereitschaft unterstützen. Dabei sind das Ritual der Zubereitung, der Duft, die Wärme, der Geschmack entscheidende Elemente. Bei ernsten behandlungsbedürftigen Schlafproblemen kann er daher das sicher wirksame „chemische" Präparat sinnvoll ergänzen. Auf die Schlaftablette kann möglichst bald wieder verzichtet werden, wenn ein Schlaf-, Nerven- und Beruhigungstee zum Bestandteil des Einschlafrituals wurde. Dieser wird über psychologische Mechanismen weiter für die Schlafbereitschaft sorgen. Mehr dazu im Kapitel „Schlaf".

Pflanzliche Schlaf- und Beruhigungsmittel

Die Apotheke der Natur genießt hohes Vertrauen, und Vertrauen ist eine Grundbedingung für Heilungsvorgänge. Viele pflanzliche Wirkstoffe sind Gifte, die durch Geschmack und Wirkung Pflanzenfresser abschrekken sollen. Die Giftmischer früherer Zeiten wussten sich hier zu bedienen und versetzten so manchen in den Todesschlaf. Heute werden bei den frei verkäuflichen Schlafmitteln aus der Natur nur ungiftige Pflanzen verwendet. Für Zubereitungen aus **Baldrian, Hopfen, Passionsblume, Melisse** ist ein subjektiv schlaffördernder Effekt nachgewiesen. Wer sie ständig nimmt, verliert jedoch sein Grundvertrauen in die eigene natürliche Fähigkeit zu schlafen.

Antihistaminika

Heuschnupfen und andere allergische Reaktionen haben eines gemeinsam mit der ungefährlichen, aber lästigen Reisekrankheit: Medikamente, die den Botenstoff Histamin bremsen, lindern die Beschwerden. Histamin „macht aufgekratzt", was bei Juckreiz wörtlich zu nehmen ist. Allgemein spielt es eine Rolle bei der Regulierung der Wachheit. Ein dagegen wirkendes „Anti"-Medikament macht schläfrig. Die ersten Antihistaminika gegen Reisekrankheit waren wegen dieser Nebenwirkung nur von eingeschränktem Nutzen, denn wer will schon die Urlaubsfahrt durch eine schöne Gegend verschlafen? Es lag nahe, sie als Schlafmittel anzubieten. Zwei Wirkstoffe, **Diphenhydramin** und **Doxylaminsuccinat,** werden unter 18 Handelsnamen rezeptfrei in Apotheken verkauft. Für sie gilt ähnliches wie für die pflanzlichen. Bei gelegentlichen leichten Schlafstörungen können sie das Problem beheben, bevor der besorgte Schlecht-Schläfer es unnötig aufbläht. Das Risiko der Tagesmüdigkeit mit herabgesetzter Reaktionsfähigkeit ist gegeben. Manche Patienten werden psychisch davon abhängig. In der Kombination mit anderen ZNS-wirksamen Medikamenten kann es zu gefährlichen Wechselwirkungen kommen. Patienten mit Glaukom, das heißt mit erhöhtem Augeninnendruck, oder mit gestörter Blasenentleerung dürfen sie keinesfalls nehmen. Kinder reagieren auf Antihistaminika besonders empfindlich. Bei ihnen kann statt der gewünschten

Dämpfung ein Erregungszustand auftreten. Es handelt sich demnach keineswegs um risikolose Medikamente!

Benzodiazepine

Häufige und oft tödliche Vergiftungen mit Barbituraten und das Elend der davon abhängigen Suchtkranken machten den Einsatz dieser Schlafmittel immer zu einem Risiko. Erleichtert begrüßt wurde von Ärzten und Patienten daher die Neuentwicklung der Benzodiazepine. **Diazepam** unter dem Handelsnamen **Valium**® wurde für den Hersteller ein riesiger Verkaufserfolg. Für seine sedierende, das heißt beruhigende und entspannende Wirkung gab es nicht nur in der Psychiatrie viele Anwendungsmöglichkeiten. Die geringe Giftigkeit blieb unbestritten. Doch bis das große Risiko einer Abhängigkeitsentwicklung gesehen wurde und ins öffentliche Bewusstsein drang, vergingen viele Jahre. Heute gilt es als ärztlicher Kunstfehler, wenn Benzodiazepine unkontrolliert über längere Zeit verschrieben werden.

Für den Einsatz als Schlafmittel und bei angstbetonten Krankheitsbildern ist Diazepam samt seinen Verwandten zu gut, um richtig gut zu sein. Im System der Neurotransmitter passt das Molekül an einer Stelle wie der Schlüssel ins Schloss. Dort verstärkt es den Effekt des Botenstoffes GABA (Gamma-Amino-Buttersäure) und dieser ist im Nervensystem bei allen Vorgängen der Dämpfung beteiligt. Daher dämpfen Benzodiazepine die übererregten Zellen des Gehirns bei einem epileptischen Anfall, sie sorgen für die Entspannung von verkrampfter Muskulatur, sie dämpfen die Tagesaktivität, um Schlaf zu ermöglichen und sie dämpfen Aggressivität und Angst. Sobald sich das Nervensystem auf die Anwesenheit dieses gut sitzenden Schlüssels eingestellt hat, geht ohne ihn nichts mehr. Eine starke seelische und körperliche Abhängigkeit ist entstanden. Aus einem Heilmittel wurde ein Suchtgift. Ein heroischer „kalter“ Entzug ist zu riskant. Das Suchtmittel muss schrittweise entzogen werden.

Alle Benzodiazepine sind chemische Abwandlungen des Diazepam-Moleküls. Neun verschiedene Abwandlungen des Grundstoffes sind unter 36 Handelsnamen als rezeptpflichtige Schlafmittel zugelassen. Sie unterscheiden sich durch die Abbaugeschwindigkeit im Organismus.

Diese wird mit der Halbwertszeit angegeben und besagt, nach wie viel Stunden nur noch die Hälfte der ursprünglichen Menge im Körper wirksam ist. Ein Schlafmittel sollte schnell wirken und schnell abgebaut sein, denn ein langsam abgebauter Wirkstoff sammelt sich im Körper an, die Wirkung verstärkt sich mit jeder Einnahme und beeinträchtigt unaufhaltsam Reaktionsvermögen und andere Leistungen im Wachsein. Eine längere Behandlung setzt immer eine enge Vertrauensbeziehung zwischen Arzt und Patient voraus. Über das Abhängigkeitsrisiko ist die Allgemeinheit bereits gut informiert und jeder Beipackzettel weist darauf hin, dass die Einnahme zeitlich eng zu begrenzen ist. In jedem Einzelfall ist das Risiko, abhängig zu werden, gründlich abzuwägen gegen den Nutzen eines erholsamen Schlafes.

Zugelassen als Schlafmittel sind folgende Wirkstoffe:

Brotizolam	**Flunitrazepam**	**Flurazepam**
Loprazolam	**Lormetazepam**	**Midazolam**
Nitrazepam	**Temazepam**	**Triazolam**

Bestimmte Benzodiazepine werden auch gegen Ängste eingesetzt. Siehe das folgende Kapitel „Wirkstoffe bei Ängsten, Zwängen und Depression“.

Nicht-Benzodiazepine

Seit den 90er Jahren sind neue Schlafmittel auf dem Markt, die chemisch nicht mit Benzodiazepinen verwandt sind. Neurobiologisch setzen sie mit einem ähnlichen Schlüssel an. Der Wirkstoff **Zopiclon** wird unter 19 Handelsnamen als rezeptpflichtiges Schlafmittel angeboten. Nahe verwandte Wirkstoffe (**Zolpidem, Zaleplon**) unterscheiden sich nur in der Halbwertszeit. Dieser Unterschied ist jedoch unbedeutend, denn alle erfüllen die wichtige Forderung einer kurzen Wirkdauer. Aus der Liste der Nebenwirkungen wird die Ähnlichkeit mit der Benzodiazepinwirkung ersichtlich. Das Werbeargument „geringes Abhängigkeitsrisiko“ ist daher mit größter Skepsis zu betrachten. Außerdem kommt es zu Wechselwirkungen mit allen Psychopharmaka und vielen anderen Medikamentengruppen. Auch diese Mittel sind nur geeignet für die kurzzeitige Behandlung von Schlafstörungen, wenn sicher ist, dass dahinter keine körperliche oder mentale Erkrankung steckt.

Die „Naturstoffe“ Tryptophan und Melatonin

Tryptophan ist eine natürliche Substanz, eine Aminosäure, und kommt in vielen Lebensmitteln vor. Naschkatzen werden sich freuen, dass Schokolade sehr viel Tryptophan enthält. Aus Tryptophan stellt unser Körper zwei wichtige Botenstoffe her: Serotonin und Melatonin. Als Nahrungsergänzungsmittel mit schlaffördernder und antidepressiver Wirkung stand es in den USA hoch im Kurs, bis es durch Verunreinigungen bei der Herstellung zu einigen tödlichen Vergiftungen kam. Seither ist es dort verboten. In Deutschland ist es aus sicherer Herstellung erhältlich, ohne Rezept, aber nur in Apotheken. Der Nutzen ist ähnlich zu beurteilen wie bei Schlafmitteln auf pflanzlicher Basis. Wer damit gut schläft, käme vielleicht auch ganz ohne aus. Ein groß geschriebenes ABER gilt für alle Leser und Leserinnen, die Psychopharmaka nehmen. In der Kombination mit anderen Wirkstoffen, die in die Gehirnchemie eingreifen, kann es zu einer nicht vorhersehbaren Wirkungsverstärkung kommen. Ihr Serotoninspiegel kann zu hoch ansteigen und Sie gefährden. Lieber lassen!

Melatonin ist ein Hormon und damit eine natürliche Substanz. Es entsteht in den Zellen der Zirbeldrüse, die tief im Inneren des Gehirns sitzt, dort wo sich die von den Augen kommenden Sehnerven kreuzen. Die Produktion beginnt bei geschlossenen Augen, in Dunkelheit, und endet, sobald es wieder hell wird. Ganz sicher ist Melatonin am Umschalten des Gehirns von Tagesbetrieb auf Schlafbetrieb beteiligt. Seine weitere Bedeutung wird noch intensiv erforscht. Es scheint die nächtliche Abspeicherung von Gedächtnisinhalten zu fördern. Die Menge der körpereigenen Herstellung ist dem jeweiligen Lebensalter angepasst.

Aus Vermutungen und einigen Tierversuchen wurden viel weiter reichende Schlüsse gezogen. Die Gesetze in den USA erlauben den freien Verkauf, und dort wurde Melatonin als Jungbrunnen und zur Vorbeugung gegen Krebs jeder Art beworben. Genaue Untersuchungen konnten keine dieser Behauptungen auch nur ansatzweise bestätigen. Statt dessen wurde klar, dass es natürlich seine Risiken hat, wenn man ein Hormon, das der Körper sparsam dosiert, in willkürlichen Riesenmengen schluckt. In Deutschland wird Melatonin als Medikament bewertet und ist offiziell für keinen Heilzweck zugelassen. Sinnvoll kann eine einmalige Einnahme sein, um nach einer Flugreise über etliche Zeitzonen einfacher in den örtlichen Tag-Nacht-Rhythmus zu kommen. Die auf dem USA-Markt angebotene Dosis pro Kapsel ist zu diesem Zweck jedoch deutlich überhöht.

Wer es ausprobieren möchte, besorgt es sich besser über eine Apotheke als aus dem Versand. Es muss ganz sicher sein, dass es sich um synthetisch hergestelltes Melatonin handelt. Das aus Rinderhirnen gewonnene ist billiger, aber in den Zeiten des Rinderwahnsinns nicht gerade das, was ein gesundheitsbewusster Mensch freiwillig zu sich nehmen wird.

C 5 Wirkstoffe bei Ängsten, Zwängen und Depression

Was Sie hier erwartet: *Die in der Überschrift genannten seelischen Beschwerden konnten um die letzte Jahrhundertmitte noch nicht gezielt mit Medikamenten behandelt werden. Man behalf sich mit problematischen Notlösungen. Auch bei den ersten Psychopharmaka mussten noch viele Kompromisse eingegangen werden. Trotzdem sind einige der älteren Wirkstoffe weiterhin sinnvoll und in Einzelfällen unentbehrlich. Die Aussichten auf eine erfolgreiche Behandlung steigen, wenn Sie durch eigene Grundkenntnisse zu den Entscheidungen Ihres Arztes beitragen können.*

„Angstlöser" gegen die Angst – Benzodiazepine

Ängstliche Anspannung und Erregung – wie lässt sie sich lindern? Es liegt nahe, an eine Substanz mit beruhigender, dämpfender und entspannender Wirkung zu denken, das heißt: an ein sedierendes Medikament. Alle pflanzlichen und chemisch hergestellten Schlafmittel wurden und werden zu diesem Zweck auch tagsüber eingesetzt. Speziell als „Angstlöser", die wörtliche Übersetzung von Anxiolytikum (Mehrzahl: Anxiolytika) werden gewöhnlich die Benzodiazepine bezeichnet. Ein anderer Überbegriff lautet Tranquilizer, englisch für Beruhigungsmittel. Als erster Vertreter dieser Wirkstoffklasse kam 1960 **Librium**® auf den Markt. In weiten Bereichen der Medizin wurden Benzodiazepine unentbehrlich und haben in Notfällen seit 1960 sicher viele Leben gerettet.

Das Benzodiazepin-Molekül verstärkt an der Nervenzelle den Effekt eines körpereigenen chemischen Signals und macht sie weniger erregbar. Bildhaft wurde dieser Vorgang auf Seite 44 geschildert. Bei der Besprechung der Benzodiazepine als Schlafmittel erfuhren Sie bereits, was ihr großer Nachteil ist. Sie wirken so gut, dass sie sich für den damit behandelten Menschen unentbehrlich machen können. Erst spürt er das sehnsüchtige Verlangen nach dieser besonderen Wirkung und bald kommt eine körperliche Abhängigkeit dazu, die jeden Absetzversuch schnell wieder scheitern lässt. Nach längerer Einnahme ist von heroischen Absetzversuchen ohne ärztliche Begleitung dringend abzuraten. Auch unter dem Schutz einer Entgiftungsstation muss dieses Suchtmittel ausschleichend entzogen werden.

„Das ist doch eine gefährliche Suchtdroge!“ werden Sie vielleicht sagen. Tatsächlich kann Ihnen jeder Drogenberater die aktuellen Schwarzmarktpreise von verschiedenen „Benzos“ nennen. Das Auftauchen eines psychoaktiven Medikaments in der Drogenszene ist ein eindeutiger Hinweis auf sein hohes Abhängigkeitspotential. Trotzdem sind Benzodiazepine lediglich rezeptpflichtig. Es bestehen keine Auflagen für den verordnenden Arzt oder sonstige Kontrollmechanismen. Die Last der Kontrolle wird den Schwächsten aufgebürdet, den Menschen, die sich mit Ängsten quälen und sich einem Arzt anvertrauen.

Jeder gewissenhafte Arzt wird beim Ausstellen des Rezepts auf das Risiko hinweisen und ankündigen, dass eine zweite oder gar dritte Verordnung nicht in Frage kommt. Doch dann ist der Kranke sich selbst überlassen. Das Medikament wirkt Wunder! Die Angstlösung ist eine wahre Erlösung. Noch bevor die erste kleinste Packung aufgebraucht ist, kann es sich entwickelt haben, das unwiderstehliche Verlangen, die Einnahme fortzusetzen. Das ist das Kennzeichen jeder stoffgebundenen Abhängigkeit, sprich: das Kennzeichen einer Sucht. Zu einer einzigen Zweitverordnung – ausnahmsweise! – wird sich fast jeder Arzt bereiterklären. Er wird dazu mahnen, den Angstlöser wirklich nur im Bedarfsfall zu nehmen. Wann ist der Bedarfsfall gegeben? Jeden Morgen! Die Aufgaben des Tages stehen wie ein Berg vor dem überforderten Menschen, doch er / sie kann es sich nicht leisten und möchte es niemandem zumuten, Schwäche zu zeigen. Die Lösung besteht im Griff zum Medikament. Nach nur einer halben Tablette stellt sich das ersehnte Gefühl ein, allem gewachsen zu sein. Wenn am Ende eines geschäftigen Tages Sorgen und Verdruss das Einschlafen erschweren, erleichtert eine kleine Dosis das Abschalten.

Menschen, die eine Medikamentenabhängigkeit entwickeln, sind pflichtbewusst, fürsorglich und diszipliniert. Zu unkontrollierten Dosissteigerungen kommt es bei ihnen nicht. Trotzdem spüren sie voller Scham, dass sie nicht ganz in Ordnung sind und halten ihre Gewohnheit oft auch im engsten Kreis geheim. Die Beschaffung ihres Suchtmittels ist mit zeitaufwändigen Arztbesuchen verbunden, denn sie müssen sich mehrere Bezugsquellen erschließen. Oft bleibt es zeitlebens bei einer Benzodiazepinabhängigkeit im Niedrig-Dosis-Bereich. Doch dafür gibt es keine Garantie. Auch ein ursprünglich sehr gewissenhafter Mensch kann unter der Dauerwirkung eines angstlösenden

Mittels seine Hemmungen verlieren, die Dosis langsam erhöhen oder nichts mehr dabei finden, die Wirkung durch rezeptfrei erhältlichen Alkohol zu steigern. Diese Patienten gehen sich selbst verloren und bieten schließlich das jammervolle Bild eines Süchtigen, der seine Krankheit verzweifelt leugnet und durch keine Form von menschlicher oder fachkundiger Zuwendung mehr zu erreichen ist.

Für einige Abhängige steigt mit der Zeit der schamvolle Leidensdruck so stark an, dass sie sich mit einem Kraftakt befreien. Sie sind rückblickend voller Zorn über die Leichtfertigkeit, mit der ihnen das Medikament ursprünglich verordnet wurde. Auch viele, die als Abhängige weiterleben müssen, sind enttäuscht, dass ihnen von den Ärzten nicht besser geholfen wurde, als sie in ihrer Not Hilfe suchten. Viele von ihnen hatten das Elend einer Alkoholabhängigkeit bei einem Familienmitglied erlebt, und jetzt sitzen sie in der gleichen Falle.

Unter den Gegenanzeigen für die Verordnung eines Benzodiazepins ist seit langem aufgeführt „Medikamenten-, Drogen-, Alkoholabhängigkeit". Diese liegt in der Regel noch nicht vor, wenn ein Mensch mit Angstsymptomen erstmals sein Rezept ausgestellt bekommt. Die einfache Frage nach Abhängigkeitskranken in seiner Verwandtschaft könnte ein besonders hohes Risiko erkennen lassen. Dankbar würde der Patient gemeinsam mit dem Arzt nach anderen Lösungen für die augenblicklichen Gesundheitsprobleme suchen. Wohl noch nie hat es jemand darauf angelegt, süchtig, das heißt: von einem Stoff abhängig zu werden. Bei der Verordnung von Benzodiazepinen hat einzig und allein der Arzt die Verantwortung dafür, dass dies seinen Patienten nicht widerfährt.

Zugelassen zur Behandlung von Angst-, Spannungs- und Erregungszuständen sind folgende Benzodiazepine: **Alprazolam, Bromazepam, Lorazepam** und **Oxazepam.** Alle werden von verschiedenen Herstellern angeboten, denn es handelt sich um ein gewinnträchtiges Marktsegment. In den Beipackzetteln findet sich ein an die Patienten gerichteter Hinweis auf das hohe Risiko der Abhängigkeitsentwicklung. Damit glaubt man offenbar genug getan zu haben gegen die Ausbreitung dieses ärztlich verursachten (iatrogenen) Suchtleidens.

Bei gefährdeten Menschen, die Abhängigkeitskranke in der Verwandtschaft haben, ist das Risiko einer Abhängigkeit von Benzodiazepinen höher als der zeitlich begrenzte Nutzen einer Angstentlastung. Durch die medikamentöse Angstlösung lassen sich Angstkrankheiten ohnehin nicht heilen. Sie verschleiern lediglich das Problem, welches – wie gesagt – auf einer kleinen, aber folgenschweren neurobiologischen Besonderheit beruht. Bei einer fachgerechten Behandlung mit den geeigneten Medikamenten (siehe unten) und Psychotherapie sind die Heilungsaussichten dagegen gut.

Notlösungen

Medikamentöse Notlösungen zur Überbrückung von Angstzuständen sind nur dann akzeptabel, wenn mit dem Patienten gleichzeitig auf die Lösung hingearbeitet wird. Diese beginnt mit einer gründlichen Aufklärung über das Wesen seiner Krankheitserscheinungen. Therapeutisch sinnvolle Psychopharmaka sollen nicht die Erregbarkeit der Gehirnzellen dämpfen, sondern das zu schwache Serotonin-Signal verstärken (siehe später bei SSRI-Antidepressiva).

Bis die Wirkung der zweckmäßigen Medikamente spürbar wird, haben die Patienten eine Durststrecke von etwa drei Wochen zu überwinden. Hier kann jedes sedierende Mittel den Aufruhr im vegetativen Nervensystem so weit dämpfen, dass dem Leiden unter akuter Angst die Spitze abgebogen wird. Versuche mit pflanzlichen Beruhigungsmitteln und Johanniskraut haben viele Patienten vor dem Arztbesuch bereits hinter sich. Ein Antihistaminikum kann versucht werden, oder ein niedrigpotentes Neuroleptikum. Die prompt „erlösende“ Wirkung eines Benzodiazepins ist von keinem Ausweichmittel zu erwarten, und das ist als Schutz vor einer Abhängigkeit auch gut so. Eine ausreichend starke Sedierung ist nicht vereinbar damit, die üblichen Arbeitsanforderungen zu bewältigen, ganz zu schweigen von Autofahren und ähnlichen Tätigkeiten. Sinnvoll ist daher oft die von vornherein zeitlich eng begrenzte Entlastung durch Krankschreibung.

Eine weit verbreitete Notlösung, die leider häufig zur Dauerlösung wird, ist die Verordnung von **Opipramol** (**Insidon®**) bei ängstlich-depressiven Beschwerden. Seine sedierende Wirkung ist sofort spürbar. Es wird bei den trizyklischen Antidepressiva besprochen.

Buspiron

Buspiron ist ein Wirkstoff eigener Art, der zur Behandlung von Angststörungen entwickelt wurde. Er setzt am Serotoninsystem des Gehirns an. Wie bei den Antidepressiva ist ein Abhängigkeitsrisiko nicht gegeben, und wie bei diesen müssen sich die Patienten mindestens drei Wochen gedulden, bis sie die Wirkung beurteilen können. Gleichzeitig wird in der Fachinformation über das gelegentliche Auftreten von ernsten zentralnervösen Nebenwirkungen berichtet, wie Erregung, Feindseligkeit und Verwirrtheit. Das nehmen Angstpatienten nicht gern als zusätzliches Risiko auf sich. Ob dieser Wirkstoff bei bestimmten Angstleiden besser wirkt als die heute eingesetzten Antidepressiva, ist noch nicht bekannt.

Hilfe bei psychotischer Angst

Angst, die als Element einer psychotischen Erkrankung auftritt, ist mit anderen Formen von behandlungsbedürftiger Angst nicht zu vergleichen. Sie ist potenziell lebensbedrohlich (Suizidgefahr) und muss medikamentös niedergehalten werden. Zu diesem Zweck sind Benzodiazepine bisher unverzichtbar. Sobald die Psychose restlos abgeklungen ist, können sich die Patienten den Furchtauslösern und Ängsten ihres normalen Lebens wieder stellen wie zuvor, so gut oder schlecht wie andere Gesunde auch.

Lorazepam (Tavor®) hat neben der entspannenden und angstlösenden Wirkung offenbar einen leicht euphorisierenden Effekt. Das macht diesen Wirkstoff besonders gefährlich für alle, die zur Entwicklung einer Medikamentenabhängigkeit neigen könnten. In der Behandlung von angstbetonten Psychosen hat er sich dagegen besonders bewährt. Selbst der gefürchtete Zustand einer psychotischen Erstarrung (katatoner Stupor) lässt sich damit lösen. Natürlich können auch Psychosepatienten zusätzlich vom Risiko einer ganz normalen Abhängigkeit bedroht sein. Daher gilt auch hier die Regel, den Gebrauch von Benzodiazepinen auf eine möglichst kurze Zeit zu beschränken. Erforderlich sind dazu engmaschige Nachuntersuchungen des Kranken, der sich von einer Psychose erholt. Es gibt einen Punkt, an dem das Benzodiazepin aufhört, überlebenswichtig zu sein und zur „lieben

Gewohnheit“ werden könnte. Patient und Psychiater dürfen diesen Punkt nicht übersehen.

Das Serotoninsignal verstärken

Wenn Sie eins der beiden Kapitel über die Besonderheiten bei Ängste, Zwängen und Depression gelesen haben, ist Ihnen mehr als einmal der Hinweis begegnet, dass die hier sinnvollen Medikamente das Serotoninsystem des Gehirns beeinflussen, genauer gesagt die serotonergen Synapsen der Nervenzellen. Durch die Medikamente wird an diesen Stellen mehr Serotonin zur Verfügung gestellt. Um das Folgende zu verstehen, sollten Sie bereits eingeweiht sein in die Bedeutung dieser körpereigenen Substanz für das gesunde Seelenleben. „Serotonin – der Glücksbote“ lautete die absichtlich plakative Überschrift im Kapitel „Die Diener der Seele“. Leider lassen sich die Systeme der wichtigen Botenstoffe des Gehirns nicht so sauber trennen wie die Strom- und Wasserversorgung in Ihrem Haushalt. Doch Sie haben den Zweck dieses Buches sicher richtig verstanden: es soll Ihnen ein ungefähres Bild vermitteln, damit Ihnen der Nutzen von Psychopharmaka klarer wird.

Hier werden die verschiedenen Wirkstoffklassen erläutert und die Vorzüge und Nachteile dargestellt. Sollten Sie unter den Nachteilen etwas entdecken, das Sie keinesfalls in Kauf nehmen möchten, so bedenken Sie bitte: Alle Angaben, die hier und in ähnlichen Büchern gemacht werden, beruhen auf den Beobachtungen an Tausenden von behandelten Patienten. Es sind statistische Aussagen und keine Vorhersagen für Sie. Gerade Sie könnten nur einen Nutzen und so gut wie keinen Nachteil von dem verordneten Medikament haben. Wenn Sie es vertragen, nehmen Sie es weiter! Anders sieht es natürlich aus, wenn Sie einen der hier besprochenen Nachteile bereits am eigenen Leib erfahren. Dann ist Ihr Arzt darauf angewiesen, dass Sie es ihm sagen.

Fast jedes Wirkprinzip ist mit einer ganzen Reihe von unterschiedlichen Wirkstoffen auf dem Markt vertreten. Die individuelle Verträglichkeit lässt sich zur Zeit noch nicht vorhersagen. Vielleicht können Sie sich an das gleiche Wirkprinzip halten und doch mit einem anderen Wirkstoff mehr für sich herausholen. Manchmal ist es sinnvoller, die

Spur zu wechseln und auf ein Medikament umzusteigen, das zu einer der anderen der hier besprochenen Wirkstoffklassen gehört.

Alle Antidepressiva haben folgende Gemeinsamkeiten. Sie machen nicht abhängig. Sie machen die Stimmung von Gesunden nicht besser. Bis die Stimmung sich aufhellt, vergehen zwei bis vier Wochen. Eine Erklärung dafür fanden Sie bereits im Kapitel „Depressive Tiefen". Zu Beginn der Einnahme und bei Dosiserhöhungen kommt es häufig zu Anpassungsbeschwerden, die bald wieder abklingen. Der größte Nutzen wird erreicht, wenn die Behandlung einschleichend beginnt. Wenn sie beendet werden soll, immer langsam ausschleichen! Wenn das Mittel nicht wirkt und gegen ein anderes ausgetauscht werden soll, langsam ausschleichen und gleichzeitig überlappend einschleichen! Eine Ausnahme von der letzten Regel werden Sie bei den MAO-Hemmern kennenlernen.

Die Wirkprinzipien oder Wirkstoffklassen werden hier vorgestellt in der Reihenfolge ihres historischen Erscheinens. Kein neu eingeführtes Medikament ist automatisch besser als eines, das schon vierzig Jahre oder länger auf dem Markt ist. Nicht die Pharmawerbung oder ein Professor im Fernsehen entscheidet, was Ihnen gut tut. Nur Ihre körperlich-seelischen Reaktionen entscheiden, und Sie sind der einzige Experte dafür.

MAO-Hemmer

Wer alt genug ist, um sich noch an den Kult um das 1976 gestorbene Staatsoberhaupt Mao Tse Tung zu erinnern, kommt beim Begriff MAO-Hemmer unweigerlich auf falsche Gedanken. Doch wenn Sie die Unterdrückung von Millionen Chinesen als Eselsbrücke benutzen wollen, spricht nicht viel dagegen. Wer MAO hemmt, wird frei – von der Depression. Nun im Ernst: Was tut MAO, die Mono-Amino-Oxidase im Organismus, und warum kann es hilfreich sein, ihre Wirkung zu hemmen?

Diese körpereigene Substanz reguliert – natürlich nur als eine von unzähligen – die Signalübertragung im Nervensystem. Denken Sie an eine elektrische Türklingel. Vielleicht haben Sie mit jemandem ein bestimmtes Klingelsignal vereinbart. Dreimal kurz. Damit es klappt, müssen Sie zweierlei tun: den Knopf drücken und gleich wieder loslassen. Ärgerlich ist es, wenn der Klingelknopf klemmt. Sie lassen los, aber es klingelt weiter. Ein Signal funktioniert nur, wenn sich der Vorgang auch wieder abschalten lässt. Nervenzellen tauschen an den Synapsen ständig bioelektrische Signale aus. Neurotransmitter drücken auf den Klingelknopf. Doch der muss sofort wieder losgelassen werden. Der Botenstoff muss unwirksam gemacht werden. Dies kann auf zweierlei Weise geschehen: Er kann von der sendenden Nervenzelle wieder aufgenommen werden. Er kann aber auch in seine Bestandteile zerlegt und entsorgt werden. Für solche Abbauvorgänge sind im Stoffwechsel die Enzyme zuständig, und eins davon ist die MAO. Sie sorgt dafür, dass Serotonin und Noradrenalin den Klingelknopf wieder loslassen. Wenn aber die Entsorgung dieser Botenstoffe gehemmt wird, können sie sich mit ihren Signalen stärker bemerkbar machen. Der Finger bleibt länger auf der Klingel. Das hilft dem depressiven Menschen: Stimmung und Antrieb steigen. Zunächst fiel diese Verbesserung auf an Patienten, die gegen ihre Tuberkulose mit einem MAO-Hemmer behandelt wurden.

Der erste MAO-Hemmer im psychiatrischen Gebrauch war **Tranylcypromin**, deutscher Handelsname **Jatrosom**®. Für die breite Anwendung hat er sich nicht durchgesetzt, weil die Patienten Einschränkungen bei der Ernährung beachten müssen. Es ist alles zu meiden, was viel von der Aminosäure Tyrosin enthält, wie etwa reifer Käse, Rotwein und etliches mehr. Es kommt sonst zu gefährlichen Blutdruckerhöhungen. Kein ängstlicher und depressiver Patient und auch kein Arzt wird dieses Medikament in die erste Wahl einbeziehen, wenn es weniger riskante Alternativen gibt. Vielleicht wird es eines Tages vom Markt genommen. Doch bisher gab es immer wieder chronisch depressive Menschen, die nach oft jahrelangen Versuchen mit allen anderen Mitteln durch diesen Wirkstoff die Rückkehr zur Lebensfreude erlebt haben.

Ein neuerer MAO-Hemmer wirkt ähnlich, aber nicht so energisch wie **Jatrosom**®. Der Wirkstoff **Moclobemid** wurde unter dem Markennamen **Aurorix**® eingeführt und wird mittlerweile von mehreren Herstellern unter verschiedenen Namen angeboten. Moclobemid scheint besonders hilfreich zu sein bei der atypischen Depression (siehe Seite 92). Risiken durch die Ernährung wären allenfalls bei extrem einseitigen Essgewohnheiten zu befürchten. Das Mittel macht selten Gewichtsprobleme und beeinträchtigt nicht die sexuellen Funktionen, zwei Nebenwirkungen, die bei fast allen anderen älteren und neuen Antidepressiva stören können. Warum ist es nicht das ideale Mittel für alle Depressiven? Die antriebssteigernde Komponente der Gesamtwirkung stört den Schlaf oft zu sehr.

Mit antriebssteigernden Substanzen ist bei der Depression immer höchste Vorsicht geboten. Die Aktivierung geht der Stimmungsaufhellung um Tage oder sogar Wochen voraus. Niemand will einen gehemmten Kranken, der sich mit Suizidgedanken quält, dazu befähigen, diese in die Tat umzusetzen.

Wenn die Symptome einer atypischen Depression vorliegen, lohnt es sich, genauer nach der sozialen Zufriedenheit fragen. Das Medikament kann da einspringen, wo der Patient vielleicht von Natur aus zu knapp gehalten wurde, mit einem Wirkstoff, der zu mehr „Mumm" verhilft. Berichtet er nach einigen Monaten immer noch von den gleichen Schwierigkeiten, so ist von einer längeren Einnahme nichts zu erwarten.

Moclobemid wurde als erstes Antidepressivum zusätzlich zugelassen zur Behandlung der sozialen Phobie. Wer sich in sozialen Kontakten am liebsten unsichtbar machen möchte, benötigt ebenfalls etwas mehr Mumm. Diese Angstkrankheit kann in sehr unterschiedlichen Schweregraden auftreten. Häufig führt allein Entspannungstraining mit Verhaltenstherapie zum Ziel. Wenn der Patient so belastet ist, dass er damit nichts anfangen kann, und erst recht wenn sich bereits ein sekundärer Alkoholmissbrauch erkennen lässt, ist es jedoch angebracht, sämtliche therapeutischen Register zu ziehen.

Keinesfalls dürfen MAO-Hemmer mit anderen Antidepressiva kombiniert werden. Dabei ist zu berücksichtigen, dass jeder Wirkstoff auch nach dem Absetzen noch einige Zeit im Körper aktiv ist. Deshalb ist bei jeder medikamentösen Umstellung ein Sicherheitsabstand von zwei Wochen einzuhalten, sofern ein MAO-Hemmer abgesetzt wurde oder neu eingesetzt werden soll.

Trizyklische und tetrazyklische Antidepressiva, TZA

Die trizyklischen Antidepressiva, kurz TZA, sind eine runde Sache. Es hat sich eingebürgert, von der Wirkstoffgruppe der Trizyklika zu reden. Dabei sind die sehr ähnlichen tetrazyklischen immer mitgemeint. Tri Zyklika – drei (oder vier: tetra) Ringe aus Kohlenstoffatomen bilden das Grundgerüst der Wirkstoffmoleküle. Ringe – Kreise – Räder. Sie bringen wieder Bewegung in das depressiv erstarrte Sein. Doch sie wirken darüber hinaus. Der Kreis ihrer Wirkungen auf das Gehirn und das vegetative Nervensystem umfasst auch unerwünschte Begleiterscheinungen.

Eigentlich sollte es ein Mittel gegen die psychotischen Erregungszustände von schizophrenen Patienten sein. Dazu war es nicht geeignet. Andere Patienten, die stumpf dahinvegetierten, wurden dagegen besserer Stimmung und wieder aktiver. Die Rede ist vom ersten trizyklischen Antidepressivum, **Imipramin**. Plötzlich gab es Hoffnung auch für jene Anstaltspatienten, die zu trübsinnig und teilnahmslos waren, um dem Leben draußen gewachsen zu sein. Die Ärzte erlebten ihr Aufblühen wie ein Wunder. Imipramin ähnelt im chemischen Bau dem ersten Antipsychotikum, dem „Dinosaurier" **Chlorpromazin**. Beide Moleküle sind gekennzeichnet durch drei Ringe aus Kohlenstoffatomen. Nach dem ersten Erfolg wurden eifrig ähnliche Substanzen synthetisiert und auf ihren Nutzen bei Depressiven untersucht. Alle, die sich bewährten, verbessern bei vielen Kranken nach einiger Zeit die Stimmungs- und Antriebslage. Dass die Patienten das mit lästigen vegetativen Nebenwirkungen zu bezahlen hatten, fiel damals überhaupt nicht ins Gewicht. Zahlreiche literarische Zeugnissen von Betroffenen schildern die Erlösung, die sie durch derartige Medikamente erlebten. Wohlgemerkt ging die Entwicklung der ersten Antidepressiva von einer Zufallsentdeckung aus. Die danach entwickelten Trizyklika waren Abwandlungen einer bestimmten chemischen Grundform. Tetrazyklische Wirkstoffe wirkten nicht besser oder schlechter und hatten ein ganz ähnliches Spektrum von Nebenwirkungen. Warum und wie sie genau wirken, harrte einer Erklärung.

Was machen diese Stoffe im Gehirn? Lange konnte man sich kein Bild davon machen. Man beobachtete sehr genau die vegetativen Nebenwirkungen. Die Erforschung der Überträgerstoffe im vegetativen Nervensystem war schon weiter gediehen. Das Kaleidoskop dieser Wirkungen sprach dafür, dass ein einziges Molekül viele verschiedene Botenstoffe beeinflusst.

Mittlerweile weiß man, dass diese Wirkstoffgruppe im Gehirn nach dem Gießkannenprinzip verschiedene Neuromodulatoren beeinflusst. Jeder einzelne Wirkstoff tut das auf etwas andere Weise. Dadurch ergeben sich unterschiedliche Wirkungsspektren, die praktische Bedeutung haben. Im Wesentlichen unterscheidet man zwischen beruhigenden, angstlösenden Substanzen einerseits und solchen, die günstig auf die Antriebslosigkeit der Patienten wirken. Die angezielte Hauptwirkung ist natürlich immer die Aufhellung der Stimmung, die auf einer Verstärkung der Serotoninwirkung beruht. Eine zusätzliche Verstärkung der

Noradrenalinwirkung steigert den Antrieb. Einzig darauf beruhte die Wirkung von **Desipramin**, einem Medikament, das keine große Bedeutung erlangte. Depressiven Patienten fehlt meistens mehr als nur der Antrieb. Die Antihistaminwirkung macht eher schläfrig.

Die anfangs störenden, aber zumeist harmlosen vegetativen Nebenwirkungen beruhen auf der anticholinergen Wirkung. Sie ist bei allen Vertretern der tri- und tetrazyklischen Antidepressiva gegeben. So kommt es vor allem bei Beginn der Behandlung zu Schläfrigkeit, Kreislaufschwäche, zu vorübergehenden Sehstörungen, Mundtrockenheit, Schwitzen, Herzklopfen, Zittern, Verstopfung und zu Störungen der sexuellen Funktionen. Die Leberwerte zeigen eine Überlastung der Entgiftungsfunktion. Wenn sich der Körper an den Stoff gewöhnt hat, klingen diese lästigen Erscheinungen völlig ab oder gehen auf ein erträgliches Maß zurück. Bei längerem Gebrauch nehmen allerdings viele Patienten an Gewicht zu.

Gefährlich sind die TZA-Medikamente für Patienten mit erhöhtem Augeninnendruck. Ihr Sehvermögen kann dauerhaft geschädigt werden. Auch Menschen mit Herzrhythmusstörungen sind dem Risiko von ernsten Problemen ausgesetzt. Außerdem senken sie die Krampfschwelle, so dass epileptische Anfälle auftreten können. Als Voruntersuchung sind daher ein EKG (Herzstrombild) und ein EEG (Hirnstrombild) erforderlich. Leber und Blutbild müssen zu Beginn der Behandlung in Ordnung sein und fortlaufend überwacht werden.

Bei einer Überdosierung ist die anticholinerge Wirkung alles andere als harmlos. Eine massive und plötzliche Blockade dieses wichtigen Überträgerstoffes im gesamten vegetativen Nervensystem kann schnell an den Rand des Grabes führen. Ein potentiell tödliches Medikament in der Hand eines lebensmüden Kranken? Das war das ernsteste Problem bei diesen ersten Antidepressiva. Auch eine für die Patienten erträgliche anticholinerge Wirkung wird von heutigen Psychiatern nicht mehr auf die leichte Schulter genommen. Auf lange Sicht kann sie die geistige Leistungsfähigkeit beeinträchtigen.

Mittlerweile ist es möglich, Medikamente zu entwickeln, die ganz gezielt Serotonin, Noradrenalin oder beide verstärken und keine anticholinerge Wirkung haben. Das macht sie sehr viel sicherer. Lebensgefährliche Vergiftungen sind damit nicht möglich.

Gibt es jetzt überhaupt noch einen therapeutischen Grund, trizyklische Antidepressiva einzusetzen? Um es kurz zu machen: Sie werden weiterhin dringend benötigt. Bei depressiven Leiden sind noch längst nicht alle neurobiologischen Zusammenhänge restlos geklärt. Gerade ihr „Gießkannenprinzip" macht die TZA sanfter, „runder" und sicherer. Zudem können wir bei diesen „Oldies" vor unangenehmen Überraschungen mit Langzeiteffekten sicher sein. Wenn hier ein Risiko bestünde, wäre es inzwischen bekannt. Wenn sich depressiv Erkrankte zu einer vorbeugenden Langzeitbehandlung entscheiden, sind dagegen die neueren Medikamente ohne die anticholinerge „Schattenseite" zu bevorzugen.

Hier folgt die Beschreibung einiger TZA, die von praktischer Bedeutung sind.

Die antidepressive Wirkung von **Amitriptylin**, erstmals eingeführt als **Saroten**®, gilt weiterhin als „Goldstandard". Bei allen neu eingeführten Antidepressiva versucht der Hersteller zu beweisen, dass sein Produkt noch deutlicher oder schneller die Stimmung aufhellt. Das ist bisher in keinem Fall überzeugend gelungen. Die neuen und älteren Antidepressiva sind etwa so gut wie Amitriptylin, aber in der Gesamtwirkung war noch keines überlegen. Amitriptylin ist einer der besonders schlaffördernden Vertreter der trizyklischen Wirkstoffe. Die günstige Veränderung des Schlafes tritt sehr bald ein und signalisiert den Patienten, dass sich etwas ändert. Auch die anfangs unangenehmen Nebenwirkungen werden von schwer Erkrankten oft geradezu wie eine Zusage auf die bevorstehende Besserung erlebt. Begrenzt wird der Nutzen leider oft durch die Gewichtszunahme.

Doxepin, eingeführt als **Aponal**®, wirkt entspannend und beruhigend und sollte daher ebenfalls mit der Hauptdosis abends genommen werden. Wer von einem angstlösenden Medikament aus der Benzodiazepin-Familie abhängig geworden ist, erreicht in der schwierigen Entzugsphase mit diesem Mittel einen angstlösenden Effekt. In der Behandlung von eigentlichen Angstpatienten hat es dagegen keine besondere Bedeutung.

Imipramin (Tofranil®) der Urahn dieser Wirkstoffklasse, gilt als ausgeglichen. Macht weder müde, noch ist es antriebssteigernd. Wird wie Amitriptylin als Messlatte eingesetzt, wenn ein neu entwickelter antidepressiver Wirkstoff in doppelblinden Studien seinen Nutzen beweisen soll.

Clomipramin, eingeführt als **Anafranil**®, ist eher antriebsteigernd. Es war der erste Wirkstoff, der auch Zwangspatienten helfen konnte.

Trimipramin, erster Markenname **Stangyl**®, wird nicht zu den hochwirksamen Vertretern dieser Antidepressivagruppe gezählt. Dank seiner besonderen Eigenschaft hat es in den letzten Jahren wieder an Bedeutung gewonnen. Der Wirkstoff ist noch stärker sedierend als Amitriptylin und kann daher als Schlafmittel benutzt werden, wenn die Schlafstörung einen depressiven Hintergrund hat.

Viele Patienten berichten beim ersten Arztbesuch von einer akuten Belastung in ihrem Leben. Streit, Sorgen, eine schwere Krankheit in der Familie. Im Gespräch zeigt sich, dass sie bisher als vernünftige und ausgeglichene Leute ihr Leben gemeistert haben. Jetzt sind sie am Ende, völlig überfordert und vor allem gemartert, weil sie nicht genug Schlaf bekommen. Stundenlang hält das Gedankenkarussell sie vom Einschlafen ab. Das sonst fast nie gebrauchte Schlafmittel aus ihrer Hausapotheke zeigt keine Wirkung. Ihre Aussichten sind gut, auch diese Krise zu bewältigen, denn sie haben realistische Vorstellungen, wie die Lösung aussehen kann. Doch woher die Kraft nehmen, wenn die bewährte Kraftquelle Schlaf versiegt? Hier ist es mit gutem Zureden und Abwarten nicht mehr getan. Der Schlaf muss auf biochemischem Weg erzwungen werden. Wenn das in einem überschaubaren Zeitraum, innerhalb einer Woche gelingt, sind die Aussichten gut, dass diese Patienten vor dem Abrutschen in eine depressive Erkrankung bewahrt bleiben. In dieser Situation ist es besonders wichtig, die Dosis vorsichtig tageweise zu steigern. Das gelingt am besten, mit einer flüssigen Zubereitung, die eine tropfenweise Dosierung erlaubt. Die individuelle Reaktion auf einen neuen Wirkstoff ist nämlich nie vorherzusagen. Die niedrigste Dosis in Drageeform könnte bereits zu Nebenwirkungen führen, die dem verängstigten und überlasteten Menschen die weitere Einnahme verleiden. Mit einer Nebenwirkung sollte jedoch immer gerechnet werden.

Wenn die Quälerei beim Einschlafen besser wird, ist am Morgen Benommenheit, eine Art „Katergefühl" zu erwarten. Das zeigt, dass die Wirkung in den Tag hineinreicht. Doch dieser dämpfende und zugleich entspannende Effekt ist für die nächsten Tage bis Wochen eine zusätzliche Hilfe. Er zwingt dazu, die Kräfte zu schonen und sie auf das wichtigste zu richten. Erst wenn die Krise überstanden ist, können die Patienten wieder souverän mit ihrer Vielzahl von familiären, beruflichen und sozialen Aufgaben jonglieren. Sollten sich nach drei Wochen noch keine Anzeichen von Normalisierung eingestellt haben, so zeigt dies, dass der vorausgegangene Stress dem Menschen zu sehr

Mother's little helpers

Die Patientin hat beim Hausarzt über verschiedene Beschwerden geklagt. Er hat die nötigen Untersuchungen gemacht und keinen körperlichen Befund erhoben. Er hat ihr angemerkt, dass sie seelisch belastet ist und sie behutsam darauf angesprochen. Sie fühlte sich verstanden und war dem Doktor dankbar für das Rezept. „Dieses Medikament wird Ihnen gut tun. Sie können davon nicht abhängig werden." In der Packungsbeilage liest sie nach, was sie da einnehmen soll. „Beruhigend, stimmungshebend, angst- und spannungslösend" ist das Medikament. Harmlose und vorübergehende Nebenwirkungen werden auch erwähnt. Und tatsächlich: nach den ersten Dragees wird ihr etwas schwummrig, sie sieht verschwommen, bekommt einen trockenen Mund. Es wirkt!

Früher verordneten Hausärzte in dieser Situation ein Benzodiazepin-Präparat. Die Rolling Stones besangen einfühlsam das Verlangen einer Frau in mittleren Jahren nach diesen Pillen: „Mother's little helpers" (Mutters kleine Helfer). Als sich das hohe Risiko einer Abhängigkeit herumgesprochen hatte, kamen wöchentliche „Aufbauspritzen" in Mode: Bei dem Medikament Fluspirilen (Imap®) handelte es sich um ein niedrig dosiertes Neuroleptikum, eigentlich gedacht zur Dämpfung von psychotischen Erregungen. Kein Abhängigkeitsrisiko, aber eine Gefährdung durch das Risiko von ernsten neurologischen Spätschäden.

Jetzt also ein sedierender trizyklischer Wirkstoff, **Opipramol**. Er ist schon so lange in Gebrauch, dass noch unbekannte Langzeitfolgen nicht mehr zu befürchten sind. Der Arzt hat seine Patientin verschont mit der Überweisung zu einer psychiatrisch-psychotherapeutischen Fachkraft. Vielleicht hätte sie darauf empört reagiert „Ich bin doch nicht verrückt!" und den Arzt gewechselt. Außerdem – wo hätte sie schnell genug einen Termin bekommen? Die Versorgung mit Psychotherapeuten ist mancherorts in Deutschland ziemlich gut, in attraktiven Ballungsräumen sogar üppig. Doch meistens heißt es am Telefon: „Einen ersten Termin? In vier Wochen kann ich Sie für eine Stunde einschieben." Bis dahin geht es der Patientin dank Opipramol schon längst wieder einigermaßen gut.

Ihr wurde durch das Medikament nicht zusätzlich geschadet, aber mehr als eine dürftige Notlösung ist diese Form der Krisenbewältigung nicht. Die Patientin hat nichts erfahren über körperlich-seelische Wechselwirkungen, sie hat nichts gelernt über Stressmanagement und Entspannung. Wie im Rolling Stones-Song wird sie bei nächster Gelegenheit zu ihrem Arzt sagen: „Doctor please, some more of these!"

zugesetzt hat. Seine Fähigkeit zur Selbstregulation ist erschöpft. Ein Medikament mit stärker stimmungsaufhellender Wirkung wird benötigt. Dass eine Krise dieser Art mit intensiven stützenden Gesprächen begleitet werden muss, versteht sich von selbst.

Opipramol (Insidon® und Generika) ist ein Sonderfall. Es wird aufgrund seiner chemischen Struktur, seiner Wechsel- und Nebenwirkungen zu den trizyklischen Antidepressiva gezählt. In Deutschland ist es das am häufigsten verordnete Psychopharmakon. In USA wurde es von der strengen Arzneimittelaufsicht FDA (food and drug administration) nicht zugelassen. Unwirksam als Antidepressivum lautete das Urteil, dafür soll niemand Geld ausgeben. Und trotzdem hilft es. Es hat eine dämpfende und entspannende Wirkung, die sich sofort bemerkbar macht und kann deshalb „bei Bedarf" genommen werden, zur Linderung von körperlich-seelischem Unbehagen aller Art. Zumindest schadet es nicht erheblich, im Gegensatz zu früheren Notlösungen (siehe Kasten links).

Mirtazapin wurde eingeführt 1996 unter dem Namen **Remergil®**. Inzwischen ist der Patentschutz erloschen und zahlreiche Firmen bieten es an. Die Langzeiterfahrungen damit sind also noch begrenzt. Seiner chemischen Struktur nach gehört es zu den tetrazyklischen Substanzen. Doch anders als diese wirkt es nur auf die Systeme von Noradrenalin und Serotonin. Die Probleme der anticholinergen Wirkung entfallen. Keine hohe Giftigkeit und kein Risiko, dass Langzeitpatienten an geistiger Frische einbüßen. Wenn es sich auf lange Sicht wirklich bewährt, wird es als Ahnherr der NaSSa in die Geschichte eingehen. Nein – nicht die amerikanische Raumfahrtbehörde. Die Buchstaben stehen für das Wirkprinzip Noradrenerge und spezifisch serotonerge Antidepressiva. Aufbruch aus den bisherigen tri- und tetrazyklischen Kreisen in neue Räume einer hoffentlich risikoärmeren Wirkung.

Der stimmungsaufhellende Effekt entspricht dem der bisher bekannten Antidepressiva. Der Wirkungseintritt ist angeblich etwas schneller. Nicht verwunderlich, denn Mirtazapin gehört zu den Wirkstoffen, die schlafgestörten Patienten schon bald wenigstens diese Erleichterung bringen. Die einschläfernde Wirkung entsteht wie immer durch eine Blockade der Histaminrezeptoren. Ganz so spezifisch, wie die Bezeichnung es behauptet, ist der Stoff also nicht. Mirtazapin hat eine weitere vielversprechende Eigenschaft. Es verstärkt nicht wahllos die Serotoninwirkung, sondern macht teilweise das Gegenteil. Jene Serotoninrezeptoren, die bei den unerwünschten Effekten beteiligt sind, werden blockiert. Dazu gehören Schlafstörungen, Unruhe und Appetitlosigkeit. Ganz ohne unerwünschte Wirkungen ist ein Heilerfolg nie zu haben. Tagesmüdigkeit und Appetitsteigerung, gelegentlich Wassereinlagerung sind von praktischer Bedeutung. Wer es nimmt, sollte auch wissen, dass der gute Schlaf oft mit lebhafter Traumerinnerung einhergeht. Solange die Seele gegen das Dunkel kämpft, ist es gut, an die alte Wahrheit zu erinnern: „Träume sind Schäume", Seifenblasen. Weg mit bedrückenden oder ängstigenden Bildern! Wer die Einnahme zur Stabilisierung eines wieder guten Zustandes fortsetzt, wird das nächtliche Kino genießen können.

Maprotilin und **Mianserin** sind länger bekannte tetrazyklische Antidepressiva mit eher sedierender Wirkrichtung. **Nortriptylen**, **Lofepramin**, **Dibenzepin** und **Desipramin** sind trizyklisch und eher aktivierend. **Trazodon** ist ein bereits länger eingeführter Wirkstoff, der chemisch gesehen nicht zu den TZA gezählt werden kann, und eher sedierend wirkt. Auch bei diesem sind vegetative Nebenwirkungen und Wechselwirkungen mit anderen Psychopharmaka zu beachten.

Zum Abschluss noch der Hinweis auf ein psychiatrisches Risiko der tri- und tetrazyklischen Wirkstoffgruppe. Es ist selten, aber besonders folgenschwer. Die antidepressive Wirkung kann besser als gut und damit verheerend werden. Wenn es zum Umkippen („switch") in die manisch veränderte Stimmungslage kommt, hatte der Patient die Veranlagung zu einer bipolaren Erkrankung. Besonders riskant sind die eher antriebssteigernden Medikamente. Sie können auch psychotisches Erleben und Verhalten „antreiben", das dem Patienten andernfalls völlig erspart geblieben wäre. Es kommt zu einer iatrogenen, das heißt ärztlich verursachten Psychoseepisode. Zu allem Überfluss wird dann mancherorts noch immer eine „Schizophrenie“ diagnostiziert. Bei Patient/inn/en, die jemals eine psychotische Krankheitsepisode hatten, sollte die Anwendung dieser Wirkstoffklasse daher als ärztlicher Kunstfehler bewertet werden. Die ersten bedenklichen Veränderungen bei einem Umkippen in die Manie kann der Patient selbst nicht bemerken. Er ist froh, dass die Last der Depression von ihm gewichen ist. Verwandte und Freunde müssen ihn darauf ansprechen und unbedingt den Arzt informieren, wenn er nach der eingetretenen Aufhellung seiner Depression nicht wieder er selbst wird, sondern irgendwie seltsam, umtriebiger, leichtsinniger oder schwieriger.

Serotoninselektive Antidepressiva, SSRI

Serotonin-Rückaufnahme-Hemmer lautet die umständliche Bezeichnung einer anderen Gruppe von Antidepressiva, aus der hervorgeht, was diese an den Synapsen bewirken. Der Botenstoff verschwindet nicht wie üblich sofort vom Wirkort. Er wird nicht wieder in die winzigen Bläschen aufgenommen, in denen er bis zum nächsten Einsatz gespeichert ist. Der Finger bleibt länger auf der Serotonin-Klingel. Im Englischen heißt der Vorgang Serotonin Selective Reuptake Inhibition. SSRI hat sich als Kurzbezeichnung für dieses Wirkprinzip weltweit eingebürgert.

Eine selektive Wirkung, sauber gezielt auf das Serotoninsystem des Gehirns. Das war ein neuer vielversprechender Durchbruch in der Entwicklung der Psychopharmaka. Keine Giftwirkung, kein Kuddelmuddel mit anderen Neuromodulatoren. Gehobene Stimmung durch einen Stoff ohne Suchtgefahr, ohne vegetative Nebenwirkungen, vor allem ohne das Risiko einer Gewichtszunahme. Nicht nur die psychiatrische Fachwelt horchte auf. Über den zeitweiligen Missbrauch als Lifestyle-Medikament wurde bereits berichtet. Wie so oft währte die Euphorie nicht lange. Die üblichen Verdächtigen, jene Fachleute, die Psychopharmaka prinzipiell ablehnen, ließen sich vernehmen. Doch die um ihre depressiven Patienten besorgten Psychiater waren ohnehin schnell ernüchtert. Ein serotoninselektives Medikament kann nichts tun für einen besseren Schlaf. Beim Übergang zum Schlaf schaltet sich das

Serotoninsystem des Gehirns herunter. Wenn die verfügbare Menge künstlich erhöht wird, sind Schlafstörungen zu erwarten. Was tun für die zahllosen Depressiven, die sich unter anderem mit schlechtem Schlaf quälen? Zusätzlich Schlafmittel geben? Benzodiazepine? Ein schlafförderndes Antidepressivum dazu? Die Kombination mit einem SSRI kann problematisch werden. Es kommt wieder zu dem Kuddelmuddel, und zusätzlich ist ein neuer Wirkstoff im Spiel, mit dem noch keine jahrzehntelange Erfahrung besteht. Schwere Depressionen sind schwere Krankheiten und deshalb schwer zu behandeln. SSRI haben hier keine eindeutigen Vorzüge gezeigt.

Bei weniger schwer Kranken, die noch arbeiten konnten und gut schliefen, schien es den Versuch wert. Die Patienten fühlten sich ihren Schwierigkeiten wieder besser gewachsen, sie nahmen nicht zu, der Schlaf blieb gut.

Doch etwas anderes beeinträchtigte ihr Wohlbefinden. Trotz besserer Stimmung versiegte eine andere Kraftquelle, ihre Freude an Lust und Liebe. Das lässt einen grübeln. Was will mir mein Körper damit sagen? Ist es vielleicht meine Partnerschaft, wo etwas nicht stimmt? In der Regel gehören zwei zur Liebeslust. In schwierigen Zeiten wird alles schnell schlimmer als nötig, wenn die erotische Seite der Paarbindung wegfällt. Auch der Partner oder die Partnerin kommen ins Grübeln. Jene Patienten und Patientinnen, die sich ein Herz fassten und ihrem Psychiater das neue Problem mitteilten, erfuhren, dass die Beeinträchtigung der sexuellen Funktionen zu den Schattenseiten der SSRI gehört. Im Abschnitt über Serotonin wurde es Ihnen nicht verheimlicht, dass Serotonin auch an der Steuerung dieser lebenswichtigen Vorgänge beteiligt ist. Die Entscheidung, ob bessere Stimmung diesen Preis wert ist, kann nur der / die Patient/in gemeinsam mit dem / der Liebsten treffen.

Appetitverlust, Übelkeit und anderes Unbehagen aus dem Bauchbereich gehört ebenfalls zu den Nachteilen der SSRI. Häufig halten sie sich in Grenzen, so dass die Kosten-/Nutzen-Rechnung zugunsten des Medikaments ausfällt. Wieder frohgemut sein und zugleich ein paar überflüssige Kilo verlieren, das scheint alles andere als verkehrt in einer Umgebung, wo wir stets zu übermäßiger Nahrungsaufnahme verführt werden. Wo Appetitlosigkeit und Gewichtsabnahme bereits zu den Symptomen der noch unbehandelten Depression gehört haben, scheinen sich diese Medikamente von selbst zu verbieten. Doch bedenken Sie, dass keine Nebenwirkung jeden trifft.

Was bleibt nun vom Durchbruch der Depressionsbehandlung mit SSRI? Genug, um dieses Wirkprinzip immer in Erwägung zu ziehen. Nicht viel mehr. Eine neuer Horizont hat sich dagegen für jene Patienten aufgetan, die erst depressiv eingeknickt sind, nachdem sie lange und vergeblich gegen zwanghafte Befürchtungen gekämpft haben. Bei allen Angst- und Zwangskrankheiten sind SSRI die Mittel der ersten Wahl. Erste Wahl? Die erste Wahl ist immer eine gründliche Aufklärung des Patienten über das, was ihm sein Leben auf so unerklärliche Weise schwer macht.

Wer einen kompetenten Hausarzt hat oder einen Nervenfacharzt zu Rate zog, findet den Weg zu einem klinischen Psychologen mit verhaltenstherapeutischen Fähigkeiten. Sein Fachwissen und seine Behandlung ist die erste Wahl bei diesen Zuständen. Wenn er nach einem überschaubaren Zeitraum erkennt, dass der Patient den „autonomen Rabauken" seines vegetativen Nervensystems ausgeliefert ist (Erläuterung siehe Seite 33), wird er eine zusätzliche medikamentöse Behandlung empfehlen. Die zweite Wahl insgesamt, aber die erste, sofern es um ein Medikament geht, sind bei diesen Krankheiten SSRI. Ohne Psychotherapie ist nichts zu machen. Ohne Medikamente bringt die beste Psychotherapie oft nichts.

Die einzelnen Wirkstoffe des SSRI Prinzips sind untereinander austauschbar, soweit es um die angestrebte Wirkung geht. Ein Medikament, das selektiv auf das Serotoninsystem zielt, wie soll es sich von einem anderen unterscheiden, das genau das gleiche tut? Allerdings muss der Begriff „selektiv" eingeschränkt werden durch den Zusatz „mehr oder weniger". Von Mensch zu Mensch verschieden ist daher das Verhältnis zwischen angestrebter Wirkung und unangenehmen Begleiterscheinungen. Niemand kann bisher anhand von biologischen Kennzeichen die individuelle Verträglichkeit vorhersagen.

Die Aktivierung von psychotischen Symptomen ist bei diesen Medikamenten seltener als bei anderen Antidepressiva, aber im Einzelfall nicht sicher auszuschließen. Manche Patienten berichten über Entfremdungserlebnisse (Derealisation) gleich nach der ersten oder zweiten Einnahme. Angst und Unruhe, die durch das Medikament gebessert werden sollen, steigern sich zunächst erheblich. Obwohl diese paradoxe Erstwirkung zu den vorübergehenden Anpassungseffekten zählt, sind sie ohnehin ängstlichen Patienten nicht zuzumuten. „Jetzt werde ich wirklich verrückt!" Das Vertrauen zu diesem Wirkstoff ist oft nicht mehr herzustellen.

Geduld beim ganz langsamen Aufdosieren bis auf die wirksame Dosis lohnt sich immer. Das gilt insbesondere für die SSRI. „Einschleichen" ist, wie schon der Name sagt, eine List, mit der verhindert wird, dass das Nervensystem wegen harmloser Anpassungseffekte Großalarm auslöst.

Nach längerer Einnahme offenbaren die SSRI eine gewisse Tücke. Man wird die „hilfreichen Geister" nicht ohne weiteres wieder los. Zu präzise haben sie im Wechselspiel der Neuromodulatoren mitgewirkt. Die Mitspieler des Serotonin haben sich auf dessen stärkere Präsenz eingerichtet und miteinander ein neues Gleichgewicht gefunden. Jetzt geht es dem Patienten schon so lange gut, dass er die Einnahme beenden möchte. Nehmen wir an, eine Depression ist restlos abgeklungen und der erfreuliche Zustand ist seit einem halben Jahr stabil. Das Gehirn dürfte sich von allen stressbedingten Veränderungen erholt haben. Wozu soll ein wieder völlig gesunder Mensch dieses oder überhaupt irgendein Medikament nehmen? Der Arzt gibt grünes Licht für ein langsames Ausschleichen. Was ist langsam? Über zwei Wochen? Zwei Monate? Zwei Jahre? Die verschiedenen SSRI werden in unterschiedlichen Höchsttagesdosen genommen, die zwischen 30 und 200 mg liegen.

Ein längst stabiler Patient nimmt bereits seit langem eine eher niedrige Dosis. Von dieser soll er zunächst ein Viertel weglassen. Alles geht gut. Weitere Reduzierung auf die Hälfte der ursprünglichen Langzeitdosis. Hilfe, was ist das? Kopfweh, Übelkeit, Schwindel, ein Sammelsurium von vegetativen Beschwerden. Objektiv völlig harmlos, aber sehr alarmierend für den Patienten. „Ich bin noch längst nicht wirklich gesund. Das fühlt sich an wie in meiner schlimmsten Zeit. Ich brauche doch noch die bewährte Dosis." Ein Arzt, der sich nicht viel Zeit nehmen kann, wird zustimmen und ihm wieder mehr aufschreiben.

Die SSRI-Wirkstoffe führen zu einer Umstellung des gesamten Gleichgewichts im vegetativen und zentralen Nervensystem. Im Krankheitsfall wird auf diesem Weg eine günstigere Reaktionslage erreicht. Doch aus eben diesem Grunde kann das Absetzen nach erfolgreicher Behandlung nicht „kurzentschlossen" durchgeführt werden. Wer sicher ist, das Medikament nicht mehr zu benötigen, muss es in kleinen Dosisschritten über einen längeren Zeitraum ausschleichen. Vorübergehende vegetative Beschwerden sind lästig, aber harmlos.

Erhältlich sind zur Zeit folgende SSRI-Wirkstoffe:

Fluoxetin, Fluvoxamin, **Paroxetin** und **Sertralin.** Gemeinsam ist ihnen, dass mögliche Wechselwirkungen mit anderen Medikamenten beachtet werden müssen. Etliche Substanzen werden in der Leber durch das gleiche Enzymsystem abgebaut wie die SSRI. Dadurch können sie sich gegenseitig stören und entweder zu hohe oder zu niedrige Wirkspiegel im Blut erreichen. Informieren Sie deshalb Ihren Psychiater unbedingt über alle Medikamente, die Sie aus anderen Gründen nehmen müssen und weisen Sie andere Ärzte darauf hin, dass Sie auf einen dieser SSRI-Wirkstoffe eingestellt sind. Falls Sie gewohnheitsmäßig Grapefruitsaft trinken, kann auch das aus dem gleichen Grund zu einer ungünstigen Wirkung führen.

Citalopram und **Escitalopram. Citalopram**, eingeführt als **Cipramil**®, hat die selektivste Wirkung unter den SSRI. Für Menschen, die wegen anderer chronischer Krankheiten oder Anfälligkeiten zusätzliche Medikamente brauchen, ist es der sicherste SSRI, denn es kommt zu keinen Wechselwirkungen mit anderen Arzneistoffen. Das Molekül des Citalopramwirkstoffs entsteht bei der Herstellung in zwei spiegelbildlichen Formen. Sie unterscheiden sich wie rechter und linker Handschuh. Davon ist nur die eine Form wirksam. Von einer 20mg-Tablette wurden also nur 10 mg verwertet. Inzwischen ist die wirksame Form isoliert erhältlich als **Escitalopram** (**Cipralex**®). Logischerweise halbiert sich bei diesem Stoff die erforderliche Dosishöhe. (Am Preis einer Einzeldosis hat sich dadurch nichts geändert.) Ungehindert durch sein unwirksames Gegenstück soll das Molekül angeblich noch wirksamer seinen Zweck erfüllen, nämlich mehr Serotonin verfügbar zu halten. So behauptet sich die forschende Pharmafirma mit ihrem neuen Patent weiterhin auf dem Markt: Das schon lange bewährte **Citalopram** wird inzwischen von einem Dutzend Generikafirmen deutlich billiger angeboten.

Selektive Noradrenalin-Rückaufnahme-Hemmer, SNRI

Bei einer weiteren Gruppe von Antidepressiva bleibt Noradrenalin länger am Wirkort, weil es nicht sofort wieder in die Vorratskammer aufgenommen wird, daher die Bezeichnung Selektive Noradrenalin-Rückaufnahme-Hemmer. Das Noradrenalinsignal wird verstärkt. Damit wird der Antrieb verstärkt. Antriebslose Depressive werden wieder sie selbst. Die Buchstabenreihe SNRI kommt vom englischen Selective Noradrenalin Reuptake Inhibition. Auch die Abkürzung NARI ist gebräuchlich.

So etwas wie einen noradrenalin-selektiven Wirkstoff gibt es schon seit fast vierzig Jahren. **Desipramin** (siehe S. 193) ist jedoch versehen mit dem Makel, der allen Trizyklika anhaftet: zusätzliche anticholinerge Wirkungen. Desipramin minus diese, das könnte ein wichtiges Antidepressivum sein. Die wissenschaftlich-technischen Errungenschaften der letzten Jahrzehnte erlauben es, unendlich viele Substanzen auf ihr Bindungsverhalten an Nervenrezeptoren zu überprüfen. Die allermeisten wurden schon in reinen Laborversuchen aussortiert. Andere erwiesen sich im Tierversuch als zu giftig. Ein Wirkstoff bestand alle Prüfungen, **Reboxetin**. Er wird vermarktet als **Edronax**® oder **Solvex**® und ist in der stimmungsaufhellenden Wirkung weder besser noch schlechter als alle gebräuchlichen Antidepressiva. Wozu dann diese Innovation? Weil sich Depressive nicht gleichen wie ein Ei dem anderen.

Reboxetin ist stark aktivierend und beeinträchtigt nicht die Sexualität. Allerdings greift das Überangebot von Noradrenalin ein in die Regulation des Blutdrucks. Diese kann unter dem Mittel versagen, wie man es von Heranwachsenden und kreislauflabilen Menschen kennt. Bei jeder Lageveränderung vom Liegen zum Sitzen und vom Sitzen zum Stehen wird den Patienten schwarz vor Augen. Wer davon verschont bleibt, bemerkt vielleicht eine ungünstige Veränderung des neurobiologischen Gleichgewichts auf der Gefühlsebene. Nicht nur der Antrieb, die zupackende Energie, wird erhöht, sondern auch der elementare Zorn. Wider Willen kommt es aus geringfügigen Anlässen zum Streit. Psychotherapeuten atmen auf, wenn sie hören, dass ihr bisher so geknickter Patient wieder Selbstbehauptung und Durchsetzungswillen zeigt und sehen darin ein Zeichen der Genesung. Hoffentlich wissen sie auch, dass die elementare Zornreaktion von Neuromodulatoren gesteuert wird, dass sie von Reboxetin angeheizt werden kann, und dass keinem menschlichen Wesen damit gedient ist, wenn sich gewisse Elemente des gesunden Verhaltens selbständig machen auf Kosten von anderen.

Selektive Serotonin-Noradrenalin-Rückaufnahme-Hemmer, SSNRI

Vielleicht haben sich nachdenkliche Leser bereits gefragt, wie Hemmer einem ohnehin gehemmten depressiven Patienten helfen können. Die Bezeichnung des Wirkprinzips dieser Gruppe von Antidepressiva ist wissenschaftlich exakt Selective Serotonin Noradrenalin Reuptake Inhibition, SSNRI, aber sie regt nicht gerade das bildhafte Vorstellungsvermögen an. Auch hier geht es eigentlich um die „Befreiung" der Wohlfühl-Botenstoffe Serotonin und Noradrenalin. Sie werden nicht gleich wieder eingesperrt. Im Gehirn eines stressbelasteten Menschen dürfen sie sich stärker zur Geltung bringen als üblich. Mit vereinten Kräften schaffen sie es, dass die Stimmung sich aus dem Keller in die gesunde Mittellage bewegt und dass auch genug Schwung da ist, um das Jammertal hinter sich zu lassen. Wenn Sie zurückblättern zu den MAO-Hemmern, erkennen Sie, dass ein ähnlicher Effekt – Verstärkung der Effekte von Serotonin und Noradrenalin – mit den SSNRI auf anderem Weg erzielt wird.

Venlafaxin (Trevilor®) war der erste Wirkstoff nach diesem Prinzip, zugelassen 1996. Wenn Sie dieses Kapitel von Anfang an gelesen haben, wird es Sie nicht überraschen, dass der messbare antidepressive Effekt nicht besser und nicht schlechter ist als bei allen bisher bewährten Antidepressiva. Eine deutlich schnellere oder stärkere Wirkung konnte trotz aller Forschungsbemühungen bisher bei keiner neuen Substanz nachgewiesen werden. Aber jedes Mittel, das deutlich besser wirkt als Placebo, enthält ein Versprechen. Vielleicht hilft es gerade Ihnen besonders gut. Tragen Sie bei zum Fortschritt in der Psychiatrie, indem Sie Ihrem Arzt genau berichten, was sich ändert. Auf Grund der biologischen Wirkungen der beiden „befreiten" Neuromodulatoren war mit Wirkungen auf Kreislauf und Blutdruck zu rechnen, und auf diesem Gebiet scheint es häufig zu Störungen wie Blutdruckanstieg und Herzklopfen zu kommen. Das vermehrte Serotonin kann, wie bei den SSRI, das vegetative Gleichgewicht im Verdauungssystem verändern und zu

Übelkeit führen. Aus dem gleichen Grund kann auch die Sexualität leiden. Für den Schlaf können weder Serotonin noch Noradrenalin sorgen. Die Kombination **Venlafaxin** für den Tag und **Mirtazapin** zum Schlafen hat sich deshalb bereits bewährt. Zur Behandlung bei sozialer Phobie ist es ebenfalls zugelassen. Dass bei einem 1996 neu zugelassenen Wirkstoff noch keine Sicherheit zur Frage der Langzeitfolgen und Spätschäden besteht, versteht sich von selbst. Das Risiko für einen Umschlag (switch) in ein manisch-psychotisches Krankheitsbild ist etwas höher als bei den SSRI.

Ein weiterer SSNRI-Wirkstoff, **Duloxetin (Cymbalta®)**, wurde Anfang 2005 in Deutschland zugelassen. Die Werbekampagne lief Monate vorher an. Dabei wurde betont, dass das zweifache, eben duale Prinzip des Medikaments – sowohl Serotonin wie Noradrenalin – dem Doppelgesicht der Depression auf besondere Weise gerecht wird und auch die körperlichen Symptome dieses Leidens lindern kann. Das ist Marketing. Unter jeder wirksamen antidepressiven Behandlung verschwinden die typischen körperlichen Erscheinungen einer Depression. Zwischen zwei gleich selektiven Wirkstoffen ist kein entscheidender Unterschied in der Hauptwirkung zu erwarten. Unterschiede in der individuellen Verträglichkeit werden vielleicht einigen Patienten, die Venlafaxin schlecht vertrugen, eine weitere Möglichkeit bieten.

Sulpirid ist ein alteingeführter Wirkstoff, der in niedriger Dosis bei chronisch depressiven Zuständen hilfreich sein kann. Da er auch bei psychotischen Krankheitsbildern eingesetzt wird, lesen Sie Näheres dort auf Seite 224.

Bupropion: dieser Wirkstoff ist in den USA als Antidepressivum zugelassen unter dem Namen **Wellbutrin**®. In Deutschland gibt es ihn bereits unter dem Handelsnamen **Zyban**® zur Nikotinentwöhnung, und die Zulassung als Antidepressivum wird angestrebt. **Bupropion** setzt außer am Serotonin- und Noradrenalinsystem noch am Dopaminsystem an. Das Risiko von Krampfanfällen ist höher als bei anderen Psychopharmaka, daher darf es nicht kombiniert werden mit anderen Substanzen, die die Krampfschwelle senken, und die Patienten müssen vorher sehr genau auf ein erhöhtes Krampfrisiko untersucht werden. Für die breite Anwendung bei Depressionen aller Art empfiehlt es sich daher vermutlich nicht. Trotzdem hat es für bipolar Depressive einen Vorteil.

Von allen antidepressiven Wirkstoffen ist das Risiko eines Umschlags in die Manie (switch) hier am geringsten.

Wenn es keine „Chemie“ sein muss

Johanniskraut

Ein Gemisch aus psychoaktiven Wirkstoffen, hergestellt, also synthetisiert in der „Chemiefabrik“ von Pflanzenzellen und verabreicht als Trockenpflanzenextrakt, scheint vielen ängstlichen Depressiven wesentlich vertrauenswürdiger als eine synthetisch hergestellte Substanz aus chemisch-pharmazeutischer Produktion. Das **Johanniskraut**, Hypericum perforatum, ist eine ungiftige Pflanze, deren Heilkräfte schon im Altertum bekannt waren. Ihre gelben Blüten öffnen sich zur Zeit des Sonnenhöchststandes, um den Johannistag (24. Juni). Daher ist sie auf Deutsch und Englisch nach Johannes, dem Täufer benannt. Die traditionellen Anwendungen waren sehr vielseitig, von Wundheilung über Rheumaschmerzen bis zu Verdauungsbeschwerden. Erst nach 1800 wurde seine psychoaktive Wirkung, die Aufhellung des Gemüts, ausdrücklich erwähnt. Johanniskrautextrakte, oft in Verbindung mit beruhigenden Baldrianauszügen waren schon lange im Angebot von kleinen Firmen, die sich auf naturmedizinische Mittel spezialisierten. Inzwischen streben viele Hersteller von Generika nach einem Anteil an den schönen Umsätzen, die mit diesem rezeptfreien Psychopharmakon zu erzielen sind.

Im Ansehen der psychopharmazeutischen Grundlagenforschung hat die Pflanze eine beachtliche Karriere gemacht. Der Gesamtextrakt wirkt wie ein „Breitband-Wiederaufnahme-Hemmer“, wird erklärt. Das heißt, außer Serotonin und Noradrenalin steigert auch noch Dopamin seine Präsenz im Gehirnstoffwechsel. Die Wirkungsweise ist demnach von der eines „chemischen“ Medikaments nicht zu unterscheiden. Die Nebenwirkungen fallen selbst bei der notwendigen Dosis von 900 mg pro Tag nicht ins Gewicht. Der Pflanzenextrakt macht die Haut empfindlicher für Licht und Sonne. Für Hellhäutige ein gewisses Risiko, vielleicht aber auch die Erklärung für die gute Wirkung bei Winterdepression. Siehe Kasten Seite 104.

Mit einer risikolosen Anwendung ist es vorbei, sobald Johanniskraut mit anderen Antidepressiva kombiniert wird. Bedenkliche Wechselwirkungen, vor allem mit MAO-Hemmern sind bekannt. Anders als bei synthetischen Psychopharmaka weiß die Forschung zwar, was das Kraut im Gehirnstoffwechsel bewirkt, aber nicht, wie es das macht. Welches die dafür entscheidendenden Einzelwirkstoffe sind, ist noch ungeklärt. Die Pflanze nimmt auf wissenschaftliche Neugier keine Rücksicht und produziert ein natürliches Gemisch aus mehreren verschiedenen Molekülen, die in Frage kommen könnten, und zwar einzeln oder in einer bestimmten Kombination.

Wer seelische Unpässlichkeiten oder bereits ernster gewordene Beschwerden „natürlich" behandelt haben möchte, sollte sich deshalb von einem Fachmann beraten und begleiten lassen, der eine ungefähre Vorstellung davon hat, was im Gehirn vor sich geht, also von einem Psychiater. Genau das möchten viele Menschen aber unbedingt vermeiden. „Ich bin doch nicht verrückt." Das Stigma wirkt überall und verhindert vernünftige Entscheidungen. Den Krankenkassen kann diese tapfere Selbstmedikation nur recht sein. Zeit und Zuwendung eines Spezialisten kommen teurer als Pillen, egal ob „Natur" oder „Chemie".

Johanniskrautextrakt kann die Wirkung von anderen Medikamenten verändern. Wenn Sie einen Versuch damit machen möchten, besprechen Sie bitte unbedingt mit dem Apotheker genau, was Sie regelmäßig einnehmen. Die Anti-Baby-Pille kann weniger sicher werden, andere häufig verwendete Mittel wie Cholesterinsenker oder Mittel zur Blutverdünnung verlieren an Wirkung, auch überlebenswichtige Medikamente gegen HIV können betroffen sein.

Kombinieren Sie hochdosierte Johanniskrautpräparate nicht auf eigene Faust mit rezeptpflichtigen Psychopharmaka, die Ihnen Ihr Haus- oder Facharzt verordnet hat.

Tryptophan

Zu dem rezeptfreien Naturstoff Tryptophan lesen Sie bitte Näheres im Abschnitt über Schlafmittel. Die theoretischen Überlegungen, warum er bei Depression helfen könnte – mehr Serotonin im Blut –, sind nachvollziehbar. Doch in der Praxis ließ sich kein antidepressiver Effekt nachweisen. Kann es trotzdem einen Versuch wert sein? Falls Sie auf andere Psychopharmaka eingestellt sind, experimentieren Sie bitte nicht herum mit einer künstlichen Erhöhung Ihres Serotoninspiegels! Es kann zu unvorhersehbaren Wirkungssteigerungen kommen, die richtig gefährlich sind. Sparen Sie sich die nicht ganz geringe Ausgabe!

Vorschlag als Alternative: Ein wohltuender Naturstoff

Wenn Sie bereits auf dem Weg der Besserung sind und Ihre medikamentöse Behandlung mit einem Naturprodukt unterstützen möchten, können Sie sich reines ätherisches Rosenöl besorgen. Die zuverlässigste Bezugsquelle für ein unverfälschtes Produkt ist die Apotheke. Dieser kostbaren Pflanzenessenz wird eine stimmungsaufhellende Wirkung nachgesagt. Nachgewiesen werden konnte sie bisher nicht. Doch wenn Sie den Duft genießen und Freude daran empfinden können, ist kein weiterer Beweis nötig. Gebrauchsanweisung: Augen schließen, Duft einatmen, lächeln! Unwirksam, solange eine schwere Depression besteht. Überdosierung führt schnell zum Nachlassen der Wirkung.

Omega-3-Fischfettsäuren

Wie Johanniskraut wird auch der Naturstoff Omega-3-Fischfettsäuren in den USA als Nahrungsergänzungsmittel vermarktet. Bei uns sind nur die niedrig dosierten Lachsölkapseln im Drogeriemarkt erhältlich. Präparate mit einem für Heilzwecke erforderlichen Wirkstoffgehalt sind apothekenpflichtig.

Das Angebot an Nahrungsergänzungsmitteln ist auch hierzulande für Interessenten ohne biologisch-medizinische Grundkenntnisse völlig undurchschaubar. In schöner Regelmäßigkeit werden irgendwelchen Natursubstanzen magische Heilkräfte angedichtet, und an pseudowissenschaftlichen Beweisen lassen es die Anbieter nicht fehlen. Wer die Mittel aus Deutschland bezieht, kann zumindest sicher sein, sich damit nicht zu schaden. Die Überwachungsbehörden anderswo sind weniger streng. Immer aber gilt: Die Kunden bezahlen teures Geld für Stoffe ohne erwiesenen Nutzen.

Bestandteile des Fischöls wecken zur Zeit ernstes wissenschaftliches Interesse. Ernährungswissenschaftler haben seit langem versichert, dass in den reichen Ländern der Welt keine Mangelerscheinungen auftreten können, wenn einigermaßen abwechslungsreich gegessen wird. Aber Wissenschaftler neigen dazu, ihre Sicherheiten immer wieder zu überprüfen. Und so rückt neuerdings ein Mangel an bestimmten Fettsäuren in den Mittelpunkt der Aufmerksamkeit. Unser Körper kann sie nicht selbst herstellen, das verschafft ihnen die Bezeichnung essentiell. Diese Omega-3-Fettsäuren sind reichlich enthalten in Fischen und anderen Meerestieren, in geringer Menge in Wildtieren, und sie fehlen unter den üblichen Zuchtbedingungen im Fleisch von Geflügel und Pflanzenfressern. Meernahe Industrieländer mit hohem Fischverzehr schneiden statistisch erstaunlich gut ab, wenn es um die Häufigkeit von Zivilisationsleiden geht. Dazu zählen auch die weltweit zunehmenden depressiven Erkrankungen. Das Gehirn benötigt zum Aufbau von neuen Nervenzellen eine ganz bestimmte Variante, die Eicosapentaensäure, kurz EPA.

Zur Behandlung von Krankheiten, bei denen eine besonders reichliche Zufuhr sinnvoll ist, empfehlen sich Konzentrate, die von Arzneimittelfirmen hergestellt werden. Der Stellenwert von Omega-3-EPA in der Behandlung von verschiedenen Nervenkrankheiten wird derzeit intensiv erforscht. Die Sache hat leider einen Haken. Aussagekräftige kontrollierte Studien kosten viel Geld. Mit einem nicht patentierbaren Naturstoff ist jedoch wesentlich weniger zu verdienen als mit einem neu entwickelten synthetischen Präparat.

Wollen Sie abwarten, bis wissenschaftlich sichere Beweise vorliegen? Bei einer ungiftigen Substanz, die natürlicher Bestandteil der Nahrung ist, kann nichts passieren, außer man nimmt völlig unsinnige Riesenmengen zu sich. Das wird kaum möglich sein, denn manche Patienten beklagen sich schon bei zweckmäßiger Dosierung über Blähungen und fischiges Aufstoßen.

Wie die Omega-3-Fettsäure EPA zur Genesung von einer Depression beitragen kann, erscheint einleuchtend. Wie bereits erwähnt (siehe S. 102) ist die Heilung davon abhängig, dass aus Vorläuferzellen neue Gehirnzellen gebildet werden. Diese müssen wachsen, lange Ausläufer bilden und sich mit den passenden Partnern verknüpfen. Stellen Sie sich das Gehirn eines Depressiven, der gesund werden soll, ruhig wie eine Großbaustelle vor. Das Tempo, in dem der ganze Um- und Aufbau voran kommt, wird bestimmt durch die Vorräte eines ganz bestimmten, nicht ersetzbaren Baustoffs. Wenn EPA dieser Stoff ist, spricht nichts dagegen, ihn zur Unterstützung der medikamentösen Behandlung zu sich zu nehmen. Das Fischölpräparat mit dem höchsten EPA-Gehalt wird als **Eicosapen**® verkauft.

C 6 Wirkstoffe bei psychotischen Zuständen

Was Sie hier erwartet: *Menschen, die an Schizophrenie leiden, haben es auch heute noch schwerer als andere Psychiatriepatienten, angemessene Hilfe zu finden. Das Leiden ist anfangs schwer fassbar und wird oft erst spät behandelt. Auch löst die Diagnose mehr Schrecken aus als bei einer vergleichbar folgenschweren Erkrankung aus dem internistischen oder neurologischen Fachgebiet. Das ist objektiv nicht gerechtfertigt. Hier wie bei anderen Leiden geht es darum, eine möglichst gute Lebensqualität zu erreichen und einer weiteren Verschlechterung vorzubeugen. Die medikamentösen Möglichkeiten dazu haben sich in den letzten Jahren enorm verbessert, wie der Rückblick auf die Wirkstoffe der ersten Generation zeigen wird. Statt reiner Symptombeherrschung rückt das Gesamtbefinden der Patienten ins Zentrum aller psychiatrischen Bemühungen. Daher sind die Fachleute angewiesen auf die Selbstbeobachtung und Mitarbeit ihrer Patienten. Die Besprechung der einzelnen Wirkstoffe soll Sie bei Ihrer Nutzen-/Risiko-Abwägung unterstützen.*

Medikamente, die bei psychotischen Krankheitsbildern sinnvoll sind, entfalten ihre Hauptwirkung am Dopaminsystem des Gehirns, genauer gesagt an den dopaminergen Synapsen der Nervenzellen. Bevor Sie hier weiterlesen, sollten Sie wissen, wie Dopamin bei allen körperlichen und seelischen Bewegungen mitwirkt. Die Bedeutung dieser körpereigenen Substanz für das gesunde Seelenleben wurde beschrieben im Abschnitt „Dopamin, der Glücksucher". Die tatsächlichen Verhältnisse sind in Gesundheit und Krankheit natürlich noch viel komplizierter. Doch ein ungefähres Bild dürfte genügen, damit der Nutzen von Psychopharmaka klarer wird.

Gemeinsame Aufgabe für Patient und Arzt

Falls Sie dieses lesen, nachdem Sie bereits am eigenen Leib Erfahrungen mit antipsychotischen Medikamenten gemacht haben, so wissen Sie mehr als ich oder Ihr Arzt.

Wir sind auf Ihre Erfahrungen angewiesen. Doch wir wissen etwas, das Ihnen von Nutzen sein kann. Arbeiten wir zusammen! Sie sind aufgewacht aus Ihrem seltsamen Traum, den man eine Psychose nennt. War es wirklich nur ein Traum, eine Krankheit, wie alle behaupten? Sicher hatten Sie manches falsch verstanden, einiges aber auch richtig gesehen. Irren ist menschlich – und Ihnen ist ein Irrtum unterlaufen. Sie waren etwas „neben der Spur", aber zugleich der Mensch, der Sie immer waren.

Genau das ist es, was die heutige Psychiatrie Ihnen versichern kann. Es ist Ihnen nichts Schreckliches passiert! Sie werden bleiben, wer Sie sind und wer sie waren. Sie werden Ihre Ziele im Leben verwirklichen können. Vielleicht mit kleinen Abstrichen. Das mit den Abstrichen will ich am Beispiel eines jungen Bekannten erklären. Seit er ein kleiner Bub war, wollte er Pilot werden. Beim Sehtest für den Führerschein kam heraus, dass er eine Rot-Grün-Schwäche hat. Niemand hatte das jemals bemerkt. Flugzeugpiloten müssen allerdings 100 % farbentüchtig sein. Deshalb musste der junge Mann sich neu entscheiden und ist jetzt zufrieden in einem anderen Beruf. So wird es Ihnen auch gehen. Eine kleine Schwäche, die niemand bemerkt hatte, kann in einigen Angelegenheiten viel ausmachen. Aber wenn das klar ist, bietet das Leben noch viele andere Möglichkeiten.

Wurde bei Ihnen eine schizophrene Psychose festgestellt? Diese Krankheit wird seit hundert Jahren so genannt. Vielleicht wäre eine zeitgemäßere Bezeichnung hilfreich. Schließlich wissen wir jetzt, dass es nur gewisse Besonderheiten der Gehirnfunktionen sind, die unter bestimmten Umständen zu den dramatischen oder unheimlichen Erscheinungen einer schizophrenen Psychose führen können. Wer an einem psychotischen Zustand leidet, braucht ein antipsychotisches Medikament. Damit soll ihm oder ihr geholfen werden, aus dem traumähnlichen Zustand zurückzukommen in die gemeinsame Wirklichkeit. Die Wirklichkeit ist oft grau und langweilig im Vergleich mit der Spannung und

Erregung eines Traums. Selbst wenn das Dasein in der Psychose voller Verwirrung und Feindseligkeit war, den erzwungenen Ausstieg mit einem Medikament erleben viele Patienten nicht als Erleichterung. Es ist erst einmal auch ein Verlust.

Wie Sie im Kapitel „Psychosen als Programmfehler“ erfahren konnten, ist eine Psychose kein Beweis für eine schizophrene Erkrankung. Eine Psychose zeigt lediglich, dass ein Facharzt sich darum kümmern muss, was den Patienten in diesen Zustand gebracht hat. Wenn keine unmittelbare körperliche Ursache gefunden wird, erhebt sich die Frage: an welcher Art Psychose leidet dieser Patient? Das lässt sich kaum entscheiden, solange der Patient nicht einen gewissen Abstand von seinem psychotischen Erleben hat. Deshalb muss ihm als erstes der Ausstieg ermöglicht werden. Das „Fieber der Psychose“ muss gesenkt werden, damit untersucht werden kann, wo es herkommt. Alle antipsychotischen Medikamente sind hier wirksam. Sie „senken das Fieber.“ Die Vertreter der neuen Generation sollen außerdem verhindern, dass durch die schizophrene Erkrankung seelische Kräfte verlorengehen. Sie sollen solche Negativsymptome lindern wie Freudlosigkeit, Antriebsmangel, Konzentrationsschwäche und erschwertes Denken.

Was heute immer noch fehlt, ist eine differenzierte Verordnung. Es gibt bisher kaum Anhaltspunkte, um sicherer sagen zu können, welches Medikament besonders gut wirksam ist für welche Erscheinungsform einer chronisch psychotischen Erkrankung. Auch die Dosisanpassung ist bisher eher Glücksache. Die individuell erforderliche Dosis ist vom individuellen Stoffwechseltyp abhängig und kann sich um den Faktor zehn unterscheiden. Das heißt: von zwei Patienten, die an einem sehr ähnlichen Krankheitsbild leiden, braucht der eine vielleicht 1 mg eines Wirkstoffs und der andere 10 mg. Die routinemäßige Überwachung der Blutspiegel wird sich durchsetzen. Zum einen erkennen die Ärzte daran, wie gut sie ihre Patienten von der Bedeutung der regelmäßigen Einnahme überzeugen konnten. Bedeutsamer ist die Kontrolle jedoch, um unsinnige Überdosierungen zu verhindern. Ab einem gewissen Blutspiegel ist von der weiteren Dosiserhöhung nichts mehr zu erwarten außer Nebenwirkungen. Bleibt die Wirkung unbefriedigend, hilft nur eine Neubewertung des Behandlungsziels und ein Wechsel des Wirkstoffs.

Die Entwicklung der neuen Medikamente wurde ermöglicht durch immer genaueres Wissen, wie die Botenstoffe des Gehirns an verschiedenen Typen von Rezeptoren ansetzen, um die Weitergabe von Nervenimpulsen zu steuern. Vier verschiedene Dopaminrezeptoren sind inzwischen bekannt. Die älteren Medikamente blockierten nur die D2-Rezeptoren des limbischen Systems, also in jener Gehirnregion, von der aus emotionale Reaktionen gesteuert werden. Dadurch konnten sie Positiv-Symptome beheben. Zusätzlich blockierten sie die D2-Rezeptoren im extrapyramidalen System, und das führte zu der Vielzahl von Bewegungsstörungen. Krämpfe, Einengung, Sitzunruhe bis zu den gefürchteten Spätschäden wie z. B. entstellende unwillkürliche Bewegungen der Mimikmuskulatur.

Die neuen Medikamente wirken anders, jedes auf etwas andere Art. Manche blockieren ausschließlich D2-Rezeptoren, aber nur die im limbischen System. Andere wirken auf D1-, D3- oder D4-Rezeptoren und beeinflussen die Interaktion der Rezeptoren für andere Überträgerstoffe wie Noradrenalin, Serotonin und Glutamat. Alle neuen Substanzen entfalten wenig Aktivität im extrapyramidalen System, daher führen sie seltener zu Bewegungsstörungen.

Rückblick auf die Neuroleptika der ersten Generation

Vor der Zeit der Atypika galt eine Einteilung in niedrig-, mittel- und hochpotente Neuroleptika. Mit der neuroleptischen Potenz war die Fähigkeit eines Wirkstoffes gemeint, die spezifisch psychotischen Krankheitszeichen unter Kontrolle zu bringen, also Erregung, Halluzinationen und Wahn. Das geschah durch eine Blockade der gesamten dopaminergen Signalübertragung im Gehirn. Für die antipsychotische Wirkung ist nur die Blockade im limbischen System von Bedeutung. Die gleichzeitige Dopaminblockade des extrapyramidalen Systems führte zu neurologischen Nebenwirkungen.

In Kürze:

- Hochpotent: stark antipsychotisch, starke extrapyramidale Nebenwirkungen, nicht sedierend. Tendenziell depressionsfördernd.
- Niedrigpotent: schwach antipsychotisch, schwächere extrapyramidale Effekte, stark sedierend. Neutral bezüglich der Stimmungslage.
- Mittelpotente Wirkstoffe liegen dazwischen. Die individuelle Reaktion ist von Mensch zu Mensch unterschiedlich.

Nicht sehr häufig, aber gefürchtet war bei Behandlungsbeginn das akute Auftreten von quälenden Krämpfen der Gesichts- und Rückenmuskulatur. Mit einer **Biperiden**-Injektion war sichere Abhilfe möglich, doch das Vertrauen der Patienten in Psychopharmaka war nachhaltig ruiniert.

Sehr viel häufiger kam es zu einer Bewegungsunruhe (Akathisie). Dabei können die Beine nicht ruhig gehalten werden, der Kranke muss herumgehen oder auf der Stelle trippeln. Eine nur gering ausgeprägte Akathisie konnte als psychotische Antriebssteigerung verkannt werden und zur völlig falschen Behandlung führen, nämlich zur Dosissteigerung. Von weitem erkennbar waren fast alle neuroleptisch behandelten Patienten an ihrem Bewegungsbild, einem steifen, unharmonischen Gang ohne Mitschwingen der Arme. Auch das Mienenspiel verlor seine natürliche Lebendigkeit. Durch die zusätzliche Einnahme eines „Antiparkinsonmittels" ließen diese Erscheinungen sich mildern, und nach dem Absetzen des Neuroleptikums verschwanden sie wieder, das heißt: sie waren reversibel.

Das ernsteste Risiko bildeten die irreversiblen (bleibenden) neurologischen Spätschäden in Form von unwillkürlichen Bewegungen der Gesichts- und Rumpfmuskulatur (Dyskinesien). Die Wahrscheinlichkeit, dass es nach längerer Behandlung dazu kommt, wurde mit 15 bis 20 % angegeben. Am häufigsten kam es zu entstellenden Mund- und Zungenbewegungen oder zu Verzerrungen im Augen-/Stirnbereich. An eine Rehabilitation war in allen Berufen, die mit sozialen Kontakten einhergehen, nicht mehr zu denken. Um das Risiko zu senken, wurden die Bedingungen erforscht, unter denen Spätdyskinesien besonders häufig auftreten, zum Beispiel bei abrupten Dosisveränderungen. Doch sobald sich die atypischen Neuroleptika bewährt hatten, setzte sich dann die Auffassung durch, dass dieses Risiko überhaupt nicht mehr eingegangen werden sollte.

Haloperidol

Haloperidol ist auch heute noch von Bedeutung als Notfallmedikament bei akut psychotischen Zuständen jeder Art, weil es das Krankheitsgeschehen sehr wirkungsvoll ausbremst. Als Dauermedikation, womöglich noch in Kombination mit dem anticholinergen **Biperiden** (**Akineton**®), ist es nicht mehr zu rechtfertigen. Haloperidol ist hochpotent. Es verbindet eine starke antipsychotische Wirkung mit ausgeprägten extrapyramidalen Nebenwirkungen. Nicht nur wegen der letzteren war es unter den Patienten verrufen. Es machte sie beim Ausstieg aus der

Das Bessere als Feind des Guten

Die Neuroleptika der ersten Generation konnten nichts anderes als „das Fieber der Psychose senken“. Sie brachten Halluzinationen und Erregung unter Kontrolle, und sie dämpften die krankhaft übersteigerten Gefühle. Im Schizophrenie-Kapitel wurde beschrieben, mit welch hohem Preis diese Normalisierung erkauft wurde. Die Patienten konnten zwar entlassen werden. Sie konnten in Zeiten der Vollbeschäftigung sogar oft einer Berufstätigkeit nachgehen. Doch aus heutiger Sicht hatten sie keine auch nur annähernd akzeptable Lebensqualität.

Nicht akzeptabel nach heutigem Wissen war auch die oft langjährige Zusatzmedikation, mit der die Bewegungsstörungen gelindert werden mussten. Am gebräuchlichsten war das Antiparkinsonmittel **Biperiden**, bekannt als **Akineton**®. Ohne dieses hätte man niemandem die motorische Einengung zumuten können. Doch für diese Erleichterung nahm man eine ausgeprägte anticholinerge Wirkung in Kauf, und damit eine zusätzliche Verschlechterung der kognitiven Fähigkeiten, die bei schizophrenen Kranken ohnehin beeinträchtigt sind.

Wem gebührt das Verdienst, dass dieses Unglück der Vergangenheit angehört? Allen. Zuallererst natürlich den Patienten und ihren Freunden und Angehörigen, die viel auf sich nahmen, um ihr gemeinsames Leben fortführen zu können. Vielleicht zum Teil der antipsychiatrischen Bewegung mit ihrem Kampfbegriff „chemische Zwangsjacke“.

Kämpferisch ging es aber auch unter hochrangigen Psychiatern zu. „Das muss leider so sein.“, sagten die einen. „Das wollen wir doch mal sehen!“ erwiderten ihre Gegner und bekamen Recht durch das bahnbrechende Atypikum **Clozapin.**

Nicht vergessen sei der ehrgeizige Wettbewerb, den Wissenschaftler, Forschungsinstitute und Pharmaproduzenten ständig untereinander austragen. Ihm verdanken wir die Tatsache, dass inzwischen verschiedene atypische Wirkstoffe zur Verfügung stehen.

Psychose missmutig verstimmt und führte bei zu langer und zu hochdosierter Einnahme zu schweren medikamentös bedingten Depressionen. Nur sehr wenige Patienten vertrugen es ohne zusätzliche Einnahme von **Akineton**®.

Noch heute gibt es psychoseerfahrene Menschen, die genau auf diesem Medikament bestehen. Diese Patienten haben in mehreren Krankheitsepisoden die Erfahrung gemacht, dass ihnen bisher nur Haloperidol schnell und zuverlässig aus der psychotischen Verfassung herausgeholfen hat. Außerhalb ihrer Krankheitsphasen sind sie nämlich gesund genug, um auf eine rasche Beendigung des Ausnahmezustands Wert zu legen. Um ihre krankheitsbedingte Angst und Spannung zu lindern und um die Haloperidol-Wirkung erträglicher zu machen, benötigen sie dazu ein Benzodiazepin. Dann sind diese Patienten oft schon nach wenigen Tagen wieder sicher auf dem Boden der Wirklichkeit und können aus der Klinik entlassen werden. Sobald die Akutmedikation reduziert werden kann, sollte mit ihnen über die geeignete Vorbeugung gesprochen werden. Sie benötigen Wirkstoffe für ein stabileres Gemüt.

Weitere hochpotente Neuroleptika

Benperidol (**Glianimon**®) ist noch höherpotent als Haloperidol. **Flupentixol** (**Fluanxol**®) und **Fluphenazin** (**Dapotum**®) wurden überwiegend als Depotinjektionen mit einer Wirkdauer von drei bis vier Wochen eingesetzt. **Fluspirilen** (**Imap**®) wurde zeitweilig als wöchentliche „Aufbauspritze" gegen ängstlich-depressive Verstimmungen missbraucht (siehe Kasten S. 196). **Pimozid** (**Orap**®) musste nur einmal täglich genommen werden, was die Compliance verbessern sollte.

Die Zustimmung der Patienten zu diesen Mitteln blieb immer sehr begrenzt, nicht nur wegen der offensichtlichen Bewegungsstörungen, sondern auch wegen ihrer Tendenz, das Stimmungsgleichgewicht in die depressive Richtung zu verschieben. Viele schwere Depressionen, vor allem bei bipolaren Psychosepatienten, waren Folge der Behandlung, also iatrogen.

Mittelpotente Neuroleptika

Zu den mittelpotenten Wirkstoffen zählt **Perazin (Taxilan®)**. Es hat eine gute antipsychotische Wirkung bei geringen extrapyramidalen Effekten und ist für viele Patienten akzeptabel. Seine stärker sedierende Wirkung ist in der Akutbehandlung eines psychotischen Zustandes sinnvoll. In der Dauerbehandlung muss eine möglichst niedrige Dosis eingesetzt werden, die abends genommen wird und den Schlaf sichert. Es ist weiterhin ein zuverlässiges Medikament zur Behandlung einer akuten psychotischen Erkrankung. Für bipolare Patienten war es vor der Zeit der neuen antipsychotischen Mood-Stabilizer eine akzeptable Dauerlösung. Die nötige Schlafdosis und in Krisen eine zusätzliche Tagesdosis ließen sich nach Bedarf variieren.

Zotepin (**Nipolept®**) wurde 1982 zunächst in Japan zugelassen. Chemisch ähnelt es den altbekannten trizyklischen Neuroleptika, wegen seiner geringen extrapyramidalen Nebenwirkungen wird es manchmal zu den Atypika gerechnet. Wer es kennt und gut verträgt, braucht neurologische Spätschäden inzwischen wohl nicht mehr zu fürchten, denn bisher wurden in Japan keine beobachtet.

Zuclopenthixol (Ciatyl®), ebenfalls mittelpotent, ist noch von gewisser praktischer Bedeutung, weil es in einer Drei-Tage-Injektion verabreicht werden kann. Natürlich kann es sich dabei nur um eine Notlösung handeln für Situationen, in denen ein akut psychotisch Erkrankter völlig unzugänglich ist. Die sedierende Wirkung ist so stark, dass er keinesfalls sich selbst überlassen werden darf, doch im Schutz einer belastbaren Familie wird er unter dem Medikament vielleicht ruhig genug, um über seine weitere Behandlung selbst entscheiden zu können.

Niedrigpotente Neuroleptika

Niedrigpotente Neuroleptika wirken sedierend und damit angstlösend. Früher wurden sie als Schlafhilfe genutzt, um die Wirkung eines höherpotenten Medikaments abzurunden. Zu den trizyklischen Wirkstoffen gehören **Promethazin (Atosil®)**, **Chlorprothrixen (Truxal®)**, **Levomepromazin** (**Neurocil®**) und **Thioridazin** (**Melleril®**), dem auch eine stimmungsaufhellende Wirkung zugeschrieben wurde. Bei der Behandlung von Angstkrankheiten können sie allenfalls als Notlösung sinnvoll sein (siehe Seite 186, „Notlösungen“). Breite Anwendung findet **Melperon**, chemisch ein Verwandter des Haloperidol. Es ist ein Standardmittel für die vielen Unruhe- und Erregungszustände, an denen hirnorganisch Kranke aller Altersstufen leiden können.

Die antipsychotischen Wirkstoffe der heutigen Psychiatrie

Das Bessere ist der Feind des Guten. Für die Bezeichnung „atypisch“ wird es bald keinen Grund mehr geben. Mit vollem Recht sollten die neuen Mittel als die typischen antipsychotischen Wirkstoffe der Psychiatrie im 21. Jahrhundert angesehen werden. Für einige Wirkstoffe der Vergangenheit wird es in nächster Zeit in bestimmten Situationen noch Bedarf geben. Eine Langzeiteinstellung auf eines der älteren Mittel, womöglich noch in Form einer Depotinjektion, ist bereits jetzt nicht mehr vertretbar.

Hauptnutzen und Nebenkosten

Was ist die Hauptwirkung der antipsychotischen Medikamente? Sie bremsen sehr gezielt die Übererregung in bestimmten Teilen des zentralen Nervensystems. Dabei handelt es sich speziell um die dopaminerge Übererregung. Wo sich Dopamin auf Kosten seiner Mitspieler in den Vordergrund drängt, können traumartige psychotische Phänomene auftreten und das Verhalten des Kranken für andere unverständlich machen (siehe Seite 37 und Seite 136). Wer ein antipsychotisches Medikament nimmt, möchte das verhindern, um für seine Mitmenschen berechenbar und vertrauenswürdig zu bleiben. „Dabeisein ist alles.“ Ein Wirkstoff, der die Gefahr verringert, sich selbst und den anderen verlorenzugehen, ist eindeutig von großem Nutzen. Dieser Nutzen ist leider bisher nur mit Nebenwirkungen zu erkaufen.

Zum Spektrum der unerwünschten Effekte von antipsychotischen Wirkstoffen zählen:

- Müdigkeit, Mattigkeit, Antriebsmangel,
- Blutdrucksenkung mit Kollapsneigung,

- Stoffwechselstörung. Ein verändertes Hungersignal führt zu höherer Kalorienaufnahme. Folglich Gewichtszunahme, insbesondere Zunahme des Fetts im inneren Bauchraum. Ein Risikofaktor für Diabetes, Bluthochdruck, und Herz-/Kreislauferkrankungen wie Herzinfarkt und Schlaganfall.
- Veränderung der erlebten Sexualität und der Fortpflanzungsfunktionen. Diesen Problemen liegt die Erhöhung des Prolaktinspiegels zugrunde. Prolaktin ist ein Hormon, das an allen Funktionen der Sexualorgane beteiligt ist. Die Rolle des Prolaktin wurde als erstes bei der Milchbildung erkannt, daher der Name. Eine eher seltene, aber sehr irritierende Wirkung des erhöhten Prolaktinspiegels sind Vermehrung des Milchdrüsengewebes und Absonderungen aus der Brust bei Männern und Frauen.
- Bei bereits gefährdeten Patienten eine Störung des Herzrhythmus.
- Außerdem kommt es auch bei atypischen Medikamenten in unterschiedlicher, wenn auch sehr viel geringerer Häufigkeit zu all jenen Bewegungsstörungen, für die frühere Antipsychotika berüchtigt waren.

Kurzum: Auch die heutigen Medikamente sind keine Wunderpillen. Aber mit Ihrer schwierigen Entscheidung für eine Langzeitbehandlung sind Sie nicht allein. Auf sicher wirksame Wunderpillen ohne jedes Nebenwirkungsrisiko warten auch alle anderen chronisch Kranken wie Anfallsleidende und Hochdruckpatienten bisher vergeblich.

Wer langfristig ein antipsychotisches Medikament einnimmt, erhöht sein statistisches Risiko für einige körperliche Krankheiten, das muss offen gesagt werden. Damit aus einer statistischen Zahl keine konkrete Tatsache für Sie wird, wird Ihr Psychiater Vorsorgeuntersuchungen veranlassen und mit Kollegen anderer Fachgebiete zusammenarbeiten. Es ergeht Ihnen genau wie anderen Gesunden oder bedingt Gesunden, bei denen es beispielsweise in der Familie Diabeteskranke gibt. Vorsorge ist die beste Medizin gegen unnötige Sorgen. Was Generationen von Psychiatern, Forschern und Menschenfreunden immer schon vermutet hatten, steht jetzt fest. Psychische Krankheiten sind Krankheiten wie andere auch. Mit den Möglichkeiten, die Ihnen die heutigen Medikamente bieten, ist die Psychiatrie endgültig angekommen in der Medizin. Gemeinsam mit Kollegen aus völlig anderen Fachgebieten kümmern sich Psychiater darum, wie bestimmte Wirkstoffe in verschiedene Neurotransmittersysteme eingreifen, wie das helfen könnte und welche Risiken nicht übersehen werden dürfen.

Clozapin

Clozapin wurde 1976 eingeführt als **Leponex**®, zwei Jahre später vom Markt genommen, dann wieder zugelassen und ist jetzt als Generikum bei vielen Herstellern im Angebot.

Clozapin war der erste eindeutige Fortschritt in der medikamentösen Behandlung von Psychosen, seit die Neuroleptika die Bühne betreten hatten. Es machte die Arbeit auf den Aufnahmestationen sehr viel erfreulicher. Die Patienten waren es, die den Unterschied bemerkten, sofern sie davor bereits andere Medikamente am eigenen Leib erlebt hatten. Schwestern und Ärzte sahen es ihnen auch an. Der Ausstieg aus ihrem psychotischen Erleben ging sanfter vor sich. In akuten Notfällen wurde Clozapin damals auch als Spritze verabreicht. Dann schliefen die Patienten fest ein und klagten später nicht darüber, sie seien „niedergespritzt" worden. Sie konnten sich leichter wieder in die Alltagswirklichkeit einfinden und waren zugänglicher, wenn Fachleute mit ihnen ihr psychotisches Erleben besprachen. Noch nie zuvor konnten so viele Patienten schon bald mit der Einsicht leben, dass sie einen Krankheitsschub durchgemacht hatten. Nie kam es im Aufnahmebereich zum Notfall eines Gesichtskrampfes. **Akineton**® wurde weder notfallmäßig gebraucht noch auf längere Sicht.

Dass Clozapin wie alle Psychopharmaka Blutbildveränderungen machen kann, war bei der Einführung bekannt. Trotzdem kam es zu einigen Todesfällen durch eine gefährliche Verringerung der weißen Blutkörperchen, die so bei den bisherigen Neuroleptika nicht aufgetreten war. Ende des Lichtblicks. Wieder zurück zu den bekannten Mitteln, zurück zur fast routinemäßig erforderlichen Verordnung von **Akineton**®. Was tun für jene Patienten, denen nichts hilft gegen ihre quälenden Bewegungsstörungen, die aber ohne ein antipsychotisches Medikament als Dauerpatienten auf die Klinik angewiesen bleiben? Die Fachärzte setzten durch, dass Clozapin wieder verwendet werden konnte, allerdings unter strengsten Auflagen für den verordnenden Arzt.

Heute ist **Clozapin** eine von mehreren Möglichkeiten. Das Risiko von Blutbildveränderungen wird geringer, wenn es langsam einschleichend dosiert wird. In Form einer Spritze darf es seit der erneuten Zulassung nicht mehr angewendet werden. Deshalb ist es zum Abfangen von akut auflodernden Psychosen nicht geeignet. Die Aufklärung über die Bedeutung der häufigen Blutbildkontrollen kann Patienten und Angehörige verunsichern, und außerdem wird sich jeder gern zusätzliche Arztbesuche ersparen, wenn es anders auch geht. Daher ist Clozapin inzwischen nur noch selten ein Mittel der ersten Wahl. In seiner gezielt antipsychotischen Wirkung scheint es aber allen anderen neuen Wirkstoffen überlegen zu sein. Deshalb ist es in Einzelfällen weiterhin das Medikament, das im Leben eines Kranken die entscheidende Wende zum Besseren bringt, nachdem alle anderen versagt haben.

Zu den Vorzügen von Clozapin zählt das äußerst geringe Risiko von Bewegungsstörungen. Es blockiert die D2-Rezeptoren nämlich ausschließlich im limbischen System, dem Gefühlszentrum. Dadurch mischt es sich auch nicht in die Funktion des Hormons Prolaktin ein und beeinträchtigt keine der sexuellen und Fortpflanzungsfunktionen. Wenn manche Patienten unter Clozapin erotisch aktiver werden, liegt das allerdings nicht an einer „aphrodisierenden" Wirkung des Stoffes. Sie fühlen sich einfach wohl genug, um auch diese Seite ihres Wesens ausleben zu können.

Dem stehen zwei Nachteile gegenüber. Müdigkeit und Gewichtszunahme. Die Müdigkeit bessert sich auch nach längerer Einnahme oft nicht. Häufig bringt eine Dosisreduzierung die Lösung. In niedriger Dosis sorgt es bei bipolar gefährdeten Patienten für promptes Ein- und gutes Durchschlafen. Clozapin gehört zu den Mitteln, die eine deutliche Gewichtszunahme verursachen können. Mehr zu diesem Stoffwechselrisiko wird bei **Olanzapin** erläutert (siehe Seite 227). Im vegetativen Nervensystem führt Clozapin teilweise zu einem Übergewicht des Parasympathikus, starker Speichelfluss kann sehr störend werden und die Einnahme des Gegenmittels **Gastrozepin** erfordern. Viele andere Risiken und Nebenwirkungen haben gegenüber dem Gesamtnutzen eher geringes Gewicht, sind aber im Einzelfall ernst, beispielsweise die Auslösung von Krampfanfällen.

Die Stimmung wird durch Clozapin nicht verändert, doch hat es sich anderen Medikamenten überlegen erwiesen zur Verhütung von Suiziden bei schizophrenen und bipolar depressiven Patienten. Bei den zahlreichen schizophrenen Patienten, die gleichzeitig an einer Substanzabhängigkeit leiden, scheint es die Abstinenz besser zu unterstützen als alle anderen antipsychotischen Wirkstoffe der zweiten Generation. Es gehört also noch längst nicht zum alten Eisen.

Sulpirid und Amisulprid

Sulpirid ist schon länger im Gebrauch als Clozapin. Auf den Langzeitstationen für chronisch kranke Schizophrene sah man mit diesem Medikament manchmal ein kleines Wunder. Die vorher mit Haloperidol und ähnlichen Mitteln behandelten Patienten blühten auf. Die parkinsonartigen Nebenwirkungen gingen zurück. Die Kranken wurden nicht nur motorisch beweglicher, auch ihr Gemüt hellte sich auf und sie wurden sozial aktiver. **Dogmatil**®, wie der erste Markenname lautete, wirkte „atypisch", schon bevor dieser Begriff geprägt war. Natürlich half es nicht allen. Die antriebssteigernde Wirkung überforderte manche Patienten und ließ sie anscheinend noch mehr Chaos erleben. Extrapyramidale Nebenwirkungen waren seltener, aber keineswegs ausgeschlossen. Auch die störenden Folgen der Prolaktinerhöhung begrenzten oft den Nutzen.

Sulpirid wird häufig auch unter den Medikamenten aufgezählt, die bei Depression helfen können. Trotzdem ist es kein Antidepressivum. Wegen seiner Bindung an Dopaminrezeptoren ist es pharmakologisch eindeutig als Neuroleptikum zu bezeichnen. Den Unglücklichen, die an einer chronisch depressiven Verstimmung leiden, kann das natürlich gleichgültig sein. Sie fühlen sich besser abgeschirmt von ihren unguten Gefühlen und gleichzeitig durch die antriebssteigernde Seite etwas beschwingt. Auch nach jahrelangem Gebrauch verliert sich diese Wirkung nicht. Eine Patientin bezeichnete es als „Weißwurstmedikament." Für die Einnahme gilt nämlich dieselbe strenge Regel wie für die Münchner Spezialität: Nicht mehr nach dem mittäglichen Zwölfuhrläuten, es stört sonst das Einschlafen. Der Wirkstoff hat dosisabhängig zwei verschiedene Anwendungsgebiete. Um einen Erfolg bei schizophrenen Patienten beurteilen zu können, müssen zumindest vorübergehend 600 bis 800 mg pro Tag, in der Klinik manchmal sogar noch mehr, genommen worden sein. Depressive Patienten, die darauf gut ansprechen, erleben die gewünschte Veränderung bei 50 bis höchstens 200 mg. Ein drittes Anwendungsgebiet sind bestimmte Formen des Schwindels. Unbekannte Spätfolgen sind bei ei-

Umstellung auf die neuen Wirkstoffe

Immer hat es in den vergangenen vierzig, fünfzig Jahren Patienten gegeben, die ihr Medikament gut vertrugen, ohne motorische Einengung, ohne seelisch erstarrt zu erscheinen, ohne sonstige Beeinträchtigung. Falls dies auf Sie oder einen der Ihren zutrifft, so gehen Sie das Risiko einer medikamentösen Umstellung nur nach gründlicher Abwägung ein! Ein Wirkstoff, der vielen anderen Patienten Probleme macht, könnte gerade für Sie der einzige sein, der genau auf Sie zugeschnitten ist und Sie im Gleichgewicht hält.

Sollte Ihr Arzt Ihnen dennoch zu einer vorsorglichen Umstellung raten, damit Sie vor neurologischen Spätschäden ganz sicher geschützt sind, so planen Sie eine Zeit in Ihrem Leben ein, wo Sie vermutlich keinen ungewöhnlichen Belastungen ausgesetzt sind. Die Umstellung erfolgt in vielen kleinen Schritten, wobei das frühere Mittel ausgeschlichen wird und gleichzeitig das neue Medikament langsam auf die Höhe gesteigert wird, die Sie benötigen und bei der Sie sich wohlfühlen. Während dieser Zeit sind häufige Besuche bei Ihrem Arzt erforderlich, und dieser ist außerdem darauf angewiesen, von Ihrem Partner oder sonstigen Vertrauten sofort informiert zu werden, wenn ihn etwas an Ihrem Befinden beunruhigt.

nem seit Jahrzehnten bekannten Mittel nicht zu erwarten, was für die verordnenden Ärzte eine Beruhigung ist.

Mit einer geringfügigen chemischen Abweichung wurde der Wirkstoff unter dem Namen **Amisulprid (Solian®)** ausdrücklich als atypisches Medikament für die Behandlung von schizophrenen Psychosen neu zugelassen. Es wird in Tabletten mit höherem Wirkstoffgehalt angeboten, was die Einnahme von großen täglichen Dosen etwas erleichtert. Es wird dosiert wie Sulpirid, und es hat alle Tugenden und alle Untugenden seines Vorgängers. Fragt man nach, was den dreifach höheren Preis von Amisulprid rechtfertigt, so wird darauf hingewiesen, dass der Stoff sich besser im Körper verteilt und dass dadurch die Dosiseinstellung sicherer sei. Es liegt nahe, hier an Preistreiberei aus Profitgier zu denken. Lassen wir diese heikle Frage offen. Der Firma entstanden jedenfalls durch die aufwändige Neuzulassung hohe Kosten. Doch damit ist der Nutzen dieses altbewährten Wirkstoffs jetzt auch nach den strengen Anforderungen von heute erwiesen. Das aktivierende Amisulprid eignet sich als Tagesmedikation zur Kombination mit einem schlaffördernden Wirkstoff wie Clozapin.

Risperidon

Risperidon mit dem Markennamen **Risperdal**® hat sich bei vielen Patienten bewährt. Das heißt, es wird nicht ungern genommen, vor allem, wenn die Dosis so gering wie möglich gehalten wird. Es wirkt durch eine allgemeine Dopaminblockade, wobei die Rezeptoren des extrapyramidalen Systems davon weniger stark betroffen werden als bei den früheren Medikamenten. Positivsymptome können beherrscht und ihr Wiederaufflackern kann verhindert werden. Es scheint eine chronisch beeinträchtigte Denkfähigkeit verbessern zu können.

Risperidon kommt aus der gleichen Forschungsfirma, die durch das Patent auf Haloperidol groß wurde. In sehr viel geringerem Maße hat es die gleichen Nachteile: unter allen Atypika die höchste Rate an Bewegungsstörungen. Auch Spätdyskinesien sind nicht ausgeschlossen. Außerdem häufige Beeinträchtigung der sexuellen Funktionen. Einige Patienten klagen über Müdigkeit, Benommenheit, Schwindel und Herzklopfen. Gewichtszunahme kommt ebenfalls vor und ist wie immer mit Diabetesrisiko verbunden. Doch anders als Haloperidol verschlechtert es auch bei längerer Einnahme nicht die Stimmungslage, und das ist eine entscheidende Verbesserung.

Mit **Risperdal consta**® liegt das erste Atypikum in Form einer Depotinjektion vor. Früher wurde diese Form der Verabreichung oft missbraucht. Es ersparte dem Arzt die Mühe, den Patienten von der Notwendigkeit einer regelmäßigen täglichen Einnahme seiner Medizin zu überzeugen. Die heutigen Psychiater stellen höhere Ansprüche an sich selbst, um die Mitwirkung, also die Compliance des Patienten zu erreichen. Eine tägliche Einnahme ist zwar sicherer, weil auf Veränderungen, die eine Dosissenkung erfordern, sofort reagiert werden kann, doch mittlerweile erfreuen sich auch in anderen Bereichen der Medizin Depotpräparate einer wachsenden Beliebtheit. Viele Frauen finden es praktischer, zur Empfängnisverhütung regelmäßige Arzttermine einzuplanen, als Tag für Tag an die Pille denken zu müssen. Diese Rechnung geht sicher auch für manche Psychiatriepatienten so auf. Dank eines neuartigen galenischen Prinzips wird der Wirkstoff sehr gleichmäßig abgegeben. Dadurch gelingt die Einstellung auf eine möglichst niedrige Dosis besonders gut. Am besten entscheidet man sich für die Depotanwendung natürlich erst dann, wenn die individuelle Reaktion und Verträglichkeit bereits bekannt ist, also nach einer Phase der täglichen Tabletteneinnahme.

Von großer Bedeutung ist die Depotanwendung für schwer betroffene Kranke. Ein erträgliches soziales Wohlbefinden hängt für sie von der regelmäßigen Einnahme ab, doch gerade aufgrund ihrer Krankheit können sie keine positive innere Verbindung zu einem Medikament herstellen. Deshalb kann von ihnen keine regelmäßige Tabletteneinnahme erwartet werden. Gerade bei ihnen darf es nicht bei der Spritze bleiben. Die unerlässliche „Zusatzmedikation“ besteht in intensiver ärztlicher oder pflegerischer Zuwendung und weiterer sozialer Unterstützung. Damit sie so weit wie möglich am Leben teilnehmen können, brauchen diese Patienten Anregungen, wie sie von Patientenklubs – oft dank ehrenamtlicher Mitarbeiter – angeboten werden. Wer für eine selbständige Lebensführung zu krank ist, ist in einer beschützten Wohneinrichtung besser aufgehoben als im Heim oder bei den Obdachlosen. Eine noch so einfache und schlecht bezahlte Tätigkeit verschafft mehr Selbstwertgefühl, als zum Nichtstun verurteilt zu sein. Falls Sie zu den Kennern der Materie zählen, haben Sie es sicher gemerkt: Hier wurde in aller Kürze das Spektrum der unerlässlichen sozialpsychiatrischen Angebote erwähnt.

Olanzapin

Olanzapin (Zyprexa®) fand bei Patienten in der Aufnahmestation große Zustimmung. Die Ärzte bemerkten ein deutliche Verbesserung der psychotischen Symptome, und die Patienten – sofern sie bereits frühere Akutbehandlungen hinter sich hatten – meinten, sie hätten versuchsweise Placebo erhalten. Sie spürten keinerlei unangenehme Wirkung. Offenbar löst Olanzapin auch psychotische Angst und Spannung. Die

Forschung interessiert sich lebhaft dafür, wie dieser Stoff im Gehirn wirkt und ist sich noch nicht einig. Er bindet sich außer an Dopamin- und Serotoninrezeptoren noch an etliche andere. Etwaige Langzeitfolgen lassen sich zehn Jahre nach der Einführung natürlich noch nicht beurteilen. Wie am Namen zu erkennen ist, steht es chemisch dem **Clozapin** nahe. Es wurde daher anfangs besonders genau auf die Gefahr von Blutbildveränderungen überwacht, dann konnte Entwarnung gegeben werden. Seither kann es in Notsituationen auch gespritzt werden und damit bei sehr erregten Patienten auf sanfte Weise im Schlaf die Rückregulation einleiten. Allerdings brauchen sie dabei die aufmerksame pflegerische Zuwendung, die bettlägerigen Schwerkranken zusteht. Sonst fühlen sie sich „niedergespritzt" und verlassen. Insgesamt ist die Rate der üblichen Nebenwirkungen günstig, obwohl Bewegungsstörungen und Störungen der sexuellen Funktionen vorkommen.

Risiko Gewichtszunahme

Ein Medikament, das vor psychotischen Erscheinungen schützt und dazu sogar die Stimmung verbessert, ist immer einen Versuch wert. Dabei müssen die Patienten jedoch von Anfang an über das Risiko einer Gewichtszunahme aufgeklärt werden. Ist diese erst eingetreten, lässt sie sich nur schwer rückgängig machen, und das Vertrauen von Patient und Angehörigen in „die Psychiatrie" ist nachhaltig beschädigt. Ernährungsgrundwissen und eine Anleitung zur Kontrolle der Essgewohnheiten sollten zum wichtigen Bestandteil jeder Information oder Psychoedukation für Psychosepatienten werden. Doch manchen Patienten entgleitet auch bei größter Disziplin das Gewicht. In der Forschung weiß man es längst: Appetit und Sättigung werden durch ein kompliziertes System von Hormonen und Neuromodulatoren gesteuert. Übergewichtige sind oft nicht uninformiert und willensschwach, sondern auf ihre Art beeinträchtigt und im Extremfall krank. Falls Sie selbst oder eine Bekannte sich dadurch abschrecken lassen, ein sonst gut wirksames und risikoarmes Mittel zu nehmen, überlegen Sie bitte noch einmal! Bei diesem Medikament ist Gewichtszunahme zwar sehr häufig, aber sie trifft nicht jeden. Es handelt sich immer um Wahrscheinlichkeitsaussagen. Die Gewichtszunahme fällt umso deutlicher aus, je schlanker der / die Patient/in zuvor war. Von Natur aus etwas Pummelige müssen keine bedeutsame weitere Zunahme fürchten.

Eine dickere Fettschicht auf Po und Schenkeln wäre ästhetisch störend und damit seelisch belastend, darüber hinaus aber nicht gesundheitsschädlich.

Doch **Olanzapin** vermehrt ausgerechnet das Fett im Bauchraum, das was Sie nicht zu fassen kriegen, wenn Sie die oberen Schichten Ihres Bauches zwischen Daumen und Fingern messen. Dieses zentrale Fett verursacht das metabolische Syndrom, eine Gesundheitsstörung des Stoffwechsels (Fachausdruck: Metabolismus). Von hier aus steigt das Risiko für Diabetes, Herz-Kreiskaufkrankheiten und anderes. Mit Psychosepatienten, in deren Familien es Diabetes gibt, muss vorher darüber gesprochen werden. Vielleicht entscheiden sie sich wegen der großen Vorteile doch für die Einnahme, natürlich unter engmaschiger internistischer Kontrolle.

Gibt es ein Gegenmittel, um Olanzapin-Patienten den Nutzen zu lassen und die Risiken zu ersparen? Viele Überlegungen sind bereits dazu angestellt worden, einige Wirkstoffe werden erprobt, die ursprünglich zu anderen Zwekken entwickelt wurden. Noch zögert die Gemeinde der Fachleute und Nutzer aus verständlichen Gründen. Ein Mittel gegen die Nebenwirkungen eines anderen Mittels? Das kennen alle noch zu gut vom **Akineton**® gegen die Nebenwirkungen der ersten Neuroleptika. Vielleicht lässt sich Olanzapin in eher niedriger Dosis kombinieren mit einem ebenfalls eher niedrig dosierten gewichtsneutralen Antipsychotikum. Dazu liegen noch nicht genug Erfahrungen vor. Das genauere Wissen um die Vorgänge im Gehirn und um die unübersehbaren Langzeitfolgen von medikamentösen Eingriffen hat Schluss gemacht mit unbekümmerten Wirkstoffkombinationen, wie sie früher gang und gäbe waren. Es wird in der nächsten Zeit noch keine magische Wunderpille geben, sondern in jedem Einzelfall bei der Aufgabe bleiben, Nutzen und Risiken gegeneinander abzuwägen.

Quetiapin

Quetiapin (Seroquel®) hat kaum unerwünschte Effekte auf Bewegung und Sexualität. Mit diesem Mittel können die Patienten psychotische Positiv-Symptome unter Kontrolle bringen, und es scheint auch günstig auf Negativsymptome zu wirken. Auch bei hoher Dosierung sind unangenehme vegetative Nebenwirkungen selten, manchmal treten Kopfschmerzen auf. In der Notfallsituation eines akuten psychotischen Schubes kann es bei stationärer Behandlung rasch genug auf die erforderliche Dosis gesteigert werden. Dabei muss der Kreislauf überwacht werden. Ob es eine stimmungsaufhellende Wirkung im eigentlichen Sinne hat, muss offen bleiben. Zumindest erspart es den damit behandelten Patienten die mürrische Verstimmung, die beim erzwungenen

Medikamente und Lebensqualität

Mit den verfügbaren Mitteln haben sich auch die Psychiater gewandelt. Die Begeisterung der älteren Psychiater, dass „Chemie" vielen Psychosekranken hilft, überstrahlte alle Schattenseiten der Neuroleptika. Wer dennoch die armselige Lebensqualität von allzu vielen Patienten beklagte, galt als ein etwas aus der Art geschlagener, sozusagen atypischer Kauz. Heute ist Lebensqualität eines der wichtigsten Themen, wenn es um die Bewertung von bekannten und um die Entwicklung von neuen Wirkstoffen geht. Psychisch Kranke sollen mit ihrem Medikament als bedingt Gesunde leben können. Sie sollen sich in ihren geistigen Leistungen und auch in ihren Gefühlsreaktionen nicht von Gesunden unterscheiden lassen.

Hier ein Beispiel für diese Richtung in der Schizophrenie- und Therapieforschung. Die Lächelreaktion, eines der wichtigsten menschlichen Kommunikationssignale, lässt sich testen, indem der Versuchperson Bilder gezeigt werden, die auf der ganzen Welt ein unwillkürliches Lächeln auslösen. Babygesichter, junge Tiere, Naturidyllen und ähnliches. Bei der Untersuchung wird mit elektrischen Fühlern die Aktivität der Gesichtsmuskulatur gemessen, damit sich auch unsichtbare Ansätze eines Lächelns erfassen lassen. Dass schizophren Erkrankten im Zusammenhang mit den komplexen Veränderungen, die sie erleiden, in der Regel das Lachen vergangen ist, gehört schon lange zum psychiatrischen Grundwissen.

Beim unwillkürlichen Lächeln wird die Gesichtsmuskulatur vom extrapyramidalen System gesteuert. Wenn sie medikamentös lahmgelegt wird, kommt es zu einem unlebendigen, maskenhaften Gesichtsausdruck wie bei Parkinsonpatienten. Schizophrene unter Behandlung mit den alten Neuroleptika wurden somit eingeschränkt in ihrer Fähigkeit, sich auf die typisch menschliche Weise ohne Worte mit anderen zu verständigen. Im alltäglichen Miteinander trug dieser Effekt sicher noch stärker zur Stigmatisierung bei als die offenkundige Einschränkung durch eine „chemische Zwangsjacke". Deshalb wird jetzt getestet: Können Schizophrene unter einem antipsychotischen Wirkstoff wie Olanzapin wieder lächeln wie Gesunde? Sie können es.

Ausstieg aus der traumartigen Wahnwelt oft auftritt. Bei fast jedem Psychopharmakon kann als Nebenwirkung eine innere Unruhe auftreten. Das scheint bei diesem Mittel häufiger der Fall zu sein und darf dann natürlich nicht mit einem Krankheitssymptom des Patienten verwechselt werden. Auch über Gedächtnisprobleme wird berichtet, so dass es für Schüler und andere, die intensiv lernen müssen, vielleicht eher zweite Wahl sein sollte. Vorwiegend ist es ein Müdemacher, was in höheren Dosen natürlich stört. Wie Clozapin wirkt es in niedriger Dosis als Garant des Schlafes bei bipolar gefährdeten Patienten. Der Nutzen kann auch bei diesem Medikament begrenzt sein durch eine zu starke Gewichtszunahme. In den USA empfiehlt der Hersteller zur Sicherheit eine jährliche augenärztliche Kontrolle, obwohl eine Linsentrübung bisher nur im Tierversuch beobachtet wurde.

Ziprasidon

Ziprasidon (Zeldox®) bindet sich an verschiedene Rezeptoren und kann daher individuell verschiedene Nebenwirkungen haben. Manche Patienten klagen über Tagesmüdigkeit, andere schlafen schlecht. Der Wirkstoff scheint das Gehirn eines Psychosekranken zu verschonen mit jener starken Blockade der D2-Rezeptoren, die alle anderen kennzeichnet. Deshalb wirken viele der damit behandelten Patienten frischer und aufgeschlossener. Einige klagen jedoch über eine ungute Antriebssteigerung bei gleichzeitiger Müdigkeit. Manchmal kommt es sogar zu der besonders belastenden Bewegungsunruhe (Akathisie). Unter Ziprasidon konnten manche das Übergewicht verlieren, das die vorhergehende Behandlung mit einem anderen Medikament verursacht hatte. Große Besorgnis erregte bei der Markteinführung das Risiko von Herzrhythmusstörungen, denn dieses Mittel verändert wie viele andere Psychopharmaka die Reizleitung des Herzens, allerdings nicht in höherem Maße als Haloperidol. Deshalb wird vor jeder Behandlung ein EKG gemacht und nach einiger Zeit überprüft. Patienten mit bereits bekanntem Risiko müssen besonders gründlich aufgeklärt werden. Wenn sie sich für die Behandlung entscheiden, muss der Psychiater eng mit einem Internisten zusammenarbeiten.

Aripiprazol

Große Hoffnungen erweckt zur Zeit **Aripiprazol,** ein Medikament mit einem neuen Wirkprinzip, das 2004 zugelassen wurde unter dem Namen **Abilify**®. Der erste Eindruck bei Patienten und Psychiatern ist sehr positiv. Diese Freude endete bekanntlich früher oft mit Enttäuschungen. Nicht nur bei Clozapin traten erst in der breiten Anwendung riskante Nebenwirkungen zutage. Die Pharmahersteller in USA haben inzwischen das allerhöchste Interesse daran, dass so etwas nicht passiert. Selbst ein Wirtschaftsriese muss dort die Massenklagen von Geschädigten fürchten. Dieses Medikament setzt nur am Dopaminsystem an, will es aber nicht einfach abbremsen, sondern modulieren. Wo sich der natürliche Botenstoff in den Vordergrund drängt, soll seine Wirkung gedämpft werden. Wo er zu schwach ist, soll der Effekt verstärkt werden. Das Mittel ist demnach kein „Dämpfer". Von einigen zuvor anders behandelten Patienten wurde die Umstellung wie der Absturz in ein Chaos beschrieben. Auch die rein neurologisch bedingte Bewegungsunruhe (Akathisie) kann auftreten. Doch die meisten Patienten fühlen sich ausgeglichener, bei besserer Stimmung.

Ein dopaminspezifischer Wirkstoff kann den ganzen Bereich Appetit-Gewicht-Stoffwechsel nicht berühren. Unter **Abilify**® verlieren deshalb viele Patienten wieder ihr medikamentös bedingtes Übergewicht. Patienten, die vorher andere Mittel hatten, empfinden die Wirkung als belebend. Trotzdem kann es bei manischen Psychosen die krankhafte Überaktivität herunterregulieren. Was **Aripiprazol** eindeutig nicht kann, ist den Schlaf zu fördern. Ob es eine eigene schlafstörende Wirkung hat, ist noch unklar. Natürlich liegen noch keine Erfahrungen aus der Langzeitanwendung vor.

C 7 Wirkstoffe für ein stabileres Gemüt – Mood-Stabilizer

Was Sie hier erwartet: *Hier werden Medikamente besprochen, die Ihnen helfen können, wenn Sie an einer bipolaren Erkrankung leiden. Bei der Behandlung einer akuten Krankheitsepisode sind sie von unterschiedlicher Bedeutung. Hier sind oft Antidepressiva und antipsychotische Mittel nötig und hilfreicher. Wirkstoffe zur Stabilisierung des Gemüts sollen Sie davor schützen, schwere depressive Krankheitsphasen immer wieder durchmachen zu müssen. Sie sollen auch verhindern, dass sich aus schwungvoller guter Laune unversehens die manische „Raserei“ entwickelt.*

Bei bipolar Erkrankten ist das Stimmungsgleichgewicht nicht so stabil eingestellt wie bei Gesunden. Deshalb werden die Medikamente, die hier zum Einsatz kommen, auch als Stimmungsstabilisierer bezeichnet. Dieses Wort klingt etwas umständlich, deutsche Psychiater benutzen es unter sich nie. Auch Sie können ebenso gut die englische Übersetzung verwenden. Mood-Stabilizer. Ausgesprochen: >muhd< mit weichem d, das englische Wort für Gemüt. Stabilizer wird ausgesprochen >s-täbbilaiser<, mit Betonung auf der ersten Silbe.

Bipolare Patienten mit Psychoseerfahrung haben manchmal den Ehrgeiz, „es ganz ohne Chemie zu schaffen“. Das ist nur allzu menschlich. Warum sollten die Betroffenen von Haus aus klüger sein als die öffentliche Meinung? Wer an seinen Problemen arbeitet, ob mit Psychotherapie, Tanzmeditation oder Familienstellen, steht vermeintlich höher im Rang als ein Pillenschlucker. Psychosen werden immer noch nicht ernst genommen als das, was sie sind. Eine kleine, aber folgenschwere Besonderheit der Gehirnfunktionen. Keine Frage, dass alle Therapieerfahrungen den Patienten zusätzlich bereichern können. Doch die Grundlage, auf der das alles erst fruchtbar wird, ist ein Körper, der so gesund wie möglich regieren kann. Bei Zuckerkranken besteht eine Fehlregulation der Bauchspeicheldrüse, bipolare Patienten leiden an einer kleinen Besonderheit ihres Gehirns. Beide Krankheiten lassen sich bisher nicht heilen. Aber beide sind vereinbar mit einem erfüllten Leben in bedingter Gesundheit.

Offen gesagt, weiß die neurobiologische Forschung bisher nicht genau, welche Strukturen und welche Regelkreise des Gehirns normalerweise dafür sorgen, dass sich die Stimmung bei allem lebendigen Auf und Ab immer wieder auf ein erträgliches Gleichgewicht einstellt. Eine ursächliche Behandlung der bipolaren Krankheitsbilder ist ferne Zukunftsmusik, und sie wird vermutlich mehr erfordern als ein Medikament. Die heute verwendeten Mittel können daher nur am Symptom ansetzen. „Irgendwie" greifen sie so in die Regulationskreise ein, dass es nicht mehr zum Aufschaukeln in manische Höhen kommt und dass auch die Abwärtsspirale in eine Depression vermieden wird. Das ist alles. Die Lebendigkeit ihres gesunden Seelenlebens bleibt den Patienten erhalten.

Als Mood-Stabilizer werden zur Zeit drei unterschiedliche Wirkprinzipien eingesetzt. Lange Zeit gab es nur einen, Lithium. Als Ersatz dafür wurden später Medikamente angewendet, die ursprünglich zur Behandlung der Epilepsie entwickelt worden waren. In den letzten Jahren hat sich gezeigt, dass einige der neuen antipsychotischen Wirkstoffe in der richtigen, das heißt niedrigen Dosierung ebenfalls zuverlässige Mood-Stabilizer sind. Sie werden hier in ihrer historischen Reihenfolge dargestellt.

Lithium

Der Wirkstoff **Lithium** ist ein elektrisch geladenes Atom, das heißt ein Ion. Das Medikament ist eine mineralische Lithiumverbindung, aus der bei der Aufnahme in die Blutbahn das Lithium-Ion freigesetzt wird. Der andere Bestandteil der Verbindung, ob -carbonat, -aspartat oder -acetat, spielt ab dann keinerlei Rolle mehr. Zur Geschichte der Lithiumanwendung siehe Seite 117. Lithium hat antidepressive und antimanische Wirkung und verhindert Rückfälle in depressive und manische Krankheitsphasen. Grund genug, es immer in die engste Wahl einzubeziehen. Es hat einen Vorteil, den die vielversprechenden Alternativen von heute nicht so schnell einholen können. Das ist die lange Erfahrung, die Mediziner überall auf der Welt mit der Lithiumprophylaxe haben. Unerwartete Komplikationen sind nicht mehr zu befürchten nach über fünfzig Jahren der Anwendung an Hunderttausenden von Patienten.

Wenn Sie sich gerade erst damit anfreunden müssen, auf Dauer einen körperfremden Stoff einzunehmen, hilft Ihnen vielleicht ein Blick über den Gartenzaun der Medizin, in die fantastischen Welten der Astrophysik. Für ein immer gleiches Medikament wie Lithium sind fünfzig Jahre ein ehrwürdiges Alter, aber Lithium ist geradezu einmalig in seiner Altehrwürdigkeit. Es ist das erste der heute bekannten chemischen Elemente. Gleich nach dem Urknall war es da und es ist seither in der Welt geblieben. Es wird die Galaxie Ihres Bewusstsein in geordneteren Bahnen kreisen lassen.

Falls Sie gerade die Stirn gerunzelt und den Kopf geschüttelt haben, so gehören Sie offenbar nicht zu den zahlreichen bipolaren Menschen, die im Überschwang ihrer Gefühle eine Verbundenheit mit dem ganzen Kosmos erleben. Sie können sich auch auf andere Art mit dem Medikament anfreunden. Der Arzt, der Ihnen eine Lithiumprophylaxe vorschlägt, zählt Sie zur Elite unter seinen Patienten! Diese Behandlung ist nur vertretbar bei Menschen von mindestens durchschnittlicher Intelligenz. Außerdem hält Ihr Arzt Sie für zuverlässig und fähig zur vertrauensvollen Zusammenarbeit mit ihm.

Sie werden sich in regelmäßigen Abständen Blut abnehmen lassen zur Kontrolle des Lithiumspiegels und zur Überprüfung von weiteren Laborwerten. Größere Unachtsamkeiten bei der regelmäßigen Einnahme dürfen Ihnen nicht passieren. Ihr Arzt vertraut darauf, dass Sie sich weder absichtlich noch versehentlich vergiften werden. Er hat Ihnen zugemutet, sehr genau eine kleine Broschüre zu studieren, in der klipp und klar alle unerwünschten Nebenwirkungen und die Anzeichen für eine drohende Vergiftung aufgezählt werden. Er hält Sie für einen reifen, gewissenhaften und gesunden Menschen, der alles tun wird, um auch gesund zu bleiben. Wer Lithium für sich nutzen will, muss es wirklich genau damit nehmen. Deshalb finden Sie hier keine weiteren Hinweise, sondern nur den dringenden Rat, sich eine Broschüre des „Lithiumpapstes“ M. Schou zuzulegen, damit Sie bei Fragen immer wieder nachlesen können.

Unerwünschte Wirkungen kann im Einzelfall niemand vorhersagen. Bei manchen Berufen kann ein Zittern der Finger hinderlich werden, doch ob es bei Ihnen auftritt, können Sie vorher nicht wissen. Ähnliches gilt für die Gewichtszunahme. Probieren geht über Studieren. Wenn eine Lithiumprophylaxe auf Ihren Fall zugeschnitten ist, sollten Sie diesem Wirkstoff eine Chance geben.

Zusätzlich zu Ihrem Psychiater sollten Sie sich an einen hausärztlichen Internisten halten. Ein Medikament, das Sie seelisch im Gleichgewicht hält, darf Ihnen körperlich nicht schaden. Die Lithiumkonzentration in Ihrem Blut macht Sie zu einem internistischen Risikopatienten. Doch jedem Risiko kann durch Vorsorge begegnet werden. Zu Ihrem persönlichen Vorsorgeprogramm zählen außer den allgemein empfohlenen Untersuchungen zusätzlich die Bestimmung Ihrer Nieren- und Schilddrüsenwerte.

Unnötig zu sagen, dass auch Ihre Nächsten in groben Zügen eingeweiht sein müssen in das, was bei einer Lithiumbehandlung zu beachten ist. Auch wenn niemand in Ihrer Familie sein Essen nachsalzt, wird immer ein Salzstreuer auf dem Tisch stehen, denn Lithiumpatienten sollen reichlich salzen. Immer wird für einen Vorrat an kalorienarmen Getränken gesorgt sein, denn Lithiumpatienten müssen auch reichlich trinken. Die Gründe dafür erläutert M. Schou in seinen Patientenratgebern.

Ihre Kollegen, Vorgesetzten und Untergebenen geht Ihre Dauermedikation hingegen prinzipiell nichts an. Niemand redet freimütig über gesundheitliche Besonderheiten. Schon gar nicht dort, wo es darauf ankommt, als belastbar und leistungsfähig anerkannt zu sein. Eine Firmenleitung, die ständig Höchstleistung erwartet, sieht in allen chronisch Kranken ein Risiko. Dabei leben sie wie völlig Gesunde, allerdings unter der Bedingung einer gut eingestellten Dauermedikation. Kein Diabetiker und kein Anfallspatient wird diesen sehr persönlichen Umstand ohne Not bekannt werden lassen. Bei Ihrem Medikament kommt hinzu, dass es den Rückschluss erlaubt, bei Ihnen sei etwas „psychisch". Lassen Sie sich nicht verunsichern! Unter Lithium sind Sie gesund. Damit die Medikation im Notfall schnell bekannt wird, sollten Lithiumpatienten einen Hinweis darauf immer bei sich haben. Ein beliebiger Zettel, der sich in der Brieftasche befindet, genügt zu diesem Zweck. Ein Lithiumpass mit dem

Stempel des zuständigen Arztes, aus dem die aktuelle Dosis und der letzte Blutspiegel zu entnehmen sind, kann noch sinnvoller sein.

Leider ist selbst eine gut verträgliche Lithiumprophylaxe kein sicherer Schutz vor neuen Krankheitsphasen. Am sichersten wirkt es bei Patienten mit gleichartig erkrankten Verwandten, wenn die reine Form einer manisch-depressiven Erkrankung vorliegt, also ohne ausgeprägt psychotische oder gar gemischte Episoden. Damit auch bipolare Menschen außerhalb dieser engen Zielgruppe möglichst sicher sein können, wird oft eine Doppelprophylaxe nach einem der folgenden Prinzipien angewendet.

Antiepileptika als Mood-Stabilizer

Hat ein epileptischer Anfall etwas mit einer Psychose zu tun? Wer das Buch „Bin ich wirklich schizophren?“ kennt (siehe Literaturverzeichnis, S. 258), weiß bereits, dass Anfallskrankheiten vor noch nicht einmal hundert Jahren als eine Form der Psychose galten. Inzwischen ist allen durchschnittlich informierten Zeitgenossen bekannt, dass das dramatische Geschehen eines Krampfanfalls ausgelöst wird durch eine Fehlfunktion in bestimmten Gehirnbereichen. Seit rund achtzig Jahren ist diese im EEG erkennbar. Die Epilepsie wurde dadurch von einer geheimnisvollen Psychose zu einer objektivierbaren Krankheit des Gehirns.

Zum Symptom eines epileptischen Anfalls kommt es, wenn ein Bereich des Gehirns sich sozusagen selbständig macht. Ungebremst durch die üblichen Gegenregulationen beginnen einige Nervenzellen zu feuern. Wie es dazu kommt, also die eigentliche Krankheitsursache, ist bei vielen Formen dieses Leidens noch unbekannt. Die medikamentöse Behandlung der Epilepsie setzt nicht an der Ursache, sondern am Symptom an. Die Übererregbarkeit der Nervenzellen muss gedämpft werden. Dafür wurden alle Stoffe ausprobiert, die auch beim Gesunden eine sedierende, das heißt allgemein dämpfende Wirkung haben. Ganz früher Brom, dann Barbiturate, ab 1960 Benzodiazepine. Die Anfallsfreiheit war für frühere Kranke zu einem hohen Preis erkauft. Die Lebensqualität unter der Dauerwirkung eines stark dämpfenden Mittels war äußerst unbefriedigend. Deshalb ging die Forschung ständig weiter mit dem Ziel, die Überregbarkeit der Nervenzellen unter Kontrolle zu bringen und gleichzeitig dem Kranken ein waches, aktives Leben zu ermöglichen.

Den bipolaren Patienten der letzten Jahrzehnte kamen die Fortschritte in der Epilepsiebehandlung zugute. Antiepileptika sind letztlich Beruhigungsmittel. Beruhigt wird jedoch nur die Erregbarkeit der Gehirnzellen. Der Patient soll möglichst wenig davon merken. Die mit neueren Wirkstoffen behandelten Anfallskranken wirken ausgeglichener und zufriedener als unter den früher gebräuchlichen Mitteln. Hier kommt vermutlich die beruhigende Wirkung zum Tragen. Aufregung und Verstimmungen werden dadurch abgefedert. Auch bei Menschen mit dem Risiko von bipolaren Erkrankungen geht es darum, die Übererregbarkeit von bestimmten Gehirnbereichen so zu kontrollieren, dass sie sich nicht „selbständig" machen und die Stimmungslage in die eine oder andere Richtung aufschaukeln. Antiepileptische Medikamente haben für bipolare Patienten einen Sicherheitsvorteil. Infolge der langjährigen und breiten Anwendung bei neurologisch Kranken sind die Risiken bereits bekannt. Ganz ohne Risiko ist ein großer Nutzen auch in der Medizin von heute noch nicht zu haben. Wer den Beipackzettel eines Antiepileptikums studiert, erkennt, dass man einen triftigen Grund braucht, um sich mit der Dauereinnahme einer derartigen Substanz anzufreunden. Anfallskranke haben ihn. Bipolare Patienten haben ihn dann, wenn sie sich selbst und ihren Nächsten extreme Stimmungslagen oder gar Psychosen ersparen möchten.

Carbamazepin

Carbamazepin (gebräuchliche Markennamen: **Tegretal®**, **Timonil®**) wird inzwischen von zahlreichen Herstellern angeboten. Es wirkt bei akuter Manie und beugt manischen Episoden vor. Die Wirkung in Richtung Depression ist weniger ausgeprägt. Manche bipolaren Patienten sind unter Carbamazepin zu müde, um auf Dauer damit leben zu können. Bei anderen leistet es einen erwünschten Beitrag zum guten Nachtschlaf. In der Langzeitwirkung auf das Körpergewicht ist es statistisch gesehen neutral. Nachteilig ist die große Zahl von Wechselwirkungen mit anderen Medikamenten, auch mit vielen Psychopharmaka. Das begrenzt die Einsatzmöglichkeiten. Ein chemisch naher Verwandter, **Oxcarbazepin**, ist bei uns nur als Antiepileptikum zugelassen. Sein Vorteil sind weniger Wechselwirkungen mit anderen Medikamenten. Es kann aber – stärker als Carbamazepin – zu einer Elektrolytstörung führen, also zu einer Verschiebung im Gleichgewicht der Blutsalze, was das Risiko von Herz-Kreislaufkomplikationen erhöht.

Valproinsäure

Valproinsäure (gebräuchliche Markennamen **Convulex**®, **Ergenyl**®, **Orfiril**®) ist noch von weiteren Generika-Herstellern erhältlich. Auch hier ist ein Effekt auf die Stimmungslage nur bei der Behandlung und Vorbeugung von manischen Entgleisungen erkennbar. Es lässt sich mit anderen Psychopharmaka kombinieren und wird hauptsächlich als Bestandteil einer Doppelprophylaxe angewendet. Besonders geeignet ist es für Patienten mit sehr häufig auftretenden Krankheitsphasen (Fachbegriff: rapid cycling). Die Substanz macht weniger müde als Carbamazepin, führt dagegen häufiger zu Gewichtszunahme. Auch Haarausfall kann den Nutzen einschränken, besonders bei Jüngeren, für die ein Verlust an Attraktivität noch besonders schwer wiegt. Frauen, die es ohne diese Nebenwirkungen vertragen, sollten die regelmäßigen Termine beim Frauenarzt ernst nehmen, denn es kann zu Veränderungen an den Eierstöcken führen (polycystische Ovarien), die möglichst früh erkannt sein wollen.

Lamotrigin

Ein weiterer antiepileptischer Wirkstoff, der nach seiner Bewährung bei Anfallskranken auch seinen Nutzen bei bipolaren Psychiatriepatienten bewiesen hat, ist **Lamotrigin**. Für die Behandlung der Anfallskrankheit wurde er 1991 zugelassen. Im Vergleich zu den älteren antiepileptischen Wirkstoffen sind die Erfahrungen bei langjähriger Anwendung also noch begrenzt. Für die unterschiedlichen Anwendungen wurde Lamotrigin mit unterschiedlichen Markennamen getauft. Für den psychiatrischen Gebrauch heißt er **Elmendos**® und ist in Tabletten mit höherem Wirkstoffgehalt zu haben. Sonst ist die Wirkung völlig identisch, Sie können ebenso gut das Antiepileptikum **Lamictal**® nehmen. Mittlerweile ist der Patentschutz erloschen. Die Generika-Hersteller betonen, dass ihre Produkte in der Verwertung durch den Körper (Fachausdruck: Bioverfügbarkeit) völlig mit dem „Original“ übereinstimmen, so dass die Umstellung auf preiswertere Alternativen ohne Risiko ist.

Lamotrigin wirkt deutlich gegen depressive Symptome und beugt depressiven Krankheitsphasen vor. Für Patienten, die sich hauptsächlich durch manische Symptomatik schaden, ist es daher nicht die erste

Wahl. Wie es auf längere Sicht in Kombination mit dem stark antimanischen Lithium wirkt, wird noch untersucht. Die Vorteile von beiden könnten sich addieren und die Nachteile gemindert werden. Lamotrigin empfiehlt sich besonders für jene bipolaren Patienten, deren Grundstimmung auch in gesunden Zeiten eher zur schwernehmenden, sorgenvollen Seite neigt. Sie nehmen sich oft die sozialen Folgen ihrer „Wahnsinnsausbrüche" übermäßig zu Herzen und können eine dauerhafte Aufhellung des Gemüts brauchen. Bei von Natur aus unbeschwerten Patienten besteht ein gewisses Risiko, dass sie leichtsinniger werden und eigenmächtig ihre Dauermedikation verändern.

Von den bipolaren „Experten in eigener Sache" wird das Medikament als spürbare Verbesserung begrüßt. Daher ist es umso wichtiger, bei Behandlungsbeginn genau die Einnahmevorschrift zu beachten. Lamotrigin ist nämlich mit einem Risiko behaftet, das potentiell lebensbedrohlich ist. Es kann bei zu schneller Dosiserhöhung zum Stevens-Johnson-Syndrom kommen. Bei dieser Überempfindlichkeitsreaktion der Haut und Schleimhäute löst sich buchstäblich die Haut vom Fleische. Wer sich den Nutzen dieses Wirkstoffs nicht entgehen lassen will, muss sich in Geduld üben, gewissenhaft nach Plan die langsam steigende Dosis nehmen und auf alle Veränderungen an Haut und Schleimhäuten achten. Mit diesem ganz vorsichtigem Einschleichen gelingt es, die drohende pathologische Abwehrreaktion des Hautorgans zu überlisten. Die Empfehlung des Herstellers sieht eine Dosissteigerung auf 200 mg innerhalb von sechs Wochen vor. Je nach individuellem Ansprechen kann die optimale Wirkung schon bei 100 mg erreicht sein oder sich erst bei 400 mg täglich einstellen. Wer ohnehin an allergischen Hautproblemen leidet oder früher gelitten hat, wird dieses Medikament nicht in die erste Wahl einbeziehen. Wer es verträgt, braucht nicht mit einer medikamentös bedingten Gewichtszunahme zu rechnen. Ein weiterer Vorteil gegenüber den bisher erwähnten Mood-Stabilizern ist die Tatsache, dass in mehreren tausend Schwangerschaften unter Lamotrigin noch keine Schädigung des Kindes beobachtet wurde. Für eine offizielle Entwarnung genügen die Zahlen noch nicht, doch für bipolare Frauen mit Kinderwunsch ist es sicher beruhigend.

So viel wie nötig, so wenig wie möglich – die richtige Dosis

Wie hoch ist „die möglichst niedrige Dosis"? Diese Frage stellt sich bei allen Medikamenten, und bei einer Dauermedikation wird sie von größter Bedeutung. Mit einem Mood-Stabilizer sollen Sie möglichst sicher sein und zugleich möglichst wenig von der Einnahme bemerken. Die psychiatrische Grundlagenforschung sucht eifrig nach biologischen Merkmalen, um die individuelle Optimaldosis bestimmen zu können. So kompliziert wie der Mensch nun einmal ist, kann das noch dauern. Warten Sie nicht auf die Ergebnisse! Sie können selbst herausfinden, bei welcher Dosis Sie aktiv und vergnügt am Leben teilnehmen, ohne ständig durch Gefühlswallungen erschüttert zu werden. Solange Sie über Schlafstörungen zu klagen haben, ist die Dosis sicher zu niedrig. Vielleicht brauchen Sie vier oder fünfmal so viel wie Ihre Bekanntschaft aus der Selbsthilfegruppe für Bipolare, die Ihnen sonst in vieler Hinsicht sehr ähnlich ist. Ganz sicher sind Sie nicht fünfmal so krank. Die großen Unterschiede in der individuell richtigen Dosis erklären sich durch Unterschiede im Stoffwechsel.

Nutzen Sie die allgemeinen Merkmale für eine ausgeglichene Gemütslage. Das heißt: Achten Sie auf sich selbst! Wie gut schlafen Sie? Wie kommen Sie mit Ihrer Arbeit und anderen Aufgaben voran? Über was ärgern Sie sich? Was macht Ihnen Angst oder Sorgen? Können Sie sich selbst beruhigen? Bitten Sie auch Ihre Angehörigen und engen Freunde darum, Ihnen offen zu sagen, wenn Ihre Reaktionen übertrieben erscheinen. Solche Kommentare sind nicht abwertend, sondern hilfreich – wie der diskrete Hinweis auf einen offenen Hosenschlitz oder verschmierten Lippenstift. Beachten Sie auch spontane Bemerkungen, die andere zu Ihnen machen. Besprechen Sie alles mit Ihrem Arzt. So finden Sie am sichersten Ihre ganz persönliche möglichst niedrige Dosis. Es ist die, bei der es nicht nur Ihnen gutgeht, sondern auch Ihren Angehörigen. Woran erkennen Sie das? Wenn Sie gemeinsam über die gleichen Dinge lachen müssen.

Atypische Antipsychotika

Dass ein und derselbe Wirkstoff je nach Dosishöhe völlig unterschiedliche Wirkungen haben kann, ist in der Medizin keine ganz große Seltenheit. Zur Zeit der früheren Neuroleptika war es üblich, auf eine möglichst niedrige Dauermedikation überzugehen, sobald ein schizophrener Patient nicht mehr halluzinierte oder akut wahnhaft und erregt war. Mit dieser Erhaltungsdosis sollte er abgeschirmt werden von Alltagsreizen, die Menschen mit dieser Krankheit schnell überfordern. Ohnehin hatte keiner der alten Wirkstoffe einen Effekt auf die viel belastendere Negativsymptomatik.

Clozapin (**Leponex**®) scheint von den bipolaren Patienten selbst als Mood-Stabilizer entdeckt worden zu sein. Oft wurden sie wegen ihrer psychotischen Akutsymptomatik für Schizophrene gehalten und auf ziemlich hohe Dosen als Dauermedikation eingestellt. Eigenmächtig oder mit ärztlicher Unterstützung setzten sie es in kleinen Schritten ab, bis sie sich nicht mehr von Tagesmüdigkeit gelähmt fühlten. Die letzten 50 mg behielten sie jedoch gerne bei, als zuverlässige Schlafhilfe. Auch unter einer noch niedrigeren täglichen Abenddosis blieben viele stabil. Vor zehn Jahren war noch nicht bekannt, dass die meisten schizoaffektiven Patienten und auch viele vermeintlich Schizophrene eigentlich an einer bipolaren Krankheit leiden. Sie brauchen keine antipsychotische Dauermedikation, wohl aber einen Mood-Stabilizer, und den auf Dauer. Wer mit 25 mg Clozapin zurecht kam, schien gesund genug zu sein, um auch darauf verzichten zu können. Doch nach dem Absetzen der niedrigen Restdosis dauerte es oft nicht lange, bis die Patienten wieder „in Fahrt kamen". Aus Schwung wurde Überdrehtheit, aus originellen Ansichten wurden abstruse fixe Ideen und Wahn. Der Mensch war wieder den Launen seines fehlgesteuerten Gehirns ausgeliefert und musste erneut in die Klinik. Wer Clozapin in der Akutbehandlung gut vertragen hat, nicht zugenommen hat, sich tagsüber nicht müde fühlt und den Aufwand von gelegentlichen Blutkontrollen nicht scheut, kann das Mittel als Mood-Stabilizer für sich nutzen. Wegen der bereits langjährigen Erfahrungen mit dem Wirkstoff ist mit unerwarteten Langzeitfolgen nicht mehr zu rechnen.

Olanzapin (**Zyprexa**®) wurde ausführlich auf Seite 227 dargestellt, mit dem Hinweis auf seine stimmungsaufhellende und antimanische Wirkung, die in der belastenden Situation eines psychiatrischen Notfalls von großem Wert ist. Bitte lesen Sie weitere Einzelheiten dort nach. Im Dosisbereich zwischen 10 und 20 mg wirkt es antipsychotisch. Wer es als Mood-Stabilizer einsetzen will, dürfte mit 2,5 bis 5 mg täglich auskommen. Obwohl es nicht so stark schlafanstoßend wirkt wie **Clozapin** oder **Quetiapin**, ist die abendliche Einnahme am sinnvollsten. Olanzapin hat in den heute geforderten strengen Prüfungen bestanden und ist als Mood-Stabilizer unumstritten. In der für diesen Zweck niedrigen Dosierung fallen die unerwünschten Stoffwechselwirkungen weniger ins Gewicht, doch sollte anfangs immer auf Diabeteswarnzeichen kontrolliert werden.

Risperidon, Quetiapin, Ziprasidon, Aripiprazol: zu diesen Wirkstoffen lesen Sie genaueres im vorigen Kapitel. Alle könnten die Tugend des schon altbewährten Clozapin besitzen und in niedriger Dosis einen bipolaren Patienten vor psychotischen Entgleisungen bewahren. **Quetiapin** scheint sich wegen seiner schlafanstoßenden Wirkung besonders zu eignen. Die offizielle Zulassung zur Phasenprophylaxe bei bipolarer Erkrankung wird von den Herstellern natürlich auch aus wirtschaftlichen Gründen angestrebt. Erst die kommenden Jahre bis Jahrzehnte werden Aussagen erlauben, mit welchem Wirkstoff oder mit welcher Kombination sich die meisten Patienten gut im Leben einrichten können. Wenn eines dieser Mittel sich bei Ihnen in der Akutbehandlung bewährt hat und Sie nicht mit Nebenwirkungen belastet, ist es wahrscheinlich das Sicherste, mit der möglichst niedrigen Dosis dabei zu bleiben.

Omega-3-Fischfettsäuren

Vor einigen Jahren gab es in den USA eine große Aufregung. Fischöl wirkt wie Lithium! Wäre zu fragen: Wie genau wirkt Lithium? Die Ermittlungen dazu sind noch nicht vollständig. Oder: Fischöl wirkt wie Valproinsäure. Eine faszinierende Vorstellung, gerade wenn man weiß, dass das bewährte Antiepileptikum chemisch als Fettsäure definiert ist, also mit der Omega-3-Fischfettsäure verwandt ist. Die Hersteller von Nahrungsergänzungsmitteln überboten sich mit vollmundigen Versprechungen. Im Kapitel über Wirkstoffe bei

Depression haben Sie bereits erfahren, dass es in diesem Fall nicht nur die Marktschreier sind, die wieder einmal einen Naturstoff zum Wundermittel erklären. Neurobiologische Forscher und psychiatrische Praktiker wüssten gerne, bei welchen Krankheitsbildern der routinemäßige Einsatz von Omega-3-Fischfettsäuren sinnvoll sein könnte. Über eine gute Wirkung als Mood-Stabilizer wurde bereits mehrfach berichtet. Derartige Einzelfallberichte, selbst wenn sie sich häufen, gelten als nicht beweiskräftig. Solange die Frage einer nachweisbaren Wirksamkeit noch offen ist, können Sie entscheiden, ob es Ihnen den Versuch wert ist. Weiteres dazu Seite 209. Doch nehmen Sie das Mittel als das, was es ist, als eine Ergänzung. Vielleicht sinnvoll, aber nach jetzigem Stand des Wissens keinesfalls ein Ersatz für einen „chemischen" Mood-Stabilizer.

C 8 Wirkstoffe gegen den Suchtdruck bei Alkoholkrankheit

Gibt es „ein Medikament gegen das Trinken“? Mit dieser Hoffnung von Kranken und Angehörigen wurde schon viel Geld verdient. Bisher lief es immer nur auf eine Suchtverlagerung hinaus. Die ersten Wundermittel enthielten Opiumtinktur. Später erleichterten Benzodiazepine vielen Alkoholkranken den Verzicht. Erst seit einigen Jahren werden einige der neurobiologischen Vorgänge verstanden, die auch bei ernsthaft motivierten Patienten immer wieder zu Rückfällen führen. Für eine breite Anwendung durch hausärztliche Verordnung sind die entsprechenden Medikamente nicht geeignet, denn der Erfolg ist an ein Gesamtkonzept gebunden, das intensive therapeutische und psychosoziale Unterstützung umfasst: Partner und Familien müssen einbezogen sein, Krisen am Arbeitsplatz müssen berücksichtigt werden. Das soziale Umfeld benötigt mindestens soviel Aufmerksamkeit wie der individuelle Patient.

Eine der pharmakologischen Strategien wurde im Abschnitt über Neurotransmitter bereits vorgestellt, auf Seite 44. Unter **Acamprosat (Campral®)** werden manche Kranke weniger empfindlich für die spezifischen Reize, die ihr unwiderstehliches Verlangen (englisch: craving) auslösen. Wer immer wieder am Suchtdruck gescheitert ist, hat vermutlich einen guten Grund, die Nebenwirkungen im Magen-Darm-Bereich auf sich zu nehmen.

Mit einer anderen pharmakologischen Strategie versucht man, medikamentös auf die Vorgänge im Belohnungssystem einzuwirken. Die praktische Erprobung ist bisher auf Forschungseinrichtungen beschränkt.

Nichts davon hat die geringste Aussicht auf Erfolg, bevor die Kranken nicht einen entscheidenden ersten Schritt vollzogen haben. Sie müssen erkennen können, dass sie gegen den Alkohol machtlos sind. Das ist alles andere als einfach für Menschen, bei denen es durch ihre Krankheit zu einer verzerrten Wahrnehmung von sich und der Welt gekommen ist. Sie brauchen dazu Zeit und eine liebevolle, nicht urteilende Begleitung. Die Selbsthilfegruppen der Anonymen Alkoholiker bieten seit siebzig Jahren genau das. Ihr Wert ist unter Suchtfachleuten unbestritten.

Schlussbemerkung

Nutzen Sie alle Kräfte der Natur, wenn Ihnen eine kleine Besonderheit Ihrer Körper- oder Gehirnfunktionen das Leben schwer macht! Zu den Naturkräften können auch unsere menschlichen Gefühle gezählt werden. Sie sind ein wichtiger Teil unserer körperlich-geistigen Ausstattung. Wir können sie nicht loswerden, aber wir können daran arbeiten, dass niemandem dadurch geschadet wird.

Eine Mischung aus Mitgefühl, Wissensdrang, Ehrgeiz und Erwerbsstreben treibt die Medizin und damit auch die Psychiatrie an. So gesehen beruht ein Medikament, das mit modernsten molekularbiologischen Verfahren entwickelt wurde, auf dem Zusammenwirken von vielen natürlichen Kräften. Eigentlich ist es nicht weniger natürlich als das älteste Element des Kosmos oder als ein Produkt aus der „Chemiefabrik", die jede Fettzelle eines Lachses darstellt. Nutzen Sie alles und nutzen Sie es kritisch! Als Patient oder Angehöriger spielen Sie die wichtigste Rolle in dem ganzen Geschehen. Jeder Fortschritt in der Medizin geht letztlich auf die Bedürfnisse, Wünsche und Forderungen von Leidenden und ihren Nächsten zurück. Um wie Gesunde unter uns leben zu können, brauchen Psychiatriepatienten und ihre Unterstützer außerdem den Rückhalt in einer sachlich informierten Öffentlichkeit. Jeder kann dazu beitragen, Hindernisse und Vorurteile abzubauen.

Anhang

Fragen und Antworten

Sind psychoaktive Medikamente Heilmittel? Oder unterdrücken sie nur Symptome?

Heilend wirkt ein Medikament dann, wenn der Wirkstoff ein Ungleichgewicht der Botenstoffe so lange ausgleicht, bis der Patient mit therapeutischer Hilfe gelernt hat, Angst, Anspannung und schwarze Gedanken durch Methoden der Selbststeuerung zu bewältigen. Sobald ihm dies mühelos gelingt, ist ein vorsichtiger, das heißt langsamer Absetzversuch möglich. Vielleicht hat sich das Gehirn auf stabile Weise neu organisiert und der Mensch kann sich als geheilt betrachten. Auf diese Möglichkeit wird im Kapitel über Ängste und Zwänge mehrmals hingewiesen. Die Heilungsaussichten sind wesentlich besser, wenn mit einer gezielten Behandlung frühzeitig begonnen wird. Leider ist das bisher zu selten der Fall.

Reine Symptomunterdrückung ohne Aussichten auf Heilung geschieht nur beim Einsatz von Benzodiazepinen oder anderen auf Dauer ungeeigneten Notlösungen. Siehe S. 186.

Gut ausgewählte, richtig dosierte antipsychotische Wirkstoffe und Mood-Stabilizer ermöglichen ein Leben in bedingter Gesundheit. Sie führen zur sozialen Heilung. Chronisch Kranke und Menschen mit hohem Erkrankungsrisiko können am Leben der Allgemeinheit teilnehmen, ohne aufzufallen und ohne herauszufallen.

Machen Psychopharmaka abhängig?

Die Gefahr, abhängig im Sinne einer Suchterkrankung zu werden, ist bei den Benzodiazepinen gegeben. Das Antiparkinsonmittel **Biperiden** (**Akineton**®) wirkt bei manchen Menschen euphorisierend und kann als Suchtmittel missbraucht werden. Bei keinem bisher entwickelten Schlafmittel ist die Entwicklung einer Abhängigkeit völlig ausgeschlossen. So weit die ungünstige Nachricht. Bedeutsamer ist die Frage jedoch bei Wirkstoffen, die aus zwingenden Gründen über lange Zeit genommen werden. Hier gilt die eindeutige Aussage: Kein Abhängigkeitsrisiko bei irgendeinem antidepressiven oder antipsychotischen Wirkstoff oder bei antiepileptischen Mood-Stabilizern.

Warum soll man Psychopharmaka immer ausschleichen?
Wenn der Körper sich auf den Wirkstoff eingestellt hat, treten beim plötzlichen Entzug Gegenregulationen auf, die dem ursprünglichen Krankheitsbild ähneln. Die Patienten halten sich dann fälschlich für kränker als sie sind. Siehe Seite 203. Auch bei antipsychotischen Medikamenten gilt: „Die Synapsen dürfen nicht mitbekommen, dass allmählich immer weniger Wirkstoff geliefert wird."

Was kann ich durch Ernährung für meine seelische Gesundheit tun?
Ihr seelisches Wohlbefinden steigt eindeutig bei abwechslungsreichem, bewusst genossenem Essen, möglichst oft in angenehmer Gesellschaft. Eine speziellere Empfehlung berücksichtigt die Rolle der ungesättigten Fischfettsäuren beim Aufbau von Nervenzellen. Siehe Seite 209. Vorformen davon sind enthalten in einigen pflanzlichen Ölen, wie Leinöl. Dass „ungesättigte Öle" gesund sind, hat sich bereits herumgesprochen. Olivenöl statt Butter oder Schweineschmalz. Wer durch gesunde Ernährung noch mehr für Herz und Hirn tun möchte, gewöhnt sich am besten an häufige Fischmahlzeiten.

Ich möchte lieber natürliche als chemische Substanzen einnehmen.
Vertrauen in die Apotheke der Natur ist eine gute Voraussetzung für den Behandlungserfolg. Im psychiatrischen Bereich sind folgende Stoffe von Bedeutung:

- Aus dem Mineralreich: Lithium. Hochwirksam bei manischen Psychosen und als Mood-Stabilizer. Rezeptpflichtig, nur unter ärztlicher Überwachung.
- Aus dem Pflanzenreich: Schlaf- und Beruhigungsmittel, bei Nervosität. Rezeptfrei.
- Aus dem Pflanzenreich: Johanniskraut, wirksam bei leichter bis mittlerer Depression, besonders Winterdepression. Rezeptfrei.
- Aus dem Tierreich: Omega-3-Fischfettsäuren., ergänzend bei Depression und als Mood-Stabilizer. Rezeptfrei.
- Natürliche Substanzen, die synthetisch hergestellt werden: Melatonin, Tryptophan. Rezeptfrei, Nutzen begrenzt. Von beiden ist eher abzuraten.

Was die Natur nicht zu bieten hat, sind stark wirksame Antidepressiva und antipsychotische Wirkstoffe. In der afrikanischen und indischen Volksmedizin waren Zubereitungen aus der Schlingpflanze Rauwolfia in Gebrauch, um erregte Psychosekranke zu beruhigen. Als „sanfte, natürliche" Heilmethode haben die Patienten diese Rosskur vermutlich nicht empfunden. Der isolierte Rauwolfiawirkstoff Reserpin wurde auch in der westlichen Psychiatrie versuchsweise eingesetzt, aber die Nebenwirkungen auf den Kreislauf waren nicht zu vertreten.

> Den Nervenzellen ist es letztlich egal, wo das Molekül herkommt, das die Verhältnisse an den Synapsen beeinflusst. Am Ort ihrer Wirkung beruht der Effekt von Naturstoffen wie von synthetischen Produkten auf ganz ähnlichen rein biologischen Vorgängen.

Was nützt mir das Gerede in einer Selbsthilfegruppe? Ich habe mit meinen eigenen Problemen genug zu tun.

Dieser Einwand kommt häufig und er ist sehr verständlich. Wer sich noch nie in eine dieser Gruppen getraut hat, kann sich nichts vorstellen unter der besonderen Verbindung untereinander, die in reinen Selbsthilfegruppen entsteht. Erfahrungen in einer therapeutisch geleiteten Gesprächsgruppe sind damit nicht zu vergleichen. Es geht nämlich nicht nur um Erfahrungen und nützliche Informationen. Die Verbindung durch eine gemeinsame Besonderheit ist etwas völlig anderes als die Beziehung zu nicht betroffenen Freunden, Familienmitgliedern oder zu Therapeuten. Stärkend und auf Dauer sogar heilsam ist bereits das Erleben dieser Zugehörigkeit. Siehe Kasten Seite 86. Die Wirkung tritt – nicht anders als bei vielen Medikamenten – erst nach einer gewissen Zeit ein. Deshalb kann niemand den Nutzen der Teilnahme beurteilen, der es nicht mindestens viermal ausprobiert hat.

Kann ich unter Psychopharmaka Auto fahren?

Ja, wenn Sie den Wirkstoff gut vertragen. Aber erst, sobald Ihr Organismus sich daran angepasst hat. In den ersten Wochen nach der Neueinstellung auf ein Medikament ist immer erhöhte Vorsicht geboten. Das gilt natürlich besonders für alle mit einer schlaffördernden, beruhigenden und entspannenden Wirkung. Ohne dass Sie es merken, kann Ihre

Reaktionszeit deutlich verlängert sein! Machen Sie die ersten Fahrten unter einem neuen Mittel nur auf vertrauten Strecken und am besten in Begleitung eines vernünftigen Beifahrers.

Was passiert, wenn ich Alkohol trinke?
Bei jedem psychoaktiven Wirkstoff finden Sie den Warnhinweis, dass Alkohol die Wirkung auf unvorhersehbare Art verändern kann. Das alltägliche Genussmittel ist schließlich genau genommen ein sehr wirksames Psychopharmakon, der sprichwörtliche „Seelentröster.“ Über das Risiko bei der Kombination von verschiedenen ZNS-wirksamen Substanzen siehe Seite 171. Auf den ständigen Gebrauch von Bier oder Wein zum Einschlafen sollten Sie bei einer gut eingestellten Medikation nicht mehr angewiesen sein. Ersparen Sie Ihrem Körper und Ihrem Gehirn diese unnötige zusätzliche Belastung! Wer sich mit einem gut verträglichen Medikament angefreundet hat, kann im geselligen Rahmen auch ein Gläschen mittrinken. Das erste Mal nicht gerade bei einer Gelegenheit, wo Sie unbedingt Ihren klaren Kopf brauchen, um nicht aus dem Rahmen zu fallen!

Ich nehme noch Psychopharmaka und möchte schwanger werden. Geht das?
Siehe zunächst Kasten „Kinderwunsch und Krankheit“, Seite 124. Bestehen Sie auf intensiver und individueller Beratung durch Ihre Fachärzte. Dass Sie jedes Risiko vermeiden können, wenn Sie gar nicht schwanger werden, ist keine Antwort. Bei einem Medikament, das seit rund zehn Jahren weltweit angewendet wird, können Sie sich an den Ergebnissen der Arzneimittelüberwachung orientieren. Bei einem neu zugelassenen Wirkstoff besteht noch eine größere Unsicherheit. Im Institut für Embryonaltoxikologie, Berlin, wird man Sie und Ihren Arzt beraten. Telefon: (030) 30 30 81 11. Sie werden gemeinsam mit Fachleuten und Ihrem Partner abwägen, wie groß das Risiko durch einen Krankheitsrückfall wäre und das ins Verhältnis setzen zu Ihrer Unsicherheit über die möglichen Schäden für Ihr Kind! Für Internet-Nutzerinnen: www.Frauen-und-Psychiatrie.de.

Kann ich stillen, wenn ich Medikamente nehme?

Es kommt darauf an, ob der Wirkstoff in die Muttermilch übergeht. Das ist bei ZNS-Wirkstoffen der Fall, und auch meistens in Konzentrationen, die auf lange Sicht dem Baby schaden. Den größten Nutzen vom Gestillt-Werden hat Ihr Kind allerdings in den ersten fünf Tagen nach der Geburt. In dieser Zeit erhält es mit der besonders zusammengesetzten Vormilch all die wichtigen Abwehrstoffe, die das Stillen unersetzlich machen. Einem gesunden Neugeborenen können Sie das – in Absprache mit dem Kinderarzt – zugute kommen lassen. Bei den hochwertigen Flaschennahrungen von heute gilt danach eine andere Kosten-/Nutzen-Rechnung. Am Fläschchen trinken, im Arm einer ausgeglichenen Mutter – und öfter auch beim Papa – ist für jedes Baby gesünder als die Milch einer Frau, die sich mit einer unbehandelten Wochenbettdepression quält oder die Verschlechterung ihrer bipolaren Krankheit befürchten muss.

Welche alternativen Heilverfahren kann ich zur Behandlung meiner Krankheit einsetzen?

Alle traditionellen und alternativen Heilsysteme behaupten übereinstimmend, dass sie Selbstheilungsvorgänge anregen. Doch bei ernsten Krankheitsbildern sind die Möglichkeiten zur Selbstheilung leider oft durch eine Besonderheit der körperlichen Vorgänge blockiert. Therapeuten aller alternativen Richtungen können genügend Erfolge vorweisen, um immer wieder Patienten vertrauensvoll an sich zu binden. Dabei arbeiten sie mit bildhaften Vorstellungen. Wirkmächtige Bilder erklären das Leiden und leiten den Heiler an, auf welchem Wege Abhilfe zu schaffen ist. (Vitalstoffmangel? Nahrungsergänzung! – Unbewusste Konflikte? Aufdeckende Psychotherapie!) Jedes Bild, das sowohl dem Heiler wie dem Leidenden einleuchtet, kann beim Patienten dazu führen, dass es ihm besser geht. Es kommen jene autonomen Regulationen in Gang, die wieder zum körperlich-seelischen Gleichgewicht führen. Innere Bilder und Erwartungen wirken ähnlich wie biologisch aktive Medikamente, einschließlich aller Risiken und Nebenwirkungen. So gesehen mögen die meisten Heilungsverläufe vollständig oder zum größten Teil auf „Einbildung" beruhen. Es gibt keinerlei Grund, sie deshalb als trügerisch abzuwerten. Die Fähigkeit zur Selbstregulation mittels mentaler Vorgänge ist das besondere Kennzeichen von menschlichen Lebewesen. Siehe Seite 32. In einer vertrauensvollen Beziehung zwischen Heiler und Patient wird jeder Behandlungsschritt innere Bilder anregen und damit Veränderungen in Gang setzen. Ein wohlwollender und kompetenter Therapeut achtet darauf, dass vorwiegend heilsame und stärkende Bilder zur Wirkung gelangen. Weniger gute Heiler sichern sich ihre Macht über die Leidenden, indem sie mit bedrohlichen Vorstellungen arbeiten („Verschlackung des Stoffwechsels", „karmische Belastungen" und dergleichen mehr). Patienten sollten daher auch mental nicht alles schlucken, was Therapeuten ihnen nahe legen. Was einen beunruhigt und verstört, kann nicht heilsam sein.

Was folgt daraus für Psychiatriepatienten? Nutzen Sie die menschlichen Qualitäten von alternativen Therapeuten, aber richten Sie Ihre Hoffnungen nicht leichtgläubig auf „alternative" Heilmethoden! Zu einer wissenschaftlich begründeten, individuellen und respektvollen Behandlung von psychisch Kranken gibt es keine Alternative. Suchen Sie sich einen selbstkritischen Psychiater, der sich wissenschaftlich auf dem Laufenden hält. Vor allem aber einen, dem sein Beruf Freude macht. Dafür besitzt jeder Mensch ein untrügliches Gespür, und diesem Gespür sollten Sie in erster Linie folgen.

Kann ich in einer homöopathischen Behandlung gesund werden?
Die Homöopathie und andere wissenschaftlich nicht plausible Heilmethoden nutzen die starke Tendenz zu selbsttätigen Regulationsvorgängen, die auch bei schweren Krankheitsbildern gegeben ist. Im psychiatrisch-psychotherapeutischen Bereich ist Klassische Homöopathie besonders wirksam bei behandlungsbedürftigen Zuständen, die ihrer Natur nach auch unbehandelt Heilungsaussichten haben. Dazu gehören depressive Reaktionen und psychosomatische Beschwerden. Bei phobischen und Angst- oder Zwangsbeschwerden ist ein homöopathischer Behandlungsversuch nur sinnvoll, wenn er bald nach dem ersten Auftreten der Symptomatik unternommen wird. Die gründliche homöopathische Befragung ermöglicht es dem Patienten, die Gesamtheit seiner individuellen Besonderheiten als Stärken und Schwächen wahrzunehmen. Damit verbindet sich eine sachliche Aufklärung (Psychoedukation) über die allgemein menschlichen Grundlagen seines Problems.

Abschließend erhält er ein homöopathisches Mittel mit dem Hinweis, dass dieses seine gesunden Kräfte unterstützen wird. Danach findet der Patient oft in kurzer Zeit wieder zurück zu einem unbeschwerteren Lebensgefühl. Ausführlich wird das homöopathische Vorgehen beschrieben in dem Buch „Ähnlichkeit macht stark“ (siehe Literaturverzeichnis, S. 258).

Wenn das Behandlungsergebnis nach einem überschaubaren Zeitraum unbefriedigend bleibt, sollte es darum gehen, dem Patienten die Entscheidung zu einer wissenschaftlich begründeten Behandlung zu erleichtern. Die Methode der Klassischen Homöopathie macht den Menschen auf jeden Fall gesünder. Ein Kennzeichen dieser Gesundheit ist geistige Freiheit. Ängstliche oder ideologisch festgefahrene „Chemiekritiker“ können frei genug werden, um den sinnvollsten Weg für sich zu nutzen. Sofern sie sich schließlich für eine Medikation entscheiden, tun sie es souverän und mit geübter Selbstwahrnehmung.

Bei meinem Doktor komme ich mir vor wie ein Versuchskaninchen. Alle paar Monate probiert er etwas Neues an mir aus.
Offenbar waren bisher weder Sie noch Ihr Arzt mit der Wirkung Ihrer Medikamente ganz zufrieden. Solange Ihr Arzt noch weitere Möglichkeiten für Sie sieht, sollten Sie mit ihm zusammenarbeiten, um ein möglichst gutes Ergebnis zu erreichen. Warum das bisher oft nur durch geduldiges Ausprobieren geht, erfuhren Sie auf Seite 169.

Welche Vorsorgeuntersuchungen sind während der Einnahme von ZNS-Wirkstoffen nötig?
Vor Behandlungsbeginn sollten bekannt sein: Rotes und weißes Blutbild, Leberwerte, Nierenwerte, Schilddrüsenwerte, Blutfette (Cholesterin und Triglyceride), Blutzucker. Außerdem sollte ein EKG und ein EEG gemacht werden. Wenn alle Werte im grünen Bereich waren, müssen Blutbild und Leberwerte anfangs häufiger kontrolliert werden, um eine Unverträglichkeit schnell zu erkennen. Regelmäßig sollten bei den neuen antipsychotischen Wirkstoffen Blutfette und Blutzucker überwacht werden, denn diese Werte können ansteigen, selbst wenn sich am Gewicht nichts ändert. Ein jährliches Routine-EKG gehört ebenso

zu den Vorsorgeuntersuchungen. Lithium-Patienten beziehen außerdem die Schilddrüsen- und Nierenwerte in ihren Vorsorgekatalog ein.

Wie findet man einen guten Psychiater?

Am ehesten durch Mundpropaganda. Selbsthilfegruppen sind lebhafte Informationsbörsen. Siehe Kasten „Selbsthilfegruppen“, Seite 86. Jeder Patient hat etwas andere Wünsche. Überlegen Sie, was Ihnen an einem Arzt und seinem Praxisbetrieb am wichtigsten ist. Sachlichkeit? Menschliche Anteilnahme? Wartezeiten? Telefonische Erreichbarkeit? Lassen Sie sich erzählen, wer welche Erfahrungen mit welchem Doktor gemacht hat und versuchen Sie es bei dem, der Ihren Vorstellungen am besten zu entsprechen scheint.

Meinungen und Entgegnungen

Seelische Probleme sollte man auf seelischem Wege lösen, aber nicht mit Chemie.
Völlig einverstanden, sofern es sich um die Lebensprobleme eines sonst Gesunden handelt. Zur „Seelenkosmetik“ siehe S. 102. Diese vorübergehenden Belastungen dürfen aber nicht verwechselt werden mit den Einschränkungen der Lebensqualität durch schwerwiegende Besonderheiten oder Krankheiten.

Psychopharmaka verändern die Persönlichkeit.
Stimmt nicht. Richtig ist vielmehr: Es sind die psychischen Krankheiten, die eine Persönlichkeit verändern. Immer wieder ist es erschütternd, wie die liebenswerten und originellen Züge eines Menschen sich unter dem Griff einer Krankheitsentwicklung vergröbern. Auch jeder Kranke hat seine ganz individuellen Züge. Doch das, was im alltäglichen Miteinander zur Geltung kommt, sind die Merkmale seiner Krankheit. Er ist vom Individuum zu einem Typ geworden. „Der Alkoholiker.“ „Die Paranoide.“ „Der Maniker.“ Zuletzt erkennen nur die engsten Angehörigen in ihm noch den Menschen, der für die Allgemeinheit verlorengegangen ist. Es ist aller Mühe wert, solche Entwicklungen zu verhindern oder so weit wie möglich rückgängig zu machen.

Ich möchte nicht ruhiggestellt werden und herumlaufen wie ein Zombie.
Völlig einverstanden. So darf sich eine medikamentöse Behandlung nicht auswirken auf Ihr Befinden und auf Ihr äußeres Erscheinungsbild. Vermutlich haben Sie psychisch Kranke aus früheren Jahren vor Augen, die unter der Kombination von hochpotenten Neuroleptika und Antiparkinsonmitteln eine beklagenswerte Lebensqualität hatten und denen man das auch ansah. Genaueres siehe Kasten „Medikamente und Lebensqualität“, Seite 230.

Viele angebliche Psychosen sind keine Gehirnstörungen, sondern spirituelle Krisen. Diese Reifungsschritte der Seele darf man doch nicht mit Medikamenten blockieren!
Dieses Thema hat in den letzten Jahren auch viele psychiatrische Fachleute bewegt. Eine ausführliche Erörterung mit historischen und aktuellen Fallbeispielen finden Sie in dem Buch „Ähnlichkeit macht stark" (siehe Literaturverzeichnis, S. 258). Deshalb hier nur so viel: Kompetent für die Unterscheidung Krankheit oder Reifungskrise sind nur Menschen mit intensiver religiös spiritueller Praxis. Christliche und buddhistische Ordensleute oder hinduistische Gurus sind die einzigen, die wirklich beides kennen und geschult sind in der „Unterscheidung der Geister". Zur Enttäuschung von vielen vermeintlich Erleuchteten empfehlen sie in der Regel fachärztliche Behandlung. Wer sich unversehens im Rahmen einer psychotischen Veränderung von diesen Themen ergriffen fühlt, braucht im psychiatrischen Rahmen natürlich respektvolle Begleitung. – Aber wer braucht die nicht?

Zum Abschluss noch ein altehrwürdiger antipsychiatrischer Klassiker:
Es gibt keine psychisch Kranken. Psychiatriepatienten sind die eigentlich Gesunden in einer kranken und verrückten Welt. Ihre Sensibilität und Kreativität wird chemisch unterdrückt, statt den dringend nötigen Wandel der Gesellschaft herbeizuführen.
Einverstanden, dass die Welt in bestimmter Hinsicht krank und verrückt ist. Individuelle Sensibilität und Kreativität tragen aber nicht weit: Wer gesellschaftliche Änderungen in Gang bringen will, braucht gute Nerven und die Fähigkeit, sich mit möglichst vielen Zeitgenossen zu verständigen. Ein stabiles Gemüt und ein klarer Kopf sind dabei sehr hilfreich. Sollen alle abseits stehen, denen die Natur in dieser Hinsicht vielleicht nur eine Kleinigkeit vorenthalten hat? Nonkonformisten können ihren Beitrag leisten, unabhängig davon, ob sie ganz gesund oder mit ärztlicher Hilfe bedingt gesund sind.

Wichtige Literatur

Die **fett gedruckten** Titel runden die Darstellung dieses Buches ab und ergänzen sie.

Mit * gekennzeichnete sind allgemeinverständliche Darstellungen aus dem Grenzbereich Biologie–Psychologie.

Bates, Brian / Cleese, John : Gesichter. Das Geheimnis unserer Identität. Vgs Verlagsgesellschaft 2001

Benkert, Otto: Psychopharmaka. Medikamente – Wirkung – Risiken. Taschenbuch Beck Wissen 2001

Burkhardt-Neumann, Carola: Ähnlichkeit macht stark. Homöopathie und Selbstheilung bei seelischen Krankheiten. ZENIT Verlag 2000

Burkhardt-Neumann, Carola: Bin ich wirklich schizophren? Die unsicheren Diagnosen der Psychiatrie und ihre Folgen für die Patienten. ZENIT Verlag 1999

Borbély, A: Das Geheimnis des Schlafs. Internetausgabe Universität Zürich 1998

* Damasio, Antonio R.: Descartes' Irrtum. Fühlen, Denken und das menschliche Gehirn. Ullstein Taschenbuch Verlag 2004

Darwin, Charles: Die Abstammung des Menschen. Kröner Verlag 2002

Darwin, Charles: Der Ausdruck der Gemütsbewegungen bei den Menschen. Bearbeitet von Ekman, Paul. Eichborn Verlag 2000

Eibl-Eibesfeld, Irenäus: Die Biologie des menschlichen Verhaltens. Buch-Vertrieb Blank 2004

* Ekman, Paul: Gefühle lesen. Wie Sie Emotionen erkennen und richtig interpretieren. Spektrum Akademischer Verlag 2004

Finzen, Asmus: Medikamentenbehandlung bei psychischen Störungen. Psychiatrie Verlag 2004

Häusel, Hans Georg: Think limbic. Die Macht des Unbewussten verstehen und nutzen für Motivation, Marketing, Management. Rudolf Haufe Verlag 2005

Hegerl, Ulrich / Niescken, Svenja: Depressionen bewältigen – die Lebensfreude wiederfinden. Trias Verlag 2004

Hobson, J. Allan / Leonard, Jonathan A: Out of its mind. Psychiatry in crisis. Perseus 2001

Hobson, J. Allan: Dreaming An introduction to the science of sleep. Oxford 2002

Internationale Klassifikation psychischer Störungen. Klinisch-diagnostische Leitlinien. Verlag Hans Huber 2004

* Klein, Stefan: Die Glücksformel Oder Wie die guten Gefühle entstehen. Rowohlt Taschenbuch 2005

Laux, G. / Dietmaier, O. / König W.: Psychopharmaka. Urban & Fischer 2002

Leonhard, Karl: Biologische Psychologie. S. Hirzel Verlag 1993

Leonhard, Karl: Der menschliche Ausdruck. Würzburg 1997

* Miller, Geoffrey F.: Die sexuelle Evolution. Partnerwahl und die Entstehung des Geistes. Spektrum Akademischer Verlag 2001

Nesse, Randolph / Willliams, George: Warum wir krank werden. Die Antworten der Evolutionsmedizin. C. H. Beck Verlag 1997

Pfeiffer, Wolfgang M.: Transkulturelle Psychiatrie. Thieme Verlag 1994

Pöppel, Ernst: Lust und Schmerz. Über den Ursprung der Welt im Gehirn. Goldmann Verlag 1995

* Reichholf, Josef: Das Rätsel der Menschwerdung. Die Entstehung des Menschen im Wechselspiel mit der Natur. dtv 1997

Rohde, Anke: Rund um die Geburt eines Kindes: Depressionen, Ängste und andere psychische Probleme. Kohlhammer 2004

Schou, M: Lithium-Behandlung der manisch-depressiven Krankheit. Informationen für Arzt, Patient und Angehörige. Thieme 2001

Schou, M: Die Lithiumtherapie affektiver Störungen. Praktische Informationen für Ärzte, Patienten und Angehörige. Thieme 2004

* Servan-Schreiber, David: Die neue Medizin der Emotionen. Kunstmann Verlag 2005

Shorter, Edward: Geschichte der Psychiatrie. Rowohlt TB 2003

* Spitzer, Manfred: Selbstbestimmen. Gehirnforschung und die Frage: Was sollen wir tun? Spektrum Akademischer Verlag 2003

Veggeberg, Scott K.: Pillen fürs Bewusstsein. Was Medikamente im Gehirn bewirken. Knesebeck Verlag 1997

* Waal, Frans de : Der gute Affe. Der Ursprung von Recht und Unrecht bei Menschen und anderen Tieren. dtv 2000

Der Wegweiser Psychopharmaka im Internet

Der Verlag hat zu diesem Buch eine Internet-Seite eingerichtet:

www.wegweiser-psychopharmaka.de

Dort finden Sie
- aktuelle Informationen zu neuen Medikamenten, die nach Erscheinen des Buchs auf den Markt gekommen sind,
- Antworten auf häufig gestellte Fragen
- und einiges mehr.

Inhaltlich wird die Internet-Seite betreut von der Autorin dieses Buchs, Carola Burkhardt-Neumann.

Weitere Internet-Seiten mit Informationen zu den Bereichen Psychiatrie, Psychotherapie, Suchthilfe und Betreuungsrecht erreichen Sie über:

www.wegweiserseiten.de

Die Website des ZENIT Verlags:

www.zenit-verlag.de

Die Autorin

Dr. med. Carola Burkhardt-Neumann
Baaderstr. 40 Rg
80469 München
Tel. (089) 201 04 13

E-Mail: bu-neu@krisenweg.de
Im Internet: www.krisenweg.de

Index

Wirkstoffe und **Markennamen** von Medikamenten sind **fett** gedruckt. Die **fett** gedruckten **Zahlen** verweisen auf die Seiten, auf denen ein Begriff oder Medikament erklärt bzw. hauptsächlich behandelt wird.

Wichtig: Bei der Fülle gleichartiger Medikamente auf dem Markt ist es unmöglich, sie alle unter ihrem Markennamen aufzuführen; dies würde den Rahmen dieses Buchs sprengen. Wenn Sie ein Medikament hier nicht unter seinem Markennamen finden, suchen Sie es unter dem Namen seines Wirkstoffs; dieser ist auf jeder Medikamentenpackung zu finden, in der Regel unterhalb des Markennamens. Siehe dazu auch die Hinweise auf den Seiten 164 bis 166.

A

D

E

F

G

H

I

J

K

L

M

N

Z

ZENIT VERLAG

Carola Burkhardt-Neumann

Bin ich wirklich schizophren?

Die unsicheren Diagnosen der Psychiatrie und ihre Folgen für die Patienten

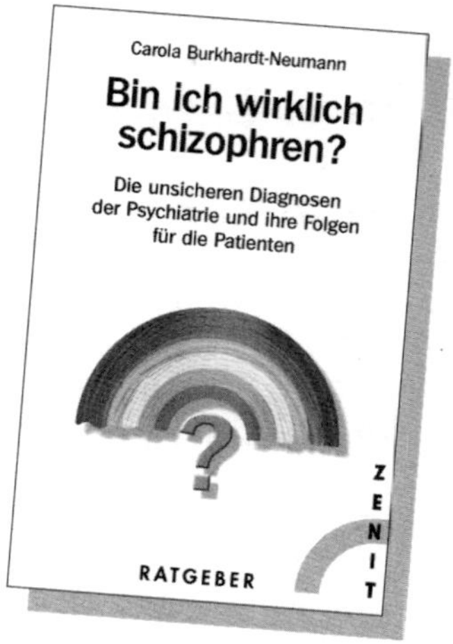

144 Seiten

EUR 9,90

ISBN 3-928316-13-3

„... Psychose ... Stoffwechselstörung im Gehirn ... zur Vorbeugung regelmäßig Medikamente nehmen ...“ Wer seine seelische Krankheit so erklärt bekommt, leidet an einer Form der Schizophrenie.

Aber: Bei der Diagnose Schizophrenie gibt es mehr offene Fragen als brauchbare Antworten.

Dieses Buch weist auf die offenen Fragen hin und fordert die Leser auf: *„Fragen Sie weiter! Lassen Sie sich nicht entmutigen!“*

Denn oft ist der Verlauf dieser Krankheit gutartig. Nach einer psychotischen Phase werden die Betroffenen wieder gesund.

Die Autorin fordert energisch eine Weiterentwicklung der Psychiatrie ein, bei der die Erfahrungen der psychisch Kranken und ihrer Angehörigen ernst genommen werden: *„Psychopharmaka dürfen nicht die wesentliche Antwort bleiben.“*

Ein Buch für Betroffene und Angehörige – und alle, die mit den oft vorschnellen Diagnosen der Psychiatrie unzufrieden sind.

Aus dem Vorwort: *„Dieses Buch will Menschen Mut machen, die an einer eher gutartigen Form der Schizophrenie erkrankt sind.“*

ZENIT VERLAG

www.zenit-verlag.de